AF723614

Ingrid Kiefer • Cem Ekmekcioglu

Fitness geht durch den Magen

Wie Ernährung unsere geistige und körperliche Leistungsfähigkeit beeinflusst

Ingrid Kiefer • Cem Ekmekcioglu

Fitness geht durch den Magen

Wie Ernährung unsere geistige und körperliche Leistungsfähigkeit beeinflusst

braumüller

Aus Gründen der besseren Lesbarkeit wurde auf die Anführung von Quellenverweisen im Fließtext verzichtet. Eine vollständige Aufstellung aller zitierten Werke finden Sie im Anhang.

Bibliografische Information der Deutschen Nationalbibliothek
Die Deutsche Nationalbibliothek verzeichnet diese Publikation in der Deutschen Nationalbibliografie; detaillierte bibliografische Daten sind im Internet über http://dnb.d-nb.de abrufbar.

Printed in Austria

Alle Rechte, insbesondere das Recht der Vervielfältigung und Verbreitung sowie der Übersetzung, vorbehalten. Kein Teil des Werkes darf in irgendeiner Form (durch Fotokopie, Mikrofilm oder ein anderes Verfahren) ohne schriftliche Genehmigung des Verlages reproduziert oder unter Verwendung elektronischer Systeme gespeichert, verarbeitet, vervielfältigt oder verbreitet werden.

1. Auflage 2014
© 2014 by Braumüller GmbH
Servitengasse 5, A-1090 Wien

www.braumueller.at

Lektorat: Senta Wagner
Coverfoto: © Jamen Percy / shutterstock
Druck: Druckerei Theiss GmbH, A-9431 St. Stefan im Lavanttal
ISBN 978-3-99100-123-2

Inhalt

II KÖRPERLICHE LEISTUNGSFÄHIGKEIT

Vorwort

Die geistige und körperliche Leistungsfähigkeit spielt in jedem Lebensalter eine wichtige Rolle. Es ist schon lange bekannt, dass unsere Ernährung nicht nur einen Einfluss auf die Gesundheit und das Wohlbefinden hat, sondern auch die Leistungsfähigkeit sowohl positiv als auch negativ beeinflussen kann. Die Grundlage des Buches bilden unzählige wissenschaftliche Studien, die durch aufwendige Literaturrecherchen gewonnen wurden. Da sich zu diesem Thema zahlreiche Beiträge mit unterschiedlicher Qualität in den wissenschaftlichen Datenbanken finden, war es uns wichtig, nur Daten und Fakten zu verwenden, die wissenschaftlichen Kriterien standhalten. Es war uns aber aufgrund der Vielzahl von Publikationen nicht möglich, alle zu zitieren oder gar zu bewerten. In den meisten Fällen griffen wir deshalb auf aktuelle Metaanalysen und Reviews zurück, allerdings auch, wenn es die Datenlage nicht anders zuließ, auf Studien mit geringer Evidenz. Zur Veranschaulichung: Wenn man in die medizinische Datenbank PubMed die Suchbegriffe „Ernährung" und „Kognition" eingibt, erhält man eine Auswahl von über 2390 Studien, davon über 520 Übersichtsarbeiten.

Das Besondere an diesem Buch ist, dass es in umfangreicher Form beide Komponenten der Leistungsfähigkeit behandelt – die geistige und die körperliche. Für Leistungsfähigkeit werden auch synonym die Begriffe Fitness oder Performance verwendet.

Im ersten Teil von Ingrid Kiefer finden Sie wissenswerte und praxisrelevante Aspekte zu Brainfood & Co: Welche Lebensmittel und Nährstoffe sind besonders wichtig für die geistige Fitness? Wird sie durch Ginseng und Ginkgo gesteigert? Haben Fasten und Abnehmdiäten einen Einfluss auf die Hirnleistung? Was ist bei Kindern und was bei SeniorInnen zu beachten? Diese und viele Fragen mehr werden in diesem Teil eingehend behandelt.

Im zweiten Teil von Cem Ekmekcioglu geht es um die Komponenten der Ernährung, die einen Einfluss auf die körperliche Leistungsfähigkeit haben, und ganz speziell um „Sporternährung". Welche Nährstoffe steigern die körperliche Fitness? Wie viel und was sollte man vor und während eines Wettkampfs trinken? Wie kann man sich nach einer intensiven körperlichen Belastung regenerieren? Wirkt die Einnahme von Antioxidantien, Koffein & Co leistungssteigernd? Das sind nur ein paar der vielen Themen, die in diesem Teil umfassend beleuchtet werden.

Wir wünschen Ihnen eine abwechslungsreiche Lektüre und hoffentlich viele neue Erkenntnisse, die Sie in Ihr tägliches Leben einbauen können, um durch die richtige Ernährung Ihre körperliche und geistige Leistungsfähigkeit zu optimieren.

Ihre Ingrid Kiefer, Ihr Cem Ekmekcioglu

/ GEISTIGE LEISTUNGS-FÄHIGKEIT

Mythen und Märchen rund um die Leistungsfähigkeit

Gerade im Bereich Leistungsfähigkeit gibt es seit vielen Jahrzehnten allerhand Mythen und Märchen. Wollte man stark oder schnell sein, war lange Zeit das Trinken von Blut von schnellen und starken Tieren besonders beliebt. Heute glaubt man noch immer, dass einzelne Bestandteile von Lebensmitteln wie beispielsweise Taurin besonders leistungsstark machen. Grund dafür ist, dass Taurin, das heute künstlich hergestellt wird und eigentlich als Geschmacksverstärker dient, in großen Mengen in Stierhoden vorkommt.

Aber auch das besondere Aussehen einzelner Nahrungsmittel ist Anlass für eine außerordentliche Leistungszuweisung. So zeigt beispielsweise die Walnuss eine große Ähnlichkeit mit dem Gehirn und gilt deshalb als Brainfood schlechthin. Nüsse spielen zwar bei der geistigen Leistungsfähigkeit und Gehirngesundheit eine wichtige Rolle, nicht jedoch wegen ihres Aussehens, sondern wegen ihrer Inhaltsstoffe. Das gilt auch für den Spargel. Die Tatsache, dass dieser durch seine Ähnlichkeit mit dem männlichen Geschlechtsorgan auch tatsächlich dort eine spezielle Leistungssteigerung bewirkt, gehört ebenso zu den modernen Märchen.

Sprüche wie „Hafer macht schlau“ oder „Spinat stark“ zählen freilich zu den bekanntesten Mythen. Andere Volksweisheiten, wie „ein voller Bauch studiert nicht gern“, können hingegen der kritischen wissenschaftlichen Beurteilung standhalten.

Grundlagen der geistigen Leistungsfähigkeit

Die geistige Leistungsfähigkeit gehört zu den wichtigsten Funktionen des Gehirns, das permanent in Aktion ist, auch ohne dass wir es merken. Es ist rund 2 kg schwer, verbraucht aber einen Großteil an Energie, die wir in Ruhe benötigen. Es besitzt über 100 Milliarden Nervenzellen, die ständig entweder durch elektrische Impulse oder durch Botenstoffe (sogenannte Neurotransmitter) miteinander kommunizieren.

Das Gehirn ist eines der bedeutsamsten Organe des menschlichen Körpers. Es ist abhängig von einer permanenten Sauerstoff- und Nährstoffversorgung. Es macht zwar nur 2 % des Körpergewichtes aus, verbraucht aber **20 % der Energie**, die durchschnittlich mit der Nahrung aufgenommen wird, und benötigt **40 % des Sauerstoffbedarfs** des gesamten Menschen.

Die Hirnleistung ist abhängig von:

- Sauerstoff
- Flüssigkeit
- Kohlenhydraten
- Aminosäuren
- Ungesättigten Fettsäuren
- Vitaminen und Mineralstoffen
- Sonstigen Schutzstoffen

Die geistige Leistungsfähigkeit oder auch **Kognition** umfasst eine Reihe von geistigen Fähigkeiten des Menschen, die von verschiedenen Wissenschaften untersucht werden. Zu den wichtigsten geistigen Leistungsfähigkeiten zählen Wahrnehmung, Aufmerksamkeit, Erinnerung, die Fähigkeit Probleme zu lösen, Kreativität, das Planen, die Orientierung bis hin zur Entscheidungsfindung in ökonomischen oder sozialen Zusammenhängen, aber auch das Lernen und alle weiteren Gedächtnisleistungen wie die Speicherung und das Abrufen von Informationen. Umgangssprachlich wird die geistige Leistungsfähigkeit vor allem mit dem Gedächtnis in Verbindung gebracht.

Wer sich weniger merkt, Informationen nicht mehr so leicht abrufen kann, ist demnach geistig nicht mehr so fit.

Andauernde unterdurchschnittliche kognitive Fähigkeiten sind Anzeichen einer geistigen Behinderung. Damit verbunden sind auch Einschränkungen des affektiven Verhaltens. Zu den geistigen Behinderungen zählt eine Intelligenzminderung, die eine Erweiterung der Lernbehinderung ist.

Verlust der geistigen Leistungsfähigkeit

Besonders beschäftigt uns aber in diesem Buch auch der alters- oder krankheitsbedingte Verlust der geistigen Leistungsfähigkeit bis zur Demenz. Entscheidend ist vor allem, welche Ernährungsfaktoren dabei möglicherweise eine Rolle spielen und welche dazu beitragen, den geistigen Verfall zu mindern oder gar um Jahre zu verzögern. Mit zunehmendem Alter kommt es zur Abnahme der kognitiven Leistungsfähigkeit, Wissen und Erfahrung nehmen hingegen zu. Bereits ab dem 25. Lebensjahr sinkt die Fähigkeit kontinuierlich, neue Probleme zu lösen. Insbesondere Informationsverarbeitung, Gedächtnis, Reaktionsvermögen und Koordination lassen nach. Der Grund dafür sind strukturelle Veränderungen im Zuge des Alterungsprozesses.

Sehr häufig ist die Beeinträchtigung der geistigen Fitness im Alter bedingt durch eine meist chronische oder fortschreitende Krankheit des Gehirns – der Demenz. Bei einer **Demenz** (lat. *demens* „ohne Geist“ bzw. *mens* „Verstand“, *de* „abnehmend“) kommt es vor allem zu einem Nachlassen des Kurzzeitgedächtnisses und des Denkvermögens, aber auch der Sprache und der Motorik. Anfänglich können Defizite noch sehr geschickt ausgeglichen oder kaschiert werden. Im fortgeschrittenen Stadium kommt es dann aber auch zu Störungen der Wortfindung, des Rechnens und der Raumwahrnehmung. Dies führt unter anderem dazu, dass sich Betroffene häufig nicht zurechtfinden oder verlaufen, insbesondere wenn Veränderungen in der gewohnten Umgebung vorgenommen wurden. Erst im späten Stadium werden selbst nahe Angehörige nicht mehr erkannt.

Im Gegensatz zur Minderbegabung gehen bereits erworbene Denkfähigkeiten verloren. Bei der leichten Form können Betroffene noch selbstständig und unabhängig leben und handeln. Während bei der mäßigen Form Hilfestellungen im Alltag nötig sind, sind bei schweren Formen eine ständige Aufsicht und Pflege erforderlich. Die am häufigsten auftretende Form der Demenz ist die **Alzheimerkrankheit**. Der wichtigste Risikofaktor ist das Alter, eine Demenz tritt erst ab dem sechzigsten Lebensjahr auf. Das Risiko erhöht sich mit fortschreitendem Alter, wobei bei den über 65-Jährigen der Anteil zwischen 5 und 7 % und bei den über 90-Jährigen bei ca. 40 % liegt. Weiters zählen eine genetische Veranlagung, eine Parkinsonerkrankung, aber auch Depressionen und kardiovaskuläre Dispositionen (Bluthochdruck, Übergewicht und Fettsucht sowie Diabetes mellitus) zu den Risikofaktoren. Die Demenz selbst ist keine Ursache für eine verkürzte Lebenszeit, sie ist aber verbunden mit einer enormen Einschränkung der Lebensqualität, auch der aller Angehörigen. Prognosen gehen davon aus, dass sich die Anzahl der Demenzerkrankungen drastisch erhöhen wird, was allein schon durch die Überalterung der Bevölkerung sehr wahrscheinlich ist.

Warnsymptome einer Demenz, insbesondere der Alzheimerkrankheit:

- Vergesslichkeit, vor allem von Namen und Nummern
- Verlegen von Gegenständen
- Eingeschränktes Urteilsvermögen
- Nachlassen der Eigeninitiative
- Schwierigkeiten bei Alltagsaktivitäten
- Zeitliche und räumliche Desorientierung
- Sprachverarmung
- Stimmungs- und Verhaltensänderungen

Zur Abklärung wird der **Mini-Mental-Status-Test** angewendet. Dieser ist sehr einfach und beinhaltet Fragen zum Orientierungsvermögen wie Jahr, Jahreszeit, Monat, Wochentag oder Staat und Bundesland, zur Erinnerungsfähigkeit, zum Sprachvermögen und Verständnis sowie zur Aufmerksamkeit.

Eine wesentliche Beeinträchtigung der geistigen Leistungsfähigkeit kann aber auch ganz plötzlich durch Durchblutungsstörungen und Gefäßverschlüsse (**ischämischer Schlaganfall**) oder Blutungen im Gehirn (**hämorrhagischer Schlaganfall**) ausgelöst werden. Die Nervenzellen im Gehirn sind dabei mit Sauerstoff und Nährstoffen unterversorgt und gehen zugrunde. Es kommt nachweislich zur Schädigung von Hirngewebe. Die tatsächlichen Auswirkungen und deren Ausprägung hängen maßgeblich davon ab, welche Hirnregionen betroffen sind. Charakteristisch sind jedoch Bewegungs-, Sprach-, Schluck- und Sehstörungen. Durch auftretende Aufmerksamkeitsstörungen können sich Schlaganfallpatienten sehr schwer konzentrieren, werden schnell abgelenkt, sind vergesslich und werden schnell müde. In Bezug auf das Gedächtnis sind sowohl Auswirkungen auf das Abrufen von gespeichertem Wissen als auch auf die Abspeicherung von neuem Wissen möglich. Das Risiko für einen Schlaganfall steigt mit zunehmendem Alter. Nur etwa 5 % aller Betroffenen sind unter vierzig Jahre alt, während über die Hälfte aller Schlaganfälle über 75-Jährige bekommen.

Zu den **Risikofaktoren** zählen hier ein unbehandelter hoher Blutdruck, aber auch genetische Veränderungen sowie Stress, Nikotin, Alkohol, Übergewicht, Bewegungsmangel und auch erhöhte Blutfettwerte. Schutzfaktoren sind außer der Reduktion der klassischen Risikofaktoren ein hoher Obst- und Gemüsekonsum.

Tests für die geistige Leistungsfähigkeit

Getestet werden die Komponenten der geistigen Leistungsfähigkeit durch standardisierte Tests oder auch immer häufiger durch Beobachtungsstudien. Am bekanntesten ist vermutlich der klassische Intelligenztest, der den IQ (Intelligenzquotient) als Ergebnis hat. Es gibt aber auch in der **Psychologie** eine ganze Reihe von Tests, die die speziellen Merkmale der geistigen Leistungsfähigkeit erheben, neben der Intelligenz auch die Gedächtnisleistung, Aufmerksamkeit, Konzentration, Lernfähigkeit, aber auch die Persönlichkeit, Motivation, Einstellungen oder die Befindlichkeit. Die Anzahl der angebotenen Tests ist sehr groß und birgt das Risiko einer missbräuchlichen Verwendung. So gibt es Tests, deren Anwendung nicht ausreichend wissenschaftlich nachgewiesen wurde. Oftmals entspricht das Testverfahren auch nicht der Fragestellung, es werden schlichtweg die falschen Tests eingesetzt oder von nicht geschulten

Personen angewendet. Psychologische Testverfahren müssen auf alle Fälle immer wissenschaftlich fundiert sein und unter Standardbedingungen routinemäßig einsetzbar sein. Mittlerweile gibt es bereits Einrichtungen, die eine Qualitätssicherung durchführen.

In vielen Studien werden einfache Tests verwendet, bei denen sich die ProbandInnen in einer bestimmen Zeit verschiedene Wörter oder Ähnliches merken müssen und anschließend zu verschiedenen Zeitpunkten oder in unterschiedlichen Situationen wiedergeben müssen. Sehr oft werden bei Lösungsaufgaben auch die Zeit und die Anzahl der richtigen Antworten ermittelt.

Auswirkungen der Ernährung auf das Gehirn

Die Ernährung hat von Anfang an einen wichtigen Einfluss auf die Gehirnleistung und die Gehirngesundheit. Energie, Nährstoffe und deren Stoffwechselprodukte können über die Blut-Hirn-Schranke ins Gehirn gelangen und wirken dort unmittelbar auf die Gehirnentwicklung, aber in Folge auch auf das Konzentrationsvermögen, die Gedächtnisleistung, die Lernleistung und den Lernerfolg sowie auf das Abrufen und Abspeichern von Informationen, die Informationsübertragung, die Wachheit und die Entspannungsfähigkeit. Die Ernährung kann von wenigen Minuten nach der Nahrungsaufnahme bis zu Langzeitauswirkungen das Gehirn beeinflussen.

- Kurzfristig beeinflusst die Ernährung die Reaktionszeit und die Aufmerksamkeit.
- Mittelfristig beeinflusst sie das Gedächtnis und das Problemlösen.
- Langfristig beeinflusst sie die Intelligenz und die Gehirngesundheit.

Die Ernährung spielt bei der geistigen Leistungsfähigkeit zwar eine wichtige, aber nicht die einzige Rolle. Bewegung und Training, hier Gedächtnistraining, gehören untrennbar mit der Ernährung zusammen. Im vorliegenden Buch beschränken wir uns aber ausschließlich auf die Ernährung.

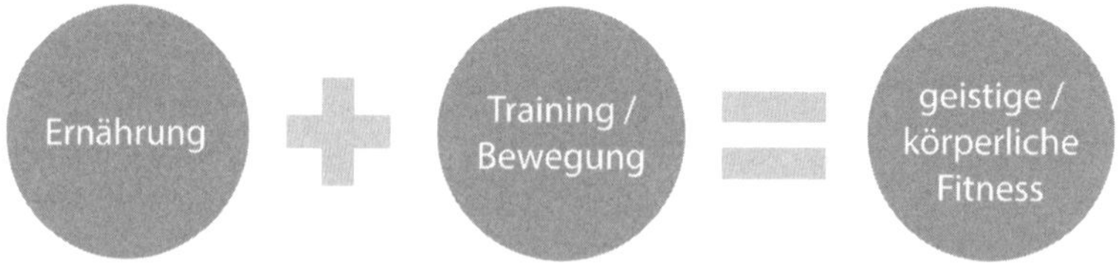

Nährstoffe

Kohlenhydrate

Kohlenhydrate, hier der Einfachzucker Glukose (Traubenzucker), stellen die Energiequelle des Gehirns dar. Nur in Ausnahmefällen (beim Fasten, bei längeren Hungerperioden) „ernährt" sich unser Gehirn von Ketonkörpern, die aus dem Fettabbau stammen. Diese Tatsache gibt natürlich den Kohlenhydraten eine besondere Bedeutung für die geistige Leistungsfähigkeit. Lassen uns jetzt schnell verfügbare Zucker eine herausragende geistige Leistungen erbringen oder sind es doch jene Zucker, die erst langsam im Verdauungstrakt abgebaut und vom Körper aufgenommen werden müssen und so den Blutzuckerspiegel konstant halten? Also doch Traubenzucker vor Prüfungen? Zahlreiche Studien haben sich diesem Thema gewidmet mit mehr oder weniger konsistenten Ergebnissen. Eine aktuelle Übersichtsarbeit bringt es auf den Punkt: Die uneinheitlichen Testergebnisse über die Art der Kohlenhydrate (hoher oder niedriger glykämischer Index) sind auf eine Reihe von methodischen oder verzerrenden Faktoren zurückzuführen, wie beispielsweise das Studiendesign, die untersuchte Personengruppe, aber auch der Zeitpunkt und die Art der verwendeten Tests sowie die Größe und Zusammensetzung der Mahlzeiten. Letztendlich scheinen jedoch Mahlzeiten mit einem niedrigen glykämischen Index besser für die kognitiven Funktionen zu sein.

Wenngleich für die Verbesserung des Gedächtnisses durch Glukose einige Hypothesen sprechen. Eine besagt, dass durch die Zufuhr von Glukose die Plasmaglukosekonzentration steigt, was wiederum eine Änderung der Glukoseaufnahme und -verwertung durch das Gehirn zur Folge hat. Es kommt damit auch zu einer erhöhten glukosevermittelten Synthese von Acetylcholin im Hippocampus, einem wichtigen Neurotransmitter, an den viele kognitive Prozesse im Gehirn gebunden sind. Eine andere Hypothese besagt, dass die Insulinreaktion nach der Glukoseaufnahme für die Auswirkung auf das Gedächtnis eine Rolle spielt. Die Wirkung von Glukose besteht zwischen 15 und 20 Minuten nach der Aufnahme. Auch bei älteren Personen mit einer leichten kognitiven Beeinträchtigung liegt keine einzige kontrollierte randomisierte Studie vor, die eine Empfehlung über den Einsatz von verschiedenen Kohlenhydraten zur Verbesserung der kognitiven Leistungsfähigkeit rechtfertigt.

Eng in Zusammenhang mit der Art und Menge der aufgenommenen Kohlenhydrate steht der **Blutzuckerspiegel**. Eine Querschnittsstudie bei 141 gesunden, älteren, nicht diabetischen Personen ohne Demenz zeigte, dass chronisch erhöhte Blutzuckerspiegel auch bei NichtdiabetikerInnen einen negativen Einfluss auf die Kognition wie Lernfähigkeit oder Gedächtnisleistung hatten. Erhöhte Blutzuckerwerte gelten mittlerweile auch als Risikofaktor für die zerebrale Gesundheit, die kognitiven Funktionen und für Demenz. Besonders wichtig scheint es hierbei zu sein, Vorstufen von Diabetes frühzeitig zu erkennen und entsprechend zu therapieren, um langfristig negative Auswirkungen auf die Gehirngesundheit zu verhindern. Auch bei einem bestehenden Typ-2-Diabetes ist eine entsprechende Blutzuckerkontrolle wichtig. Schlechte Blutzuckereinstellungen können genauso wie das frühzeitige Auftreten eines Typ-2-Diabetes und das Bestehen von mikro- und makrovaskulären Erkrankungen frühzeitige kognitive Defizite auslösen, die durch bestehende Depressionen oder kardio- und zerebrovaskuläre Erkrankungen verstärkt werden können.

Zucker und geistige Leistungsfähigkeit

Nagetiere zeigen sowohl bei einer hohen Saccharose- als auch Fruktosezufuhr einen negativen Effekt auf die Kognition, insbesondere auf die räumliche Wahrnehmung, und das unabhängig von Übergewicht. Eine aktuelle Übersichtsarbeit bestätigt, dass im Tierversuch der Zuckerkonsum zu kognitiven Störungen führen kann. Beobachtet wurde der negative Einfluss auf die Gedächtnisleistung und das räumliche Lernen. Die negativen Auswirkungen wurden in den Fällen beobachtet, wo der Zuckerkonsum so hoch war, wie er vergleichsweise heute in der westlichen Ernährungsweise ist, aber auch wiederum unabhängig vom Körpergewicht.

Beim Menschen sind die Ergebnisse nicht so einheitlich. So zeigte eine Untersuchung an Kindern, dass die Zufuhr von 103 bis 120 g Saccharose pro Tag keinen Einfluss auf die geistige Leistungsfähigkeit hatte, während eine andere Studie berichtete, dass ein hoher Verzehr an raffinierten Kohlenhydraten (128–285 g pro Tag) in Form von Reis, Weißbrot, Weißmehl, Zucker und gesüßten Getränken die kognitive Funktion sehr wohl beeinträchtigte.

Eine der Ursachen, warum ein hoher Zuckerkonsum schlecht für die geistige Leistungsfähigkeit ist, könnte auch zusammenhängen mit der Erhöhung der Serumkonzentration von Entzündungsmarkern wie Haptoglobin und CRP (C-reaktives Protein) und einer hohen glykämischen Last, wie ein 6-Jahres-Follow-up in einer Studie bei gesunden Erwachsenen nachwies.

Enthält die Ernährung über längere Zeit einen hohen Zuckeranteil sowohl in Form von Saccharose als auch Fruktose, kann das auch durchaus mit einer positiven Energiebilanz einhergehen und zur Entwicklung von Übergewicht beitragen. Weiters kann dies auch in Zusammenhang mit der Entwicklung einer Insulinresistenz stehen und somit das Risiko für die Entstehung von Diabetes erhöhen, der wiederum ein erheblicher Risikofaktor für die **Alzheimerkrankheit** ist.

Metaanalysen und randomisierte klinische Studien bestätigten die Verbindung zwischen gesüßten Getränken und der Entstehung von Fettleibigkeit, dem metabolischen Syndrom sowie von Fettlebererkrankungen. Ob es sich beim Zuckerzusatz um den klassischen Haushaltszucker Saccharose oder um Fruchtzucker (meist als Maissirup oder High Fructose Corn Sirup) handelte, schien keine entscheidende Rolle zu spielen. Aus diesem Grund findet man in Ernährungsempfehlungen immer auch den Hinweis darauf, den Zuckerkonsum einzuschränken, insbesondere Softdrinks, da diese eine erhebliche Zuckerquelle darstellen.

Eine besondere Bedeutung scheint der **glykämische Index** der Nahrung bei Personen mit **Diabetes mellitus Typ 2** zu haben. Sie zeigen sehr häufig Defizite in den kognitiven Funktionen, die von den medialen Temporallappen gesteuert werden. Schnell resorbierbare Kohlenhydrate wie Zucker, aber auch alle anderen Lebensmittel mit einem hohen glykämischen Index beeinträchtigen die Funktionen der medialen Temporallappen zusätzlich durch die Zunahme von oxidativem Stress und einer Zytokin-Freisetzung. Aus diesem

Grund sollten alle Typ-2-DiabetikerInnen besonders auf die Zufuhr der richtigen Kohlenhydrate achten und eine schlechte Blutzuckereinstellung verhindern.

Neueste Untersuchungen zeigten auch, dass bei älteren Personen mit einem Durchschnittsalter von 63 Jahren der Blutzuckerspiegel mit der Gedächtnisleistung zusammenhing. Je höher der Blutzuckerspiegel, desto schlechter war die Merkfähigkeit. TeilnehmerInnen mit einem hohen Blutzuckerspiegel erinnerten sich 30 Minuten nach dem Betrachten von 15 Wörtern an zwei weniger als die Personen, die einen niedrigen Blutzuckerspiegel hatten. Eine zusätzliche Analyse in einem Kernspintomografen ergab, dass der Hippocampus der Personen mit einem höheren Blutzuckerspiegel kleiner war und eine schlechtere Struktur aufwies. Nicht nur ein manifester Typ-2-Diabetes, sondern bereits ein chronisch erhöhter Blutzuckerspiegel übt einen negativen Einfluss auf die Kognition aus. Als Ursache wird eine strukturelle Veränderung in lernrelevanten Hirnregionen angenommen. Aus diesem Grund ist es empfehlenswert, den Blutzuckerspiegel im normalen Bereich zu halten.

Eine schlechte Blutzuckerkontrolle und häufige Hypoglykämie (Unterzuckerung) führen bei Kindern im Alter von fünf Jahren mit Typ-1-Diabetes zu signifikant schlechteren kognitiven Funktionen wie visuelle Wahrnehmung, Kurzzeitgedächtnis und selektive Aufnahme. Aber auch die Geschwindigkeit der Informationsverarbeitung unterscheidet sich bei einem Vergleich der Diabetiker-Kinder mit guter Blutzuckereinstellung mit gesunden Kindern.

Anzumerken ist, dass für die Beurteilung von Kohlenhydraten nicht nur der glykämische Index (GI = Maßzahl für die Wirkung eines Lebensmittels auf den Blutzuckerspiegel nach dem Konsum von 50 g Kohlenhydrate pro Lebensmittel), sondern auch die **glykämische Last** (GL) bedeutsam ist. Diese errechnet sich aus dem glykämischen Index, berücksichtigt jedoch den Kohlenhydratgehalt eines Lebensmittels: GL = (GL x g Kohlenhydrate pro Portion) : 100. Dieser Wert ist somit aussagekräftiger. So gibt es Lebensmittel mit einem hohen GI, die aber aufgrund ihres insgesamt niedrigen Kohlenhydratanteils nur eine geringe glykämische Last aufweisen und dementsprechend auch zu einer niedrigeren Insulinausschüttung führen, wie beispielsweise die Wassermelone. Sie hat einen GI von 72, eine Portion von 150 g enthält aber nur 6 g Kohlenhydrate und die GL ist demnach nur bei 3 (siehe Tabelle).

Lebensmittel pro Portion	**GI**	**GL**
Zucker (1 EL)	68	10
Traubenzucker (1 EL)	68	15
Cornflakes (25 g)	81	16
Haferflocken (1 EL)	55	4
Müsli (30 g)	49	15
Reis, gekocht (150 g)	64	24
Weißbrot (1 Sch. 30 g)	95	14
Vollkornbrot (1 Sch. 40 g)	71	12
Nudeln, gekocht (240 g)	40	21
Papaya (1 Stk. 400 g)	59	4
Pfirsich (1 Stk. 150 g)	42	5
Wassermelone (100 g)	72	3
Weintrauben (100 g)	46	7
Artischocke (1 Stk. 200 g)	15	0
Brokkoli, Zucchini (1 Port. 150 g)	15	0
Fenchel (1 Port. 150 g)	16	0
Gurke (1 Stk. 400 g)	15	1
Paprika (1 Stk.)	15	1

Lebensmittel pro Portion	**GI**	**GL**
Ananas (100 g)	59	4
Apfel (1 Stück 170 g)	38	7
Banane (1 Stück 150 g)	52	11
Birne (1 Stück 170 g)	38	7
Dattel, getrocknet (1 Stk. 7 g)	103	5
Feige, getrocknet (1 Stk. 15 g)	61	5
Heidelbeeren (100 g)	62	3
Honigmelone (100 g)	65	2
Mango (1 Stk. 250 g)	51	11
Karotte, roh (1 Stk. 40 g)	16	0
Karotte, gekocht (1 Port. 150 g)	47	3
Karfiol, Kohlrabi, Kraut (150 g)	15	1
Kürbis, gekocht (150 g)	75	4
Pastinake, gekocht (100 g)	97	2
Rote Rübe (150 g)	64	6
Tomate (1 Stk. 120 g)	10	0
Kartoffel, gekocht (150 g)	65	14
Rosinen (20 g)	64	8

Tabelle: Glykämischer Index (GI) und glykämische Last (GL) ausgewählter Lebensmittel. GL hoch: ab 20, mittel: 10–19, niedrig: < 10. GI hoch: > 70, mittel: 56–69, niedrig: < 55

- Glukose (Traubenzucker) ist *die* Energiequelle für das Gehirn.
- Kohlenhydrate mit einem hohen glykämischen Index (Vollkornprodukte, Gemüse und einige Obstsorten) sind optimal für die geistige Fitness.
- Blutzuckerschwankungen sind negativ für die geistige Leistungsfähigkeit.

HINWEIS

- Ungefähr eine halbe Stunde vor einer geistigen Leistung, wie einer Prüfung, einem intensiven Meeting, aber auch für Aktivitäten, die eine hohe Konzentration erfordern (z. B. lange Autofahrten), sollten 25 g Glukose in Form von einer Scheibe Brot, einem Apfel oder einer halben Banane gegessen werden. Spätestens nach einer Stunde sollte es Nachschub geben.

Fett

Gesättigte Fettsäuren

Bei Ratten konnte eine eingeschränkte geistige Leistungsfähigkeit auch bei einer fettreichen Diät, insbesondere bei einer hohen Zufuhr von gesättigten Fettsäuren, festgestellt werden. Das bestätigte eine Übersichtsarbeit: Eine hohe Zufuhr von gesättigten Fettsäuren über drei Monate beeinträchtigte die kognitive Funktion vor allem bei Lern- und Gedächtnisaufgaben. Ob hier allein die Höhe der Zufuhr von gesättigten Fetten eine Rolle spielte oder auch Umwelteinflüsse sowie eine zusätzliche Glukoseintoleranz und Insulinresistenz, bedarf noch genauerer Untersuchungen. Es gibt aber Hinweise, dass ältere Tiere besonders anfällig für die Auswirkung von Nahrungsfett sind und eine hohe Zufuhr bei ihnen zu schlechteren Testergebnissen führt und schließlich auch mit einem erhöhten Risiko für verschiedene Formen der Demenz einhergeht.

Aus epidemiologischen Studien ging hervor, dass beim Menschen ein hoher Fettanteil in der Ernährung, insbesondere künstliche Transfettsäuren und gesättigte Fettsäuren, zu einem altersbedingten kognitiven Verfall beitrug und das Demenzrisiko erhöhte. In Österreich ist seit Bestehen der **Transfettverordnung** (2009) der Transfettgehalt in Lebensmitteln stark rückläufig. So konnte der Gehalt in bestimmten Lebensmittelgruppen wie Backwaren deutlich gesenkt werden. Sie verbietet Lebensmittel mit einem Gehalt von mehr als 2 % an Transfettsäuren im Gesamtfett herzustellen oder in Verkehr zu bringen, bei zusammengesetzten Lebensmitteln mit einem Fettanteil unter 20 % muss der Transfettgehalt unter 4 % liegen. So wird gewährleistet, dass auch bei ungünstiger Lebensmittelauswahl die maximale tägliche Aufnahme von 3 g für Erwachsene und 1,5 g für Kinder nicht überschritten wird.

Unser Fokus liegt demnach darauf, den Konsum von gesättigten Fettsäuren, enthalten in allen tierischen Fetten und Kokosfett, einzuschränken. Auch in der Women Health Study konnte für ältere Frauen ein negativer Einfluss einer zu hohen Fettzufuhr, insbesondere gesättigter Fettsäuren, festgestellt werden. Neben einer allgemeinen schlechteren geistigen Leistungsfähigkeit kam es auch zu einer Verschlechterung des verbalen Gedächtnisses. Im Gegensatz dazu führt der Konsum von einfach ungesättigten Fettsäuren (z. B. in Olivenöl) zu einer Verbesserung der geistigen Leistungsfähigkeit und des verbalen Gedächtnisses.

Auch bei Personengruppen mit einem hohen Risiko einer kognitiven Beeinträchtigung im späteren Leben spielt die Zusammensetzung der Nahrungsfette eine große Rolle. Die Ergebnisse der Nurses Health Study bei über 70-jährigen Typ-2-DiabetikerInnen bestätigten, dass eine geringe Aufnahme von gesättigten Fettsäuren und Transfettsäuren und eine hohe Zufuhr von mehrfach ungesättigten Fettsäuren, im Verhältnis zu gesättigten Fettsäuren, die Abnahme der kognitiven Fähigkeiten bremste.

Besonders ungünstig scheint auch die Kombination aus einer erhöhten Zufuhr von gesättigten Fettsäuren, Transfettsäuren und Kupfer zu sein. Bei über 3700 TeilnehmerInnen einer Studie über den Zeitraum von sechs Jahren konnte gezeigt werden, dass diese Kombination einen beschleunigten kognitiven Abbau hervorruft, wobei eine hohe Kupferaufnahme allein mit keinen kognitiven Veränderungen verbunden war. Kupfer hat an sich in sehr geringen Mengen sehr wohl eine wichtige Bedeutung für das Gehirn.

Ungesättigte Fettsäuren

Einen positiven Einfluss auf die kognitive Funktion haben neben den **einfach** ungesättigten Fettsäuren auch die **mehrfach ungesättigten Fettsäuren**. Sie schützen ebenfalls vor dem kognitiven Abbau im Alter. Die italienische Longitudinal Study of Aging (ILSA) wies auf eine deutliche Reduzierung des Risikos durch eine erhöhte Zufuhr von einfach und in besonderem Maß von mehrfach ungesättigten Fettsäuren hin. Weitere epidemiologische Erkenntnisse und Ergebnisse von aktuellen randomisierten kontrollierten Studien bestätigten den möglichen Effekt auf die geistige Leistungsfähigkeit vor allem von Omega-3-Fettsäuren (siehe unten). Diese könnten auch bereits bei bestehenden leichten Beeinträchtigungen von Vorteil sein, möglicherweise eine weitere Abnahme verhindern und sogar den Beginn einer Demenz verzögern. Über den Wirkungsmechanismus gibt es mehrere Hypothesen. Unter anderem wird davon ausgegangen, dass Lebensmittel mit einem hohen Anteil an ungesättigten Fettsäuren auch einen hohen Anteil an **Antioxidantien** aufweisen und so über eine entzündungshemmende Wirkung ihren Betrag leisten. Aber auch die Aufrechterhaltung der strukturellen Integrität der neuronalen Membranen, insbesondere durch die damit verbundene Regulierung der neuronalen Übertragung, könnte eine wichtige Rolle spielen. Ein positiver Effekt bei einer bereits bestehenden Alzheimererkrankung ist aber fraglich.

Eine besondere Bedeutung im Zusammenhang mit dem Gehirn haben die **Omega-3-Fettsäuren**. Insbesondere die am häufigsten vorkommende Omega-3-Fettsäure, die Docosahexaensäure (DHA), ist wichtig bei der kognitiven Entwicklung, der Lernfähigkeit und bei Funktionen, die bei der synaptischen Übertragung eine Rolle spielen. Sie hat aber auch eine wesentliche Rolle bei der Verhinderung von Demenzerkrankungen. Es besteht auf alle Fälle, bestätigt durch epidemiologische Untersuchungen und Interventionsstudien, ein positiver Zusammenhang zwischen der Aufnahme von Omega-3-Fettsäuren und einem verminderten Auftreten einer krankheits- und altersbedingten Verschlechterung der Gehirngesundheit und Gehirnleistung. Sie verbessern unter anderem die Hirndurchblutung, die kognitiven Funktionen und haben eine neuroprotektive Wirkung. Eine unzureichende

Zufuhr bei Nagetieren führt zu Gedächtnisstörungen, emotionalen Störungen und veränderten Gehirnprozessen. Es gibt sogar Hypothesen, die besagen, dass eine optimale Konzentration von DHA (Docosahexaensäure) im Gehirn, bedingt durch eine angemessene Zufuhr von Omega-3-Fettsäuren, zur Optimierung der körpereigenen Reparaturmechanismen des Gehirns führt und wiederum altersbedingte Hirnschäden begrenzt. Dies bestätigte eine Übersichtsarbeit, die aber auch zu dem Schluss kam, dass eine ausreichende DHA-Konzentration im Gehirn die Auswirkungen von Stress beschränken konnte und die neuronale Übertragung beeinflusst wurde, folglich ein positiver Effekt auf die Gedächtnisleistung zu erwarten war.

Dennoch gibt es keine direkten Beweise für den Nutzen einer Omega-3-Fettsäuren-Supplementation auf die geistige Leistungsfähigkeit beim kognitiv gesunden älteren Menschen.

Langkettige Omega-3-Fettsäuren sind vorwiegend in **fetten Seefischen** zu finden, wie Hering, Makrele und Thunfisch. Aber auch Saibling, Karpfen und Forelle enthalten diese wichtigen Fettsäuren. Aus diesem Grund werden heute jeweils eine Portion Meeresfisch und eine Portion heimischer Fisch pro Woche empfohlen. Verzichtet man auf Seefische aus ökologischen, ökonomischen oder anderen Gründen, sollte man zumindest täglich ein **Pflanzenöl** mit einem hohen Anteil an alpha-Linolensäure konsumieren. Zu diesen Ölen zählen Lein-, Raps- und auch Walnussöl. Andere pflanzliche Öle wie Sonnenblumenöl, Olivenöl oder Kürbiskernöl enthalten nur sehr geringe Mengen an alpha-Linolensäure. Deshalb gilt als Richtlinie: 1 EL Rapsöl oder Walnussöl bzw. 1 TL Leinöl pro Tag ersetzt eine Portion Meeresfisch pro Woche.

Immer mehr verdichten sich auch die Hinweise, dass nicht nur die einzelnen Fettsäurekomponenten einen Einfluss auf die Entwicklung von Demenz und der Alzheimerkrankheit, aber auch auf den kognitiven Funktionsverlust haben, sondern auch das Verhältnis von Omega-6- zu Omega-3-Fettsäuren eine wichtige Rolle spielt. Sie legen nahe, dass geringere Aufnahmen von gesättigten und Transfettsäuren und eine höhere Zufuhr von mehrfach ungesättigten Fettsäuren, bezogen auf gesättigte Fettsäuren, die Abnahme der kognitiven Fähigkeiten bei PatientInnen mit Typ-2-Diabetes verhindern.

Fett und Zucker

Gerade die Kombination von gesättigten Fettsäuren und Zucker wird mit einer Beeinträchtigung der Gehirnleistung beim Mensch und Tier in Verbindung gebracht. Untersuchungen beim Meerschweinchen zeigten, dass eine hohe Aufnahme sowohl an Fett als auch an Zucker insbesondere die räumliche Wahrnehmung beeinträchtigte. Es ist anzunehmen, dass dies auch für den Menschen zutreffen kann. Auch bei anderen Nagetieren schränkte eine hohe Fett- und Zuckerzufuhr das räumlich wie nicht räumlich bezogene Lernen und Gedächtnis ein. Es wird angenommen, dass ein durch die hohe Zufuhr von Fett und Zucker erhöhter Triglyceridspiegel zu einer schlechteren kognitiven Leistung führt. Untersucht wurden hierbei insbesondere Typ-2-DiabetikerInnen.

- Ein hoher Fettkonsum, insbesondere von gesättigten Fettsäuren und Transfettsäuren, wirkt sich negativ auf die geistige Leistungsfähigkeit und die Gehirngesundheit aus.
- Mehrfach ungesättigte Fettsäuren, insbesondere Omega-3-Fettsäuren, haben eine wichtige Funktion in der Gehirnentwicklung und Gehirngesundheit.
- Fett und Zucker führen einzeln und in großen Mengen verzehrt oder auch in Kombination zur Einschränkung der räumlichen Wahrnehmung, insbesondere im Tierversuch.

HINWEISE

- Eine Portion Meeresfisch und eine Portion heimischer Fisch sollten einmal pro Woche auf dem Speiseplan stehen. Alternativ zur Portion Meeresfisch kann man einen Esslöffel Rapsöl in die tägliche Ernährung einbauen.
- Tierische Lebensmittel mit einem hohen Anteil an gesättigten Fettsäuren (wie Butter, Rahm, Wurst und Wurstwaren, Fleisch, Käse) und Kokosfett sollten nur in geringen Mengen konsumiert werden.

Proteine

Auch Proteine bzw. die einzelnen Eiweißbausteine, die Aminosäuren, haben einen Einfluss auf die Gehirnfunktion. Neurotransmitter

(Botenstoffe im Gehirn) werden aus Aminosäuren aufgebaut, wobei für diesen Um- und Aufbau auch ausreichend ungesättigte Fettsäuren, Vitamine, Mineralstoffe und Kohlenhydrate benötigt werden. Die Aminosäure **Tryptophan** ist beispielsweise die Ausgangssubstanz für Serotonin und Melatonin. Serotonin ist wesentlich für das allgemeine Wohlbefinden und Melatonin dient der Entspannung und der Schlafbereitschaft.

Die Eiweißbausteine **Phenylalanin** und **Tyrosin**, enthalten in Milch und Milchprodukten, Fisch, Fleisch und Hülsenfrüchten, fungieren als Vorstufe für die Katecholamine (Adrenalin und Noradrenalin), deren wesentliche Funktion in der Förderung der Aufmerksamkeit, Aktivität, Wahrnehmungsfähigkeit, dem Konzentrationsvermögen und einer allgemeinen geistigen Leistungsfähigkeit liegt. Sie sind zusätzlich für zahlreiche Stoffwechselvorgänge im Gehirn verantwortlich.

Die in Gemüse, Getreide, Nüssen, Leber und Fleisch vorkommenden Aminosäuren Serin und Methionin sind für die Bildung von Cholin erforderlich, einem Bestandteil von Lecithin, aus dem schließlich **Acetylcholin** wird. Dies ist wesentlich für die Abspeicherung und Abrufung von Informationen. Aber auch noch weitere Aminosäuren wie Lysin oder Asparaginsäure werden für die geistige Leistungsfähigkeit benötigt.

- Eiweißbausteine (Aminosäuren) dienen als Ausgangssubstanz für Neurotransmitter und sind bei vielen Stoffwechselfunktionen im Gehirn beteiligt.

Vitamine und Mineralstoffe

Vitamine

Zahlreiche Vitamine und Mineralstoffe spielen bei der geistigen Leistungsfähigkeit und der Gehirnfunktion eine große Rolle. Sowohl die wasserlöslichen Vitamine B und C als auch die fettlöslichen Vitamine A, D und E tragen direkt über eine Vielzahl von spezifischen biochemischen Mechanismen zur optimalen Gehirnfunktion bei. Beispielsweise ist das **Vitamin B_1** für die Energieerzeugung aus Glukose auch im Gehirn notwendig und somit ein wichtiger Modulator für die geistige Fitness. Bereits ein leichter Mangel führt unter anderem zu Müdigkeit, Depressionen, Gedächtnis- und Konzentrationsschwäche und verminderter Intelligenz. Gute Vitamin-B_1-Quellen sind Vollkornprodukte, Haferflocken, Weizenkeime, Hülsenfrüchte, Nüsse und auch Schweinefleisch.

Vitamin B_6 und **Vitamin B_{12}** sind an der Synthese einiger Neurotransmitter beteiligt und auch für die Bildung von Blutkörperchen und Nervenscheiden von Bedeutung. Vitamin B_6 hat darüber hinaus, wie die Folsäure, einen wesentlichen Einfluss auf den Homocysteinspiegel. Ein Mangel erhöht den Blut-Homocysteinspiegel, was ein wesentlicher Risikofaktor für zerebrovaskuläre Erkrankungen ist und eine direkte toxische Wirkung auf die Neuronen des zentralen Nervensystems hat. So wird dieser auch immer wieder als Mitursache für die Entwicklung der Alzheimerkrankheit und anderer Formen der Demenz genannt. Vitamin B_6 kommt in allen tierischen und pflanzlichen Lebensmitteln vor, hauptsächlich in Hühnerfleisch, Fisch, verschiedenen Gemüsesorten, Kartoffeln und Vollkorngetreide. Vitamin B_{12}-Quellen sind hingegen tierische Lebensmittel wie Fleisch oder Fisch.

Ein Mangel an **Folsäure** ist mit einer Vielzahl von neurologischen Symptomen verbunden, besonders jedoch mit zunehmenden Gedächtnisstörungen, auch Depressionen und Hirnatrophie. Insgesamt steht ein niedriger Status von Vitamin B_6, B_{12} und Folsäure in Zusammenhang mit kognitiven Defiziten und Demenz, bestätigt mittlerweile in 77 Querschnittsstudien mit insgesamt über 34.000 ProbandInnen. Folsäurereich sind unter anderem Spinat, Salat, Spargel, Getreide, Tomaten, Gurken und auch Leber.

Vitamin C findet man in den Nebennieren und an den Nervenenden im Gehirn in der höchsten Konzentration im menschlichen Körper. Es wirkt **antioxidativ** und ist unter anderem bei der Synthese von Carnitin beteiligt. Es spielt aber auch eine Rolle bei der neuronalen Reifung und der Umwandlung von Dopamin zu Noradrenalin.

Vitamin D ist besonders für die Vorbeugung von neurogenerativen und Neuroimmunerkrankungen von Bedeutung, **Vitamin E** schützt die Nervenmembranen. **Vitamin K** ist unerlässlich für das Nervengewebe. Auch **Vitamin D** scheint für die kognitiven

Beeinträchtigungen und Demenz eine Rolle zu spielen. Im Gewebe des Gehirns sind Vitamin-D-Rezeptoren weit verbreitet und die biologisch aktive Form (1,25 (OH) (2) D3) hat neuroprotektive Effekte und gezeigt, dass es Amyloid-Plaques, ein Kennzeichen der Alzheimerkrankheit, abbauen kann. Zwei große prospektive Studien zeigten, dass niedrige Vitamin-D-Konzentrationen das Risiko für einen geistigen Verfall erhöhten.

Mineralstoffe

Eisen braucht man für die Gewährleistung der Sauerstoffversorgung, aber auch zur Energiegewinnung und für die Synthese von Neurotransmittern und Myelin. Ein Mangel vermindert die Stoffwechselaktivität im Gehirn und setzt die Konzentrations- und Merkfähigkeit herab. Dieser ist immer in Kombination mit dem häufigsten Symptom zu finden, der Anämie. Sie reduziert sowohl die körperliche als auch die geistige Leistungsfähigkeit. Besonders kritisch ist ein Mangel während der Gehirnentwicklung. Eine Einschränkung der Sauerstoffversorgung beim anämischen Kleinkind führt unter anderem zum verzögerten Erwerb der motorischen Fähigkeiten und die verminderte Stoffwechselaktivität der Hirnzellen stört langfristig die Entwicklung der kognitiven Funktionen.

Magnesium ist generell an allen wichtigen Stoffwechselprozessen beteiligt und ein Kupfermangel in der Ernährung ist mit einem höheren Risiko für die Alzheimererkrankung verbunden. In der letzten Zeit verdichten sich auch die Hinweise, wie bereits erwähnt, dass eine überhöhte Kupferzufuhr insbesondere in Kombination mit einer Ernährung, die reich an gesättigten Fettsäuren ist, den geistigen Abbau beschleunigen soll und ein Risikofaktor für die Entstehung der Alzheimerkrankheit ist. Offenbar begünstigen Kupferatome, dass sich toxische Eiweißverklumpungen als sogenanntes Amyloid-Beta im Gehirn ansammeln. **Kupfer** kommt in vielen Lebensmitteln wie auch in rotem Fleisch vor, in Leitungswasser durch die Verwendung von Kupferrohren, aber auch in vielen Obst- und Gemüsesorten. Es hat eine wichtige Aufgabe für verschiedene körperliche Prozesse, darunter die Weiterleitung von Nervenimpulsen, das Knochenwachstum, den Aufbau von Bindegewebe und die Hormonausschüttung.

Jod wiederum sorgt in den Gehirnzellen für den Energiestoffwechsel und ist auch besonders wichtig als Ausgangssubstanz der Schilddrüsenhormone für die Gehirnentwicklung. Mangan, Kupfer, Zink und Selen schützen wie die antioxidativ wirksamen Vitamine A, C, E und K vor freien Radikalen.

Auch **Zink** spielt eine wichtige Rolle im Gehirn. Es hat eine spezielle Schutzwirkung auf Neuronen. Ein Mangel scheint auch mit einem Risiko für Alzheimererkrankungen in Verbindung zu stehen. Im Gehirn von AlzheimerpatientInnen wird Zink besonders in den Amyloid-Plaques gespeichert, ein Mangel und damit ein erniedrigter Zinkspiegel bewirkt, dass bei den Betroffenen noch weniger Zink für die Neuronen zur Verfügung steht.

Eine Extraportion an Vitaminen und Mineralstoffen

Ob bei einer ausreichenden Versorgung die zusätzliche Einnahme von Multivitamin- und Mineralstoffpräparaten einen zusätzlichen Benefit auf die allgemeine geistige Leistungsfähigkeit bringt, ist noch diskussionswürdig. Subjektiv scheinen sie die Konzentration und geistige Ausdauer zu fördern. Dennoch sind sich viele Wissenschaftler einig, dass noch keine eindeutige Evidenz über die Wirksamkeit von Supplementen gegeben ist, insbesondere was die Verbesserung der Kognition und die Verzögerung des geistigen Verfalls betrifft. Eine Supplementation bedarf grundsätzlich einer professionellen Begleitung und ist nur unter bestimmten Bedingungen (z. B. diagnostizierter Mangel, erhöhter Bedarf, einseitige Lebensmittelauswahl, eingeschränkte Lebensmittelzufuhr bei Allergien oder Unverträglichkeiten) sinnvoll.

In der Vergangenheit zeigte sich auch, dass gerade im Bereich von Antioxidationen (Vitamin A, E) eine Gabe von Hoch- und Megadosen mit Risiken verbunden war. Oftmals profitieren auch nur einzelne Personengruppen. So kann beispielsweise eine Supplementation von Folsäure und B-Vitaminen bei chronischen AlkoholikerInnen positiv für die kognitive Funktion sein, nicht jedoch für die Allgemeinbevölkerung. Für gesunde und ausreichend versorgte Personen gibt es kaum oder keine Evidenz, dass diese durch zusätzliche Gaben profitieren würden.

- Alle Vitamine und Mineralstoffe sind direkt oder indirekt für die geistige Leistungsfähigkeit wichtig.
- Eine ausreichende tägliche Zufuhr gewährleistet eine optimale Gehirnfunktion und schützt vor degenerativen Gehirnerkrankungen.

Sonstige Schutzstoffe

Zu den besonderen Schutzstoffen für das Gehirn zählen alle **Antioxidantien**, deren wesentliche Funktion die Deaktivierung von freien Radikalen ist. Damit wird der oxidative Stress im Körper reduziert, der mitverantwortlich für den Alterungsprozess, aber auch für die Entstehung von Herz-Kreislauf-Erkrankungen, Krebserkrankungen und Erkrankungen im Gehirn gemacht wird.

Neben den klassischen Vitaminen (A, C, E) gehören dazu auch viele sekundäre **Pflanzeninhaltsstoffe**, die sich in Gemüse, Obst, Getreide, Gewürzen, Vollkorn oder auch in Tee finden. In den Pflanzen kommen sie sehr häufig in den Randschichten vor und werden durch die Verarbeitung oftmals reduziert. Aus diesem Grund sollten diverse Obstsorten wie Äpfel oder Birnen mit Schale gegessen und Gemüse nicht immer gekocht werden. Ihre Schutzwirkung gegen den altersbedingten kognitiven Verfall beruht auch hier vor allem auf der Reduktion des oxidativen Stresses. Neueste Untersuchungen konnten diesen Effekt jedoch nicht eindeutig bestätigen, wobei der Grund im Studiendesign diverser Studien zu liegen scheint. Eine unzureichende Berücksichtigung von Störfaktoren oder Schwierigkeiten bei der Bewertung der Ernährung könnte die inkonsistenten Ergebnisse erklären. Von Vorteil scheint eine ausreichende Versorgung mit Antioxidantien im Alter jedoch zu sein. Bei den sekundären Pflanzeninhaltsstoffen fehlen aber auch noch genaue Angaben darüber, in welcher Menge sie tatsächlich wirken und welche und wie viele tatsächlich ins Gehirn gelangen.

Pflanzeninhaltsstoffe	Größere Mengen enthalten in:
Carotinoide	Karotten, Marillen, rote Grapefruit, Grünkohl, Spinat, Kürbis, Wassermelone, Grünkohl
Phytoöstrogene	Sojabohnen, Sojabohnenkeimlinge, Tofu, Tempeh, Granatapfel, Rotklee, Leinsamen
Sulfide	Knoblauch, Zwiebelgewächse
Protease-Inhibitoren	Sojabohnen, Mungobohnen, Erbsen, Erdnüsse, Kartoffeln, Reis, Mais, Hafer, Weizen
Polyphenole (Flavonoide, Phenole, Phenolsäuren, Cumarine, Isoflavonoide, Lignane, Lignine)	Schwarze Ribisel, Heidelbeeren, Himbeeren, Brombeeren, Kirschen, Pflaumen, Rotkraut, blaue Trauben, Rotwein, Melanzani, schwarzer und grüner Tee, Kaffee, Grapefruit, Äpfel, Quitten, Birnen, Zwiebel, Sellerie, Kraut, Karfiol, Curry, Kakao

Tabelle: Auswahl möglicher Schutzstoffe in Obst und Gemüse aufgrund ihrer antioxidativen Wirkung (in Anlehnung an Watzl und Leitzmann 1999)

Bei all diesen Pflanzeninhaltsstoffen fehlen zumeist aber Langzeitstudien und der Beweis, dass sie einzeln verabreicht oder isoliert gegeben auch tatsächlich wirken bzw. langfristig mehr nutzen als schaden.

- Vor allem pflanzliche Lebensmittel liefern neben den Vitaminen und Mineralstoffen noch eine ganze Reihe von Schutzstoffen für das Gehirn.

Energiezufuhr

Wie hoch der Einfluss der Nahrung sowohl mengenmäßig als auch kalorienmäßig auf die geistige Leistungsfähigkeit ist, ist noch nicht vollständig geklärt. Beim Frühstück konnte sowohl bei Kindern als auch Erwachsenen in einem systematischen Review gezeigt werden, dass eine geringe glykämische Last sich positiv auf kognitive Funktionen auswirkt wie Gedächtnis, Aufmerksamkeit, Denken, Lernen, aber auch verbale und mathematische Fähigkeiten, nicht jedoch wie viel man zum Frühstück tatsächlich isst, wenngleich eine weitere Übersichtsarbeit die Energiemenge mit unter 20 % des Tagesenergiebedarfs zumindest als überprüfenswert sieht.

Zu hohe Energiezufuhr

Es gibt zunehmend Hinweise aus Humanstudien, dass eine hohe Energiezufuhr nicht nur an der Entstehung von Übergewicht maßgeblich beteiligt ist, sondern auch negative Auswirkungen auf die kognitiven Funktionen und wahrscheinlich auch auf die Entstehung von Alzheimer hat. Im Tierversuch konnte gezeigt werden, dass bei Mäusen und Ratten unter einer hohen Energiezufuhr ein erniedrigter Wachstumsfaktor BDNF (Brain-derived neutrotrophic factor) besteht, der bei Lern- und Gedächtnisprozessen eine wichtige Rolle spielt. Unumstritten ist der indirekte Einfluss einer positiven Energiebilanz über das Körpergewicht auf die geistige Leistungsfähigkeit (siehe auch „Körpergewicht und geistige Leistungsfähigkeit“).

- Eine überhöhte Energiezufuhr kann direkt und indirekt über die Erhöhung des Körpergewichts die geistige Fitness negativ beeinflussen.

Flüssigkeitszufuhr

Nicht nur die Ernährung, sondern auch die Flüssigkeitszufuhr ist ganz wesentlich für die geistige Leistungsfähigkeit. Wasser wird im menschlichen Körper als Baustoff, Lösungs-, Transport- und Kühlmittel benötigt. Über Schweiß, Atemluft, Stuhl und Harn geht Flüssigkeit verloren, die wieder ersetzt werden muss. Eine verringerte Flüssigkeitszufuhr vermindert die Leistungsfähigkeit. Es kommt auch zur Austrocknung der Haut und der Schleimhäute und vielem mehr. Ab einer Reduktion des Wasseranteils im Körper von ca. 0,5 % wird Durst signalisiert, bei 10 % tritt ein Trockenheitsgefühl im Mund auf, und es kommt zu Sprechstörungen. In weitere Folge kommt es zu Schwäche und Kopfschmerzen, zunehmender Verwirrtheit, Teilnahmslosigkeit, Schläfrigkeit oder auch Hypotonie und Obstipation. Ein dauerhafter Flüssigkeitsmangel führt zu Dehydration, in schweren Fällen verbunden mit Muskelkrämpfen, Herzrasen und Bewusstlosigkeit.

Aktuelle Erkenntnisse liefern auch Beweise, dass der Flüssigkeitshaushalt Einfluss auf die Kognition und Stimmung hat. Entsprechende Auswirkungen einer zu geringen Zufuhr sind vor allem bei älteren Personen und Kindern besonders relevant. Widersprüchlich ist auch hier die wissenschaftliche Studienlage, insbesondere wenn es um den Zeitpunkt der Einschränkung der geistigen Leistungsfähigkeit geht. Wahrscheinlich wirkt sich bereits eine Dehydration in Höhe von 1 % negativ aus und nicht erst ab 2–3 %. Eine Verringerung des Körpergewichtes ab 2 % durch Hitze oder auch Bewegungsaktivitäten induziert eine Reduktion in der visuellen-motorischen Erfassung von Bewegungen, des Kurzzeitgedächtnisses und der Aufmerksamkeit.

In verschiedenen Berufsgruppen wurde untersucht, wie sich eine verringerte Flüssigkeitszufuhr auf die geistige Leistungsfähigkeit auswirkt und welche Gefahren gegebenenfalls damit verbunden sind. Bei Piloten konnte eine Dehydration eindeutig als Sicherheitsrisiko identifiziert werden. Eine geringe Flüssigkeitszufuhr führt bei dieser Berufsgruppe zu einer signifikant herabgesetzten Flugleistung.

Bei militärischen Übungen unter extremen Bedingungen (über 53 Stunden bei Hitze und Schlafmangel) erzeugte die Dehydration einen Gewichtsverlust von 4,1 kg bei den Soldaten und wenig überraschend einen negativ Einfluss auf die Stimmung und eine Reihe von kognitiven Funktionen wie Wachsamkeit, Aufmerksamkeit, Gedächtnis, Denkleistung oder auch Reaktionszeit.

- Eine ausreichende tägliche Flüssigkeitszufuhr ist unerlässlich für eine optimale geistige Leistungsfähigkeit.
- Flüssigkeitsmangel reduziert unter anderem die Gedächtnisleistung, die Aufmerksamkeit, aber auch die Reaktionszeit und stellt für spezielle Berufsgruppen ein Sicherheitsrisiko dar.

Kaffee – mehr als ein Muntermacher?

Koffein hat in seiner Wirkung auf die Kognition zahlreiche Vorteile. Es erhöht dosisabhängig die Wachheit, Aufmerksamkeit und Reaktionszeit. Eine moderate Aufnahme von Koffein (< 6 Tassen Kaffee pro Tag) erhöht darüber hinaus die Stimmung und wird mit einer

Reduktion depressiver Symptome und weniger kognitiven Ausfällen in Verbindung gebracht. Allerdings sind vermeintliche therapeutische Wirkungen auf Depressionen und auch ADHS noch unzureichend untersucht.

Die erwünschte **Hauptwirkung** von Koffein ist die **psychostimulierende, zentralanregende Stimulation**, die unter anderem Ermüdungserscheinungen reduziert. Sie wird durch übliche Einzeldosen von 50 bis 100 mg bis max. 200 mg Koffein erreicht.

Bei Ratten verbesserte eine chronische Langzeitaufnahme das Gedächtnis und die damit verbundene antioxidative Wirkung könnte eine wichtige Rolle bei der Verhinderung des Abbaus der kognitiven Funktionen im Alter spielen. Bei älteren Männern zeigte eine Langzeituntersuchung, dass der Kaffeekonsum mit einer Reduktion der Abnahme der geistigen Leistungsfähigkeit verbunden war, und zwar am effektivsten mit einer Tagesdosis von drei Tassen Kaffee pro Tag.

Neueste Untersuchungen zeigten aber auch, dass das Gedächtnis beim Menschen verbessert wurde. Bei unterschiedlichen Gaben von Koffein erwies sich, dass eine Dosis von 200 mg am besten abschnitt im Vergleich zu 100 mg, 300 mg, aber auch zur Placebogabe, wenn es um die Stärkung des Gedächtnisses ging. Mit dieser Menge liegt man auch noch innerhalb der maximal empfohlenen Aufnahme während der **Schwangerschaft**. Eine zu hohe Koffeinaufnahme kann das fötale Wachstum beeinflussen und unter anderem zu kongenitalen Missbildungen, Wachstumsretardierung, geringem Geburtsgewicht, spontanen Aborten oder Verhaltensstörungen führen (REVAN).

Weitere Wirkungen

Offensichtlich erleichtert Koffein auch das **Lernen**, aber nur bei Aufgaben, bei denen Informationen passiv zur Verfügung gestellt werden. Insgesamt kommt es zu einer Erhöhung der Geschwindigkeit von Denkprozessen. Koffein hat aber auch einen Einfluss auf die Wahrnehmung von Wörtern. Eine Dosis von 200 mg verbessert die Wahrnehmung von Wörtern mit vertauschten Buchstaben, allerdings nur bei positiven Wörtern wie Flirt, Humor oder Reichtum. Offensichtlich hat hier noch zusätzlich das Gefühl Einfluss auf die Gedächtnisleistung, was auch schon in früheren Studien belegt wurde.

Mithilfe der Positronenemissionstomografie (PET) konnte außerdem festgestellt werden, dass Koffein vor allem auch im Bereich der Großhirnrinde wirkt, der für komplexe Bewertungsprozesse verantwortlich ist.

Nachdem Koffein aber auch die Müdigkeit reduziert und die Aufmerksamkeit erhöht, hat es seine Bedeutung in besonderen Situationen, insbesondere bei Arbeiten in der Nacht oder auch bei längeren konzentrierten Aktivitäten wie Autofahren oder Meetings. Koffeingaben von 3 mg/kg Körpergewicht verbessern die **Fahrtauglichkeit** und tragen somit auch zur Verkehrssicherheit bei.

Koffeingenuss am Abend in einer untersuchten Höhe von 250 mg kann jedoch den **Schlaf** stören, allerdings wiederum die Leistungsfähigkeit am nächsten Tag verbessern und auch dazu führen, dass man früher wach wird. Eine Toleranzentwicklung gegenüber der Wirkung des Koffeins auf den Schlaf ist feststellbar.

Da Koffein auch eine Reihe von negativen gesundheitlichen Auswirkungen aufweisen kann, sollten gesunde Personen eine **tägliche Zufuhr von 300 bis 400 mg** pro Tag nicht überschreiten. Schwangere, Stillende und koffeinempfindliche Personen sollten die tägliche Zufuhr noch geringer ansetzen. Zu den unerwünschten Effekten, die stark von der individuellen Empfindlichkeit und dem täglichen Konsum abhängen, zählen unter anderem Nervosität, Schlaflosigkeit, Übelkeit, Kopfschmerzen, erhöhte Ängstlichkeit, gastrointestinale Störungen, erhöhte Atemfrequenz und auch Herzrhythmusstörungen. Ab einer Dosis von 1 g können Vergiftungserscheinungen auftreten.

Beim Absetzen des Koffeins kann es zu **Entzugserscheinungen** kommen, die wiederum die geistige Leistungsfähigkeit beeinflussen können. Es treten unter anderem Kopfschmerzen auf, Konzentrationsstörungen, geringere Wachsamkeit, Schläfrigkeit, Erschöpfung, Reizbarkeit, geringere Zufriedenheit sowie das Gefühl, keinen klaren Gedanken fassen zu können. Feststellbar sind diese Symptome 12–24 Stunden nach der letzten Koffeinaufnahme.

	Koffeingehalt in mg
Kaffee (1 Tasse 150 ml)	50–85
Tee (1 Tasse 200 ml)	14–61
Coladrink (250 ml)	25–62
Eistee (250 ml)	5–24
Energy Drink (1 Dose 250 ml)	80
Energy Shot (1 Stk. 50–60 ml)	80
Medikamente	bis 200

(Quelle: AGES 2011, www.ages.at)

- Koffein erhöht dosisabhängig die Aufmerksamkeit, die Konzentrations- und Lernfähigkeit und reduziert Müdigkeitserscheinungen.
- Erwünschte Effekte sind durch Einzeldosen von 50 bis 100 mg (= 1 Tasse Kaffee) erreichbar.
- Bis zu 200 mg Koffein wirkt sich besonders günstig auf das Gedächtnis auf (= 2 Tassen Kaffee).
- Zu hohe Koffeindosen sind wiederum negativ für die geistige Leistungsfähigkeit.

Brainfood – Lebensmittel für das Gehirn

Wir gehen nun der Frage nach, welche Nahrungsmittel tatsächlich einen Einfluss auf die geistige Leistungsfähigkeit haben bzw. haben könnten. Nachdem oxidative Prozesse bei der Gehirnalterung und damit auch bei der Abnahme der geistigen Fitness eine Rolle spielen, kann man eigentlich alle Lebensmittel mit einem hohen Anteil an **Antioxidantien** (Vitamin A, C, E) und alle pflanzlichen Lebensmittel mit antioxidativ wirksamen bioaktiven Substanzen dazuzählen. Eine aktuelle Übersichtsarbeit sieht dagegen noch weiteren Forschungsbedarf, um die tatsächliche Wirkung zwischen antioxidativen Lebensmitteln, geistiger Leistungsfähigkeit und reduziertem Demenzrisiko eindeutig zu beweisen. Da auch alle sonstigen Vitamine und Mineralstoffe beim Gehirnstoffwechsel unerlässlich sind, könnte man die besonders nährstoffreichen Lebensmittel ebenfalls ergänzen. Erweitert wird die Liste der Brainfood-Lebensmittel dann noch um jene, die einen hohen Anteil an ungesättigten Fettsäuren haben und die richtigen Eiweißbausteine für die Neurotransmitterbildung liefern.

- Es gibt nicht *das* Lebensmittel für das Gehirn, sondern eine Auswahl an Brainfood, insbesondere pflanzliche Lebensmittel und Fisch.

Obst, Gemüse und Hülsenfrüchte

Obst und Gemüse haben einen wesentlichen Einfluss auf die Gehirngesundheit. Inwieweit sie die geistige Leistungsfähigkeit und deren Erhaltung im Alter positiv beeinflussen, ist noch nicht eindeutig geklärt. Es gibt aber mittlerweile eine Reihe von Studien zu den verschiedensten Lebensaltern, die den positiven Zusammenhang belegen: So bei Kindern im Alter zwischen acht und zehn Jahren und auch bei gesunden Erwachsenen, wo ein hoher Obst- und Gemüsekonsum unabhängig von Alter, Geschlecht, Körpergewicht sowie Bildung mit besseren kognitiven Testergebnissen in Verbindung gebracht werden kann.

Bei älteren Personen scheint eine Verbesserung der kognitiven Funktionen durch pflanzliche Lebensmittel dosisabhängig zu sein.

Verzehrmengen bis zu 500 g Obst und Gemüse am Tag bringen die deutlichsten Verbesserungen, während bei der Zufuhr von Getreideprodukten und Kartoffeln die größten positiven Effekte bei der täglichen Zufuhr von 100 bis 150 g erzielt werden.

Viele natürlich vorkommende Farbstoffe in Obst und Gemüse sind Antioxidantien und spielen somit bei der Gehirngesundheit eine große Rolle. Im Zusammenhang mit einer hohen Aufnahme **karotinreicher Lebensmittel**, die vorwiegend orange, gelb oder auch rot sind (z. B. Karotten, Kürbis, Paprika, Papaya), konnten auch noch nach 13 Jahren verbesserte Werte bei der Überprüfung der geistigen Leistungsfähigkeit nachgewiesen werden.

In jedem Alter hat eine hohe Aufnahme von Obst und Gemüse einen präventiven Effekt auf kognitive Beeinträchtigungen im späteren Leben. Durch die höhere Zufuhr an Antioxidantien und dem damit verbundenen reduzierten oxidativen Stress verbessert sich die kognitive Leistung von gesunden Personen im Vergleich zu jenen, die wenig Obst und Gemüse essen.

Obst und Gemüse besitzen einen hohen Anteil an **Schutzstoffen** für das Gehirn, die auch die altersbedingte Neurogeneration und den kognitiven Verfall verhindern. Zu dieser Schutzgruppe gehören etwa dic **Flavonoide**, die sich beim Säugetier positiv auf die Kognition auswirken und sogar altersbedingte Defizite in der Gedächtnisfunktion und im Lernen rückgängig machen können. Flavonoide sind besonders häufig in Äpfeln, Beeren und Zitrusfrüchten enthalten und kommen vorwiegend in den Randschichten der Pflanzen vor. Das Schälen von Äpfeln verringert den Flavonoidgehalt beispielsweise von 142 mg / kg Frischgewicht auf unter 2 mg / kg, und bei der Herstellung von Apfelsaft verbleiben über 80 % im Pressrückstand.

Ebenso werden **Phytoöstrogene** (in Soja) als vorbeugend für die Alzheimererkrankung und die positive Wirkung auf die geistige Leistungsfähigkeit diskutiert. Sie ahmen im Gehirn die Funktion der Östrogene nach und zeigen bei Frauen und Männern positive Effekte gegebenenfalls auf die räumliche Wahrnehmung.

Obst und Gemüse haben aber auch eine besondere Bedeutung bei der **Vorbeugung von Schlaganfällen**. Jede Portion pro Tag reduziert das Risiko. Eine außergewöhnliche Schutzwirkung kommt dem in

Obst und Gemüse vorkommenden Flavonoid **Quercetin** zu, einem gelblichen Pflanzenfarbstoff, der vor allem in weißlichen Früchten wie Äpfeln, Quitten, Birnen, Zucchini, Karfiol und Zwiebeln vorkommt. Bei über 20.000 Menschen im Alter von 20 bis 65 Jahren, die über einen Zeitraum von zehn Jahren beobachtet wurden, stellte sich bei der Analyse der Ernährungsgewohnheiten heraus, dass diejenigen, die nahezu täglich weißes Obst und Gemüse aßen, ein signifikant reduziertes Hirninfarktrisiko um 55 % haben.

- Obst und Gemüse enthalten zahlreiche Schutz- und Wirkstoffe für das Gehirn.

HINWEIS

- 400 g Obst und Gemüse pro Tag reduzieren nicht nur viele Krankheitsrisiken (z. B. Schlaganfall), sondern sind auch optimal für die geistige Leistungsfähigkeit.

Getreide

Getreide ist eine der wesentlichen Kohlenhydratquellen in der Ernährung. Durch zusätzliche Inhaltsstoffe wie Ballast- oder auch Mineralstoffe und Vitamine ist es unerlässlich für die Gesundheit, insbesondere für die geistige Fitness. **Vollkorngetreide** sorgt im Gegensatz zu leicht verfügbaren Kohlenhydraten für einen konstanten Blutzuckerspiegel, der eine wichtige Voraussetzung ist für geistige Leistungen vor allem über eine längere Zeit.

Vollkorngetreide wie auch Nüsse und Hülsenfrüchte können mit einer besseren geistigen Leistungsfähigkeit im Alter in Verbindung gebracht werden, immerhin bestätigt durch eine elfjährige Langzeituntersuchung. Ein weiterer positiver Effekt des Konsums von Vollkorngetreide ist aber auch, dass sich damit die Qualität der Ernährung insgesamt verbessert. Vollkornesser haben eine höhere Aufnahme von Vitaminen und Mineralstoffen mit Ausnahme des Vitamins B_{12}, das ja nur in tierischen Lebensmitteln vorkommt.

Eine Untersuchung gibt es zum Verzehr von Müsliriegeln auf die Stimmung und die Gedächtnisleistung. Bei 31 Probanden zeigte sich, dass der Verzehr eines Müsliriegels zum Frühstück im Vergleich zu keinem Frühstück insgesamt fröhlicher und auch weniger ängstlich machte und die Müsliriegelesser eine bessere Gedächtnisleistung aufwiesen. Bei den Nichtfrühstückern verbesserte ein Müsliriegel als Vormittagssnack ebenfalls die Gedächtnisleistung. Wobei anzumerken ist, dass bei Müsliriegeln und Müslis generell auf den Zuckergehalt zu achten ist. Viele Produkte haben einen hohen Anteil an zugesetztem Haushaltszucker oder auch Fruchtzucker. Ein hoher Fruchtzuckergehalt kann aber durch die Zugabe von Trockenfrüchten bedingt sein. Hier zeigt aber ein Blick auf die Zutatenliste, ob dieser noch zusätzlich zugefügt wurde. Stehen in der Zutatenliste keine Zuckerarten, kann davon ausgegangen werden, dass der in den Nährwertangaben angeführte Zucker von natürlichen Fruchtzuckerquellen stammt.

- Getreide liefert ausreichend Glukose für das Gehirn und eine Reihe anderer wichtiger Nährstoffe.
- Getreide, insbesondere Vollkorngetreide, ist optimal für den Start in den Tag und für langes konzentriertes Arbeiten.

HINWEIS

- Vier Portionen (fünf für sportlich sehr Aktive), bevorzugt in Form von Vollkorngetreide, sollten pro Tag gegessen werden (eine Portion entspricht einer handtellergroßen Scheibe Brot oder zwei Fäusten gekochter Reis oder Nudeln).

Fisch

Der Einfluss des Fischkonsums auf den altersbedingten geistigen Abbau wurde bereits in mehreren Studien untersucht. Bei älteren Personen zwischen 70 und 75 Jahren zeigte sich, dass eine durchschnittliche tägliche Aufnahme von 10 g Fisch und Meeresfrüchten mit höheren kognitiven Funktionen in Verbindung stand als bei einer Zufuhr von weniger als 10 g. Die besten Ergebnisse zeigten sich aber bei einem täglichen Konsum von 75 g. In einer Beobachtungsstudie von Personen ab dem 65. Lebensjahr sank bei allen TeilnehmerInnen die kognitive Funktion in einem Zeitraum von sechs Jahren ab, wobei bei den regelmäßigen FischesserInnen die Abnahme deutlich verlangsamt war. Wurde einmal pro Woche Fisch gegessen, war die Abnahme der geistigen Leistungsfähigkeit um 10 % geringer, bei zwei oder mehr Fischmahlzeiten pro Woche sogar um 13 %. Der Effekt ist auf die Zufuhr von **Omega-3-Fettsäuren** zurückzuführen. Da diese Fettsäuren auch bei der Gehirnentwicklung eine wesentliche Rolle spielen, wird sogar bei Säuglingen bereits im ersten Lebensjahr empfohlen, mit der Beikost Fisch zu essen.

Fische, die einen hohen Anteil an mehrfach ungesättigten Fettsäuren enthalten, wie die **Meeresfische** Thunfisch, Makrele und Wildlachs, sind besonders wertvoll für die geistige Fitness. Es gibt aber auch heimische Fische, beispielsweise Saibling, Regenbogenforelle oder auch Karpfen, die nicht unwesentliche Mengen an Omega-3-Fettsäuren aufweisen.

Salzwasserfische	Gehalt an Omega-3-Fettsäuren pro 100 g essbarem Anteil	Süßwasserfische	Gehalt an Omega-3-Fettsäuren pro 100 g essbarem Anteil
Hering	1200–5300	Forelle	280–420
Makrele	1800–5300	Karpfen	260–367
Thunfisch	500–1600	Wels	877
Steinbutt	476	Barsch	136
Kabeljau	288	Zander	125
Scholle	398	Aal	1035
Lachs	1000–2000	Saibling	420

Tabelle: Omega-3-Fettsäure-Gehalt ausgewählter Fische (Quelle: DGE, BLS)

- Fische enthalten die für die Gehirnentwicklung, -gesundheit und -fitness unerlässlichen Omega-3-Fettsäuen.

HINWEIS

- Ideal sind zwei Fischportionen (eine Portion Meeresfisch und eine Portion heimischer Fisch) pro Tag.

Milch und Milchprodukte

Inwieweit Milch und Milchprodukte einen Betrag zur geistigen Fitness liefern, ist nur wenig untersucht. Milcheiweiß enthält auf alle Fälle **Aminosäuren**, die für den Aufbau von Neurotransmittern benötigt werden. Offensichtlich spielt bei dieser Lebensmittelgruppe aber der Fettgehalt eine entscheidende Rolle. Fettarme Milchprodukte zeigen eine positive Auswirkung auf das Gedächtnis und den Stress, während der Konsum von fettreichen Produkten, einschließlich Eis und Sahne, mit einer schlechteren Gedächtnisfunktion, aber auch einem schlechteren psychischen Wohlbefinden, gekennzeichnet durch eine erhöhte Depressivität, Angst und Stress, verbunden ist.

- Fettarme Milch und Milchprodukte zeigen eine positive Auswirkung auf das Gedächtnis und liefern Aminosäuren für den Aufbau von Neurotransmittern.

HINWEIS

- Empfohlen werden drei Portionen Milch oder Milchprodukte pro Tag (eine Portion entspricht 200 ml Milch, Joghurt usw. oder einer handtellergroßen dünnen Scheibe Käse).

Walnüsse

Walnüsse sind besonders reich an Vitamin E, Folsäure, antioxidativen Polyphenolen, Ballaststoffen und, was sie so einzigartig unter allen Nussarten macht, an Omega-3-Fettsäuren (alpha-Linolensäure). Andere Nüsse enthalten vorwiegend einfach ungesättigte Fettsäuren. Ihr Eiweiß enthält eine hohe Menge an Arginin und einen niedrigen Anteil an Lysin. Allein durch diese Inhaltstoffe haben Walnüsse eine **Schutzwirkung auf die Gehirngesundheit**. Ob sie aber tatsächlich schlauer machen, ist umstritten. Bei amerikanischen Collagestudenten zeigte eine randomisierte, placebokontrollierte Studie über acht Wochen, dass der Walnusskonsum weder einen signifikanten Einfluss auf das Gedächtnis noch auf das nonverbale Argumentieren und die Stimmung hatte, jedoch erhöhte sich die Fähigkeit der verbalen

Argumentation deutlich. Wahrscheinlich wird das logische Denken positiv beeinflusst. Wer durch den Walnusskonsum Angst um sein Körpergewicht hat, kann beruhigt werden. Man weiß, dass sie trotz ihres hohen Energiegehaltes nicht zur Übergewichtigkeit beitragen, wenn sie anstatt anderer Lebensmittel gegessen werden.

Im Tierversuch konnten dem Walnusskonsum noch weitere wichtige Funktionen nachgewiesen werden. Bei speziellen Mäusen führte eine Diät mit 6 bzw. 9 % Walnüssen zu einer signifikanten Verbesserung des Gedächtnisses, der Lernfähigkeit und der motorischen Entwicklung. Ein möglicher Nutzen in Hinblick auf eine Verringerung des Risikos, eine Verzögerung des Beginns oder eine Verlangsamung des Fortschreitens der Alzheimerkrankheit wird demnach diskutiert, wobei es noch genauerer Untersuchungen bedarf.

Nüsse und Beeren

Neben dem alleinigen Effekt von Nüssen und Beeren zeigt auch der gemeinsame Konsum einen synergistischen Effekt auf das Gehirn und die geistige Leistungsfähigkeit. Beide Lebensmittelgruppen verringern eine oxidative Schädigung und Entzündungen. Sowohl ein regelmäßiger Nuss- als auch Beerenverzehr, insbesondere der gemeinsame Verzehr, spielen in der Prävention von neurodegenerativen Erkrankungen und altersbedingten Funktionsstörungen des Gehirns eine wichtige Rolle.

Untersuchungen auf das Gedächtnis gibt es im Tierversuch, es liegt aber auch eine Studie bei älteren Menschen zu Heidelbeeren vor. Die Ergebnisse sind bemerkenswert, da sich anscheinend bei bereits beeinträchtigten Personen die Gedächtnisleistung verbesserte, wenn täglich Heidelbeersaft getrunken wurde. Allerdings wurde dies nur bei neun Personen festgestellt und bedarf sicherlich noch einer genaueren Untersuchung mit einer größeren Stichprobe. Die Ergebnisse aus dem Tierversuch zeigten wiederum positive Ergebnisse unter anderem auch in Kombination mit einer fettreichen Diät, wo Nüsse und Beeren die negativen Auswirkungen des hohen Fettkonsums auf das Gedächtnis abschwächten.

- Nüsse haben viele wichtige Inhaltsstoffe, aufgrund ihrer Fettsäurezusammensetzung ist jedoch die Walnuss einzigartig.
- Der gemeinsame Verzehr von Nüssen und Beeren (wie Erdbeeren, Himbeeren, Heidel- oder Holunderbeeren) ist wichtig für die Vorbeugung von Gehirnerkrankungen und altersbedingten Funktionsstörungen des Gehirns.

Fette und Öle

Es gibt eine ganze Reihe von Ölen mit einem hohen Anteil an der sogenannten alpha-Linolensäure, einer mehrfach ungesättigten Fettsäure aus der Gruppe der Omega-3-Fettsäuren, die sogar im Körper zu den wichtigen unentbehrlichen langkettigen Fettsäuren umgewandelt werden kann. Besonders hohe Mengen dieser Fettsäure sind in **Lein-, Raps- und Walnussöl** enthalten. Nachdem auch das Verhältnis von Omega-6- zu Omega-3-Fettsäuren eine wichtige Rolle spielt und idealerweise bei 5:1 liegen sollte, bedarf es hier eines genaueren Blickes auf die verschiedenen Öle. Ideal sind Lein-, Raps-, Walnuss-, Soja- und auch noch Olivenöl (siehe Tabelle). Fette mit einem hohen Anteil an gesättigten Fettsäuren können sich negativ auf die Gehirnleistung und Gehirngesundheit auswirken. Sie kommen vorwiegend in tierischen Fetten und auch in großen Mengen in Kokosfett vor.

Öl	Verhältnis Omega-6- zu Omega-3-Fettsäuren	Öl	Verhältnis Omega-6- zu Omega-3-Fettsäuren
Leinöl	0,3:1	Maiskeimöl	57:1
Rapsöl	2:1	Sesamöl	59:1
Walnussöl	6:1	Kürbiskernöl	89:1
Sojaöl	7:1	Sonnenblumenkernöl	128:1
Olivenöl	11:1	Traubenkernöl	138:1
Erdnussöl	34:1	Distelöl	155:1

Tabelle: Verhältnis von Omega-6- zu Omega-3-Fettsäuren in Öl

- Lein-, Raps- und Walnussöl enthalten eine optimale Fettsäurezusammensetzung.

Knoblauch

Knoblauch kann in der Menge von einer halben bis einer Zehe pro Tag den Blutcholesterinspiegel um 9 % senken. Verantwortlich dafür sind die enthaltenen bioaktiven **Schwefelverbindungen**, die Schlüsselenzyme des Fettstoffwechsels hemmen.

Im Tierversuch bei Mäusen konnte durch eine langfristige Gabe von Knoblauchextrakt ein positiver Effekt aus das Lernen und das Gedächtnis gezeigt werden sowie eine vorbeugende Wirkung vor einer Alzheimererkrankung bei speziellen transgenetischen Alzheimermäusen. Vermutet wird auch hier der antioxidative Effekt des Knoblauchpulvers. Bei der Gabe von frischem Knoblauch (250 mg / kg Körpergewicht) konnte bei Ratten ein positiver Effekt auf die Gedächtnisleistung festgestellt werden, der hier wahrscheinlich mit einer Erhöhung des Serotoninspiegels in Verbindung gebracht werden kann. Ob dieser Effekt aber auch beim Menschen besteht, bleibt noch weiter zu erforschen, so auch der mögliche präventive oder therapeutische Effekt bei der Alzheimerkrankheit, laut einer Übersichtsarbeit.

- Schwefelverbindungen in Knoblauch wirken antioxidativ und entzündungshemmend und sind somit positiv für die Gehirngesundheit.

Gewürze

Gewürze haben ja vorwiegend die Aufgabe, Speisen besonders schmackhaft zu machen oder auch ihre Bekömmlichkeit zu verbessern. Dabei handelt es sich um Teile von Pflanzen, die sich durch ihren natürlichen Gehalt an Geschmacks- und Geruchsstoffen auszeichnen. Viele von ihnen sind aufgrund ihrer besonderen Inhaltsstoffe, wie beispielsweise ätherischen Ölen, auch schon seit langer Zeit als Heilmittel bekannt.

Curcumin (Kurkuma), der gelbe Farbstoff der Gelbwurzel und Hauptbestandteil von Curry, hat aufgrund seines antioxidativen Potenzials einen wesentlichen Effekt auf die Gehirngesundheit und somit auch auf die geistige Leistungsfähigkeit. Auch bei älteren

Personen führte ein häufiger Curry-Konsum laut einer Studie zu einer verbesserten kognitiven Leistungsfähigkeit. Andererseits konnten Ergebnisse aus Tierversuchen mit Curcumin, die viel versprechende Ergebnisse für die Prävention der Alzheimererkrankung zeigten, beim Menschen noch nicht bestätigt werden. Klinische Studien aus China und den USA wiesen keine signifikanten Unterschiede in den Veränderungen der kognitiven Funktionen zwischen der Curcumin-Gruppe und der Placebogruppe nach. Der tatsächliche Nutzen für die Prävention und Behandlung von Alzheimer muss auch hier noch weiter erforscht werden, wie das Ergebnis einer Übersichtsarbeit zeigte.

Ein weiteres, sehr teures Gewürz, das immer mehr in den Mittelpunkt des Interesses bei der Prävention der Alzheimererkrankung rückt, ist **Safran** (Crocus sativus). Seine speziellen Inhaltsstoffe, insbesondere die Carotinoide, die für die Gelbfärbung verantwortlich sind, besitzen eine entzündungshemmende Wirkung, können als Radikalfänger wirken und sollen auch das Lernen und das Gedächtnis, zumindest bei Mäusen, positiv beeinflussen. Eine aktuelle Überprüfung der Studienlage belegte, dass in acht Studien eine antidepressive Wirkung nachgewiesen wurde, und klinische Studien zeigten, dass Safran im Vergleich zu Placebos eine größere Anti-Alzheimerwirkung hatte. Für die speziellen Wirkungen sind vor allem das im Safran enthaltene Crocetin und Crocin verantwortlich, die hilfreich bei der Behandlung der die neurodegenerativen Erkrankungen begleitenden Gedächtnisstörungen sein können. Bei Ratten verbesserte die Gabe die räumlichen kognitiven Fähigkeiten nach chronischer zerebraler Hypoperfusion, bedingt wahrscheinlich durch die antioxidative Wirkung des Safrans.

Diskutiert im Zusammenhang mit der Vorbeugung von degenerativen Gehirnerkrankungen und als neuroprotektiver Schutz bei neurologischen Erkrankungen werden darüber hinaus **Salbei** oder auch die verschiedensten **Melissenarten**.

Anzumerken ist jedoch, dass üblicherweise Gewürze in sehr kleinen Mengen konsumiert werden und bei einer isolierten Gabe einzelner Inhaltsstoffe sehr oft Langzeituntersuchungen fehlen, die eine toxikologische Unbedenklichkeit garantieren. Gewürze in ihrer großen Vielfalt sind aber in der Küche auf alle Fälle empfehlenswert. Durch ihre Verwendung lässt sich außerdem die Salzzufuhr reduzieren, denn ein hoher Salzkonsum kann ja ebenfalls ein wesentlicher Risikofaktor für die Entstehung von Bluthochdruck sein, der wiederum das Risiko für Schlaganfälle erhöht.

- Zahlreiche Gewürze, wie auch Curcumin und Safran, besitzen Inhaltsstoffe, die vor allem durch ihre antioxidative Wirkung das Gehirn schützen.

Schokolade – nicht nur für die Stimmung?

Schokolade hat bekanntlich aufgrund ihrer Inhaltsstoffe einen positiven Effekt auf die Stimmung. Eine systematische Übersichtsarbeit hat dies bestätigt und gleichzeitig den Einfluss auf die kognitive Funktion untersucht. Insgesamt konnten acht Studien ausgewertet werden, von denen drei eindeutige Beweise für die kognitive Verbesserung durch die in Schokolade enthaltenen Kakaoflavonoide und Methylxanthin lieferten. Zwei Studien zeigten auch signifikante Veränderungen in der Gehirnaktivierung. Diskutiert wird darüber hinaus, ob die in Kakaopulver und Schokolade enthaltenen **Flavonoide** auch Regionen im Gehirn beeinflussen, die für das Lernen und das Gedächtnis eine Rolle spielen, insbesondere das in großen Mengen vorkommende Epicatechin, das eine positive Wirkung auf das Gehirn zeigt, da Flavonoide in größeren Mengen über die Blut-Hirn-Schranke ins Gehirn gelangen und dort die Hirndurchblutung stimulieren können. Flavonoide reduzieren den oxidativen Stress und zeigen bei Ratten einen reduzierten kognitiven Verfall im Alter. Hier besteht aber noch Forschungsbedarf insbesondere darüber, welche Mengen und welche Inhaltsstoffe hier tatsächlich positiv wirken und ab welchem Alter man tatsächlich Schokolade zur Erhaltung der geistigen Leistungsfähigkeit essen sollte. Andererseits muss bedacht werden, dass Schokolade und andere kakaohaltige Lebensmittel sehr energiereich sind und in großen Mengen genossen ein Risiko für die

Entstehung von Übergewicht darstellen, das sich wiederum negativ auf die geistige Leistungsfähigkeit auswirkt.

- Schokolade und Kakaopulver enthalten große Mengen an Antioxidantien, die vor allem in Gehirnregionen aktiv sind, die für das Lernen und Gedächtnis verantwortlich sind.
- Größe Mengen belasten das Energiekonto und können zur Übergewichtigkeit beitragen und wiederum indirekt für eine negative geistige Leistungsfähigkeit verantwortlich sein.

Gesetzliche Regelungen für Lebensmittel

Seit der Health-Claim-Verordnung gibt es genaue gesetzliche Vorgaben in der EU, wann spezielle gesundheitliche Aussagen verwendet werden dürfen. Diese sind vorab von der europäischen Behörde für Lebensmittelsicherheit (EFSA) nach strengen wissenschaftlichen Kriterien geprüft worden. In der Verordnung (EU) Nr. 432/2012 der Kommission vom 16. Mai 2012 zur Festlegung einer Liste zulässiger anderer gesundheitsbezogener Angaben über Lebensmittel bezüglich der Reduzierung eines Krankheitsrisikos und in Bezug auf die geistige Leistung und Gehirnfunktion sind Pantothensäure, Eisen, Jod und Zink angeführt. Sie tragen zu einer normalen geistigen Leistungsfähigkeit und Kognition bei und die langkettige Omega-3-Fettsäure (DHA) zur Erhaltung einer normalen Gehirnfunktion. So kann beispielsweise bei Lebensmitteln, die mindestens 40 mg DHA je 100g und je 100 kcal enthalten, angegeben werden, dass sie die normale Gehirnfunktion erhalten mit dem Hinweis, dass sich die positive Wirkung bei einer täglichen Aufnahme von 250 mg einstellt.

Die Bewertung und endgültige Zulassung für sogenannte spezielle Pflanzeninhaltsstoffe der EFSA fehlen noch. Wir wollen dieser umfangreichen Bewertung nicht vorausgreifen und geben deshalb keine Empfehlung ab für entsprechende Lebensmittel oder Nahrungsergänzungsmittel, deren besondere Inhaltsstoffe eine entsprechende Wirkung auf die Gehirnleistung oder die Gehirnfunktion besitzen.

Sonstige ergogene Stoffe

Ginseng

Ginseng ist eine alte Arzneipflanze, deren Wirkung immer wieder mit der geistigen Leistungsfähigkeit in Verbindung gebracht wird. Er ist eines der beliebtesten Nahrungsergänzungsmittel auf Kräuterbasis. In der Kräuterheilkunde werden den Gingseng-Saponinen oder Ginsenosiden verschiedenste Wirkungen zugeschrieben, unter anderem sollen sie die ß-Amyloid-induzierte Toxizität dämpfen und eine antioxidative Wirkung haben.

In einer Übersichtsarbeit wurden neun doppelblind, plazebokontrollierte Studien bewertet, wovon acht Studien gesunde Erwachsene und eine Studie Personen mit altersbedingten Einschränkungen der geistigen Fitness untersuchten. Eine Zusammenfassung und gemeinsame Aussage der Ergebnisse ist jedoch unmöglich, besonders aufgrund der Heterogenität in Bezug auf Studiendauer oder auch Dosierung. Ob es tatsächlich zu Verbesserungen bei einigen Aspekten der kognitiven Funktion, aber auch der Lebensqualität oder des Verhaltens kommt, muss jedoch durch entsprechende wissenschaftliche Untersuchungen mit größeren Fallzahlen und verschiedenen Bevölkerungsgruppen, darunter DemenzpatientInnen, erst eindeutig nachgewiesen werden. Auf alle Fälle zeigten die vorliegenden Studien keine schwerwiegenden unerwünschten Nebenwirkungen, die mit Ginseng assoziiert waren. Auch der therapeutische Einsatz bei Demenz- und AlzheimerpatientInnen ist noch nicht eindeutig wissenschaftlich abgesichert. Ergebnisse aus mehreren Studien erbrachten auch hier widersprüchliche Einflüsse auf die Kognition, auf Aktivitäten des täglichen Lebens, auf die Stimmung und Depressivität, aber auch bezüglich des Pflegeaufwands.

- Ginseng ist eine alte Arzneipflanze, deren Wirksamkeit auf das Gehirn noch genauer erforscht werden muss.

Ginkgo

Ginkgo soll zur einer verbesserten Funktion des Gehirns beitragen, da es unter anderem durch eine zerebrale Vasodilation (Erweiterung der Blutgefäße) die Hirnzirkulation verändert. Zu weiteren Hypothesen gehört, dass die Blutviskosität sinkt und die freien Sauerstoffradikale verringert werden, genauso wie die altersbedingte Abnahme der Neurotransmitter-Rezeptoren reduziert wird. In einigen Studien wurde die Wirksamkeit von Ginkgo biloba zur Vorbeugung von Demenz und zur Erhaltung der kognitiven Funktionen getestet. Die meisten von ihnen wurden aber nur bei sehr kleinen Stichproben durchgeführt. Nur eine wurde mit über 3060 TeilnehmerInnen gestartet (GEM-Studie) und über einen Zeitraum von 6,1 Jahren durchgeführt. Es zeigte sich aber, dass Ginkgo biloba die Raten des kognitiven Verfalls nicht verlangsamte, und das unabhängig vom Ausgangswert des kognitiven Status. Aber auch bei einer bereits bestehenden Demenz konnte nicht nachgewiesen werden, dass die Supplementation tatsächlich die Rate der kognitiven Fähigkeiten reduzierte. Es muss darauf hingewiesen werden, dass Ginkgo biloba mit verschiedenen Medikamenten interagieren kann, wie beispielsweise gerinnungshemmenden Mitteln. Ginkgo steht darüber hinaus auf einer aktuellen Liste von Stoffen in Nahrungsergänzungsmitteln, die ein potenzielles Gesundheitsrisiko darstellen. So kann es offensichtlich zu einem erhöhten Risiko für Blutungen und Schlaganfall kommen. Eine Einnahme bedarf immer einer Absprache mit der Ärztin oder dem Arzt.

- Die leistungssteigernde Wirkung von Ginkgo auf das Gehirn wird wissenschaftlich sehr widersprüchlich diskutiert.

Lecithin

Lecithin ist die Ausgangssubstanz von Cholin, das wiederum zum Aufbau des Neurotransmitters Acetylcholin benötigt wird. Acetylcholin ist im Gehirn unter anderem für die Abspeicherung und

Abrufung von Informationen wichtig. Lecithine sind aber auch Bestandteile von Zellmembranen sowohl von Menschen, Tieren sowie Pflanzen und kommen deshalb in vielen **tierischen und pflanzlichen Lebensmitteln** vor. Besonders große Mengen findet man im Eidotter, in Soja, Fleisch, Hülsenfrüchten inklusive Erdnüssen, Hefe und Pflanzenölen wie Soja-, Weizenkeim- oder Lupinenöl. Außerdem wird Lecithin als Emulgator vielen Lebensmitteln zugesetzt. Lecithine können auch vom Körper selbst synthetisiert werden und müssen deshalb nicht isoliert zugeführt werden.

Ihr positiver Effekt auf die kognitiven Funktionen ist in Humanstudien aber noch nicht ausreichend abgesichert. Auch bei bestehenden geistigen Einschränkungen, etwa bei Alzheimer- oder auch ParkinsonpatientInnen, konnte keine Verbesserung durch die Gabe von Lecithinen festgestellt werden, wie eine Übersichtsarbeit erkannte, die zwölf randomisierte Studien analysierte.

- Lecithin ist eine wichtige Ausgangssubstanz für Neurotransmitter, es kommt in vielen tierischen und pflanzlichen Nahrungsmitteln vor und kann auch vom Körper selbst aufgebaut werden.

Pfefferminzgeruch

Nicht nur die Nahrungsaufnahme an sich, sondern auch spezielle Gerüche scheinen geistig fitter zu machen. Insbesondere der Geruch von Pfefferminze verbessert die Reaktionsfähigkeit bei verschiedenen Aufgaben. Sportler zeigen eine bessere Leistung bei sportlicher Belastung und bei Büroangestellten ist zu beobachten, dass Pfefferminzgeruch die Tippgeschwindigkeit am Computer deutlich schneller und präziser macht, jedoch das Erinnerungsvermögen unbeeinflusst bleibt.

- Pfefferminzgeruch kann vermutlich die Reaktionsfähigkeit erhöhen.

Kaugummi kauen

Die Kaubewegung an sich kann Stress reduzieren, die Stimmung verbessern, Angstzustände mindern, aber wahrscheinlich auch die geistige Leistungsfähigkeit positiv beeinflussen. Unabhängig von der Geschmacksrichtung oder dem Zuckergehalt des Kaugummis verbessern sich die Reaktionsschnelle, die Aufmerksamkeit, das räumliche Gedächtnis, das Erinnerungsvermögen und der Abruf von Informationen. Die Wachheit wird sogar bis zu 10 % erhöht, insbesondere die Tagesmüdigkeit kann über eine erhöhte Hirnaktivität reduziert werden. Der genaue Mechanismus ist aber noch nicht geklärt.

Wahrscheinlich ist aber das **Kauen vor einer Prüfung** am besten. Eine Untersuchung kam zu dem Ergebnis, dass das Kauen 5 Minuten vorher am effektivsten ist, weil die positive Wirkung 20 Minuten anhält. Während das Kauen während einer Testsituation keine kognitive Verbesserung brachte, wahrscheinlich weil die Kaubewegungen insgesamt die kognitiven Prozesse stören. Dennoch gibt es auch Studienergebnisse, die für das Kauen während einer Prüfung sprechen. Sie zeigten, dass die Aufmerksamkeit erhöht werden konnte, die Reaktionszeiten schneller wurden, insbesondere wenn die Aufgaben schwieriger wurden, und die Wachsamkeit nach einer stressigen Situation stieg.

Untersuchungen zwischen zuckerfreiem und zuckerhaltigem Kaugummi erbrachten keine Unterschiede, vor allem was die Ergebnisse bei räumlichen Aufgabenstellungen betraf, die durch das Kauen unbeeinflusst blieben. Ob man sich durch das Kauen tatsächlich auch mehr merkt, ist ebenfalls noch fraglich. Gezeigt hat das eine Untersuchung, wo die Kontrollgruppe während des Wörterlernes ein dem Kaugummi geschmacklich identes Bonbon lutschte. Trotz Kauens während des Lernens konnten die ProbandInnen der Kaugummigruppe nicht mehr Wörter wiedergeben.

- Kaugummi kauen baut nicht nur Stress ab, sondern scheint auch die geistige Leistungsfähigkeit zu erhöhen.

Übersicht
Nährstoffe und ihr Einfluss auf das Gehirn

	Einfluss auf	**Wirkung / Funktion**	**Empfohlene Zufuhr durch**
Kohlen-hydrate	Konzentration Lernleistung und Lernerfolg	Glukoselieferant für die Energie-versorgung	Getreide, bevorzugt Voll-korn, Obst, Gemüse
Flüssigkeit	Konzentration	Bestandteil von Gehirn- und Nervenzellen, Nährstofftransport	Wasser, Mineralwasser, ungesüßter Tee
Omega-3-Fettsäuren	Informations-übertragung	Bestandteil von Membranstrukturen	Fette Meeresfische, Saibling, Forelle Lein-, Raps- und Walnussöl
Eisen	Konzentration Lernleistung und Lernerfolg	Sauerstoff-transport, Neurotransmitter-stoffwechsel	Rote Fleischsorten (Rind, Lamm, Wild), Kürbis-kerne, Sesam, Weizen-keime, grünes Gemüse, Linsen, Soja, Hirse, Mohn, Pinienkerne, Hefe
Jod	Lernleistung und Lernerfolg		Jodiertes Speisesalz, Meerwasserfische, Algen
Calcium	Lernleistung und Lernerfolg	Informations-übertragung	Milch und Milchprodukte, Mohn, Feigen, Sesam, Sojabohnen, Hülsen-früchte, Nüsse, Vollkorn-getreide, Haferflocken, Brokkoli, Brunnenkresse, Petersilie
Zink	Informations-übertragung	Enzymbestandteil	Vollkorngetreide, Weizen-keime, Mohn, Sesam, Kürbiskerne, Fleisch, Eier, Milch, Käse, Fisch, Karotten, Kartoffeln

	Einfluss auf	Wirkung / Funktion	Empfohlene Zufuhr durch
Magnesium	Konzentration	Energiegewinnung und Energiebereitstellung	Getreide, Nüsse, Trockenfrüchte, Kürbiskerne, magnesiumreiches Mineralwasser
Vitamin B_1	Konzentration Gedächtnisleistung	Neurotransmitterstoffwechsel	Vollkorngetreide, Haferflocken, Weizenkeime, Sonnenblumenkerne, Hülsenfrüchte, Nüsse, Schweinefleisch
Tyrosin	Konzentration Aufrufen von Informationen Wachheit	Ausgangssubstanz für Adrenalin, Noradrenalin und Dopamin	Fisch, Fleisch, Milchprodukte
Tryptophan	Konzentration Entspannung	Ausgangssubstanz für Serotonin	Käse, Sojabohnen, Erdnüsse, Cashewnüsse, Eier, Fleisch, Fisch, Haferflocken, Weizen, Reis
Phenylalanin	Gedächtnisleistung	Ausgangssubstanz für Adrenalin, Noradrenalin und Dopamin	Soja, Käse, Erdnüsse, Weizenkeime, Thunfisch, Rindfleisch, Forellen, Hüttenkäse, Mandeln
Serin, Methionin	Abrufen von Informationen Abspeicherung von Informationen	Ausgangssubstanz für Acetylcholin	Fisch, Putenfleisch, Hühnerfleisch, Rindfleisch, Soja, Cashewnüsse, Weizenkeime, Brokkoli, Erbsen, Spinat, Vollkornbrot, Reis
Lecithin	Gedächtnisleistung	Ausgangssubstanz für Acetylcholin	Eidotter, Hefe, Soja, Fleisch, Fisch
Koffein	Konzentration	Anregende Wirkung im zentralen Nervensystem	Kaffee, schwarzer und grüner Tee

Wie wirken Mahlzeiten auf die geistige Fitness?

Nicht nur einzelne Lebensmittel beeinflussen unsere Gesundheit, Stimmung und Leistungsfähigkeit, sondern neben den Mahlzeiten und ihrer Zusammensetzung auch der Zeitpunkt der Nahrungsaufnahme. Studien zeigen, dass das Frühstück in der Regel die kognitiven Leistungen am Vormittag verbessert, während das Mittagessen die geistige Fitness und auch die Stimmung sehr oft verschlechtert. Nachmittagssnacks wiederum haben einen positiven Einfluss auf die spätere Leistung, insbesondere das Gedächtnis betreffend, und erhöhen die Aufmerksamkeit.

Die **Zusammensetzung der Mahlzeiten** spielt eine große Rolle. So machen fettreiche Mahlzeiten müde und träge. Aber auch sehr kohlenhydratreiche Mahlzeiten können schläfrig machen, vor allem bei Frauen wurde das festgestellt. Männer hingegen reagieren eher gelassen auf eine Kohlenhydratmahlzeit im Vergleich zu einer proteinreichen Mahlzeit. Bei älteren Personen scheint es auch ausschlaggebender zu sein, wann welche Mahlzeit eingenommen wird. Über 40-Jährige sind nach einer kohlenhydratreichen Mahlzeit beeinträchtigter in ihrer selektiven Aufmerksamkeit als Jüngere und zeigen eine negative Auswirkung auf die Konzentration, insbesondere bei der Kombination von kohlenhydratreichen und eiweißarmen Mittagessen.

Offensichtlich spielt das Verhältnis von Kohlenhydraten zu Eiweiß bei Mahlzeiten eine große Rolle, speziell beim Frühstück. Testmahlzeiten mit verschiedenen Verhältnissen zwischen Kohlenhydraten und Eiweiß zeigten bei Studenten, dass das Kurzzeitgedächtnis nach einer proteinreichen Mahlzeit (Verhältnis Kohlenhydrate zu Eiweiß 1:4) am besten funktionierte, da hier auch die geringsten Abweichungen im Glukosestoffwechsel und im Verhältnis von Insulin zu Glukagon feststellbar waren. Aufmerksamkeit und Entscheidungsfähigkeit wiederum hatten die besten Ergebnisse nach einer kohlenhydratreichen Mahlzeit (Verhältnis 4:1), und zwar bis zu vier Stunden nach der Mahlzeiteinnahme. Insgesamt wurde die beste Leistung innerhalb der ersten Stunde bei einer ausgewogenen Aufnahme von Kohlenhydraten und

Eiweiß im Verhältnis 1:1 und einer proteinreichen Mahlzeit (Verhältnis 1:4) festgestellt. Die Reaktionszeiten waren bei einem ausgeglichenen Verhältnis zwischen Kohlenhydraten und Eiweiß am schnellsten, wobei das Verhältnis der ausgenommenen Aminosäuren auch noch eine wesentliche Rolle spielt. Alles in allem führt eine ausgewogene oder **eiweißreiche Mahlzeit** zu einer besseren kognitiven Leistung, da diese unter anderem den Glukosestoffwechsel am wenigsten beeinflusst. Die Wirkung dieses Zusammenhangs ist am Morgen am größten. Für eine gute und stabile geistige Leistungsfähigkeit bedarf es eines ausbalancierten **Glukosestoffwechsels**. Starke Blutzuckerschwankungen scheinen sich schlecht auf die geistige Leistungsfähigkeit auszuwirken.

Frühstück

Bei Kindern und auch Erwachsenen führt ein **kohlenhydratreiches Frühstück** zur Verbesserung der kognitiven Fähigkeiten. Frühstückscerealien bewirken eine positive Stimmung, bei Prüfungen verbessern sie das räumliche Gedächtnis und bewirken, dass man sich nach Aufgaben ruhiger fühlt als ohne Frühstück. Wird zur Getreidemahlzeit noch ein koffeinhaltiger Kaffee getrunken, bleiben zwar Stimmung und Arbeitsgedächtnis unbeeinflusst, es können jedoch Informationen besser entschlüsselt werden. Koffeindosen ab 4 mg / kg Körpergewicht erhöhen die Wachsamkeit und die Leistung bei länger andauernden Aufgaben wird verbessert. Zusätzlich kommt es zu einer Verbesserung des semantischen Gedächtnisses und des logischen Denkens. Auch bei Typ-2-DiabetikerInnen bewirkten zusammengesetzte Kohlenhydrate (wie Müsli oder Vollkornbrot) zum Frühstück eine bessere kognitive Performance. Sie konnten sich durch ein Frühstück mit zusammengesetzten Kohlenhydraten, wie beispielsweise durch den Konsum von Müsli oder Vollkornbrot, bei Tests mehr Wörter merken, als wenn sie schnell resorbierbare Kohlenhydrate in Form von Weißbrot gegessen hatten. Weiters verbesserte sich die selektive Aufmerksamkeit.

Für **Frühstücksmuffel** bietet sich als Alternative aber auch ein Müsliriegel an. Als Frühstücksersatz oder Vormittagssnack erhöht er die Wachsamkeit, das positive Befinden und bewirkt, dass bei entsprechender Aufgabenstellung mehr Wörter erinnert werden als bei FrühstücksverweigerInnen.

Mittagessen

Beim Mittagessen ist nicht nur die Zusammensetzung des Menüs entscheidend, sondern es fördert, vor allem in angenehmer Umgebung und Gesellschaft, die Stimmung, aber auch neue Ideen und setzt sowohl emotionale und soziale als auch kognitive Prozesse in Gang. Eine gute Stimmung wirkt sich wiederum positiv auf die Kreativität und kognitive Flexibilität aus. Es gibt sogar WissenschaftlerInnen, die davon ausgehen, dass Menschen mit einer positiven Stimmung bestehende Wissensstrukturen wahrscheinlich besser nutzen können, flexibler und origineller sind. Sie können Aufgaben schneller lösen, gerade wenn Kreativität und Flexibilität gefragt sind. Auf der anderen Seite kann eine positive Stimmung auch kognitive Mechanismen wie eine Planung verschlechtern.

Abendessen

Offenbar hat bereits die Zusammensetzung des Abendessens einen Einfluss auf die geistige Leistungsfähigkeit am nächsten Morgen. Ein Abendessen, das den Blutzuckerspiegel nur gering und langsam ansteigen lässt (low-GI), erhöht die Merkfähigkeit am nächsten Tag. Wie groß dieser Einfluss aber tatsächlich ist, muss noch weiter untersucht werden.

- Mahlzeiten mit einem ausgewogenen Kohlenhydrat-Eiweiß-Verhältnis sind für die geistige Leistungsfähigkeit optimal.
- Ein Frühstück sollte immer Kohlenhydrate und Eiweiß enthalten. Besonders geeignet ist beispielsweise die Kombination aus Getreideflocken und Milchprodukten, aus Vollkornbrot mit Käse oder Schinken.
- Große Fett- und Kohlenhydratmengen zur Mittagsmahlzeit machen eher müde.

HINWEIS

- Optimal zum Frühstück ist für Erwachsene die Kombination einer Getreidemahlzeit mit einem koffeinhaltigen Getränk (Kaffee, schwarzer oder grüner Tee), insbesondere vor länger andauernden Aufgaben.

Spezielle Ernährungsformen

Nicht nur einzelne Nahrungsbestandteile oder der Zeitpunkt der Nahrungsaufnahme, sondern auch spezielle Ernährungsformen wie Diäten oder Veganismus wirken sich ebenso kurz- wie langfristig auf die geistige Leistungsfähigkeit aus.

Nahrungsauswahl

Jede Form von einseitiger Ernährung birgt langfristig das Risiko einer Unterversorgung mit wichtigen Nährstoffen und folglich eine reduzierte geistige Leistungsfähigkeit. Dazu zählt auch eine ungünstige Lebensmittelauswahl. Jugendliche, die eine hohe Aufnahme von sogenanntem Take-away-Essen, rotem und verarbeitetem Fleisch, Softdrinks sowie gebratenen und raffinierten Lebensmitteln haben, zeigen langfristig verminderte kognitive Leistungen, hauptsächlich eine längere Reaktionszeit bei der Erkennung von Aufgaben und eine höhere Fehlerhäufigkeit. Das bewies eine Studie mit 602 Teilnehmern im Alter von 14 Jahren, die drei Jahre später auf ihre kognitiven Fähigkeiten untersucht wurden. Insbesondere ein hoher Verzehr von Pommes frites, Chips und rotem Fleisch stand in einem negativen Zusammenhang mit einigen Aspekten der kognitiven Leistungsfähigkeit, während ein hoher Obst- und grüner Blattgemüsekonsum sich positiv auswirkten.

Negativ in Verbindung mit der geistigen Leistungsfähigkeit ist auch eine Ernährung, die arm an Omega-3-Fettsäuren (kein oder kaum Fisch oder hochwertige Öle) ist und reich an Zucker und Fruktose. Außer dem erhöhten Risiko der Entstehung des metabolischen Syndroms kann es auch zur Förderung der Insulinresistenz im Gehirn und zu kognitiven Dysfunktionen kommen. Laut neuesten Untersuchungen können die Auswirkungen eines Omega-3-Fettsäuremangels durch eine hohe Fruktosezufuhr noch potenziert werden.

Epidemiologische Studien liefern mittlerweile überzeugende Beweise, dass das Ernährungsmuster im Erwachsenenalter einen wichtigen Beitrag zum altersbedingten kognitiven Verfall und bei der Entstehung von Demenz liefert. Besonders negativ hat sich ein hoher Fettkonsum, insbesondere von Transfettsäuren und gesättigten Fettsäuren, herausgestellt. Schützend hingegen wirken Ernährungsformen mit einem hohen Anteil an Obst, Gemüse, Getreide und Fisch. Die genauen physiologischen Mechanismen sind aber noch nicht vollständig geklärt. Insgesamt zeigt sich jedoch, dass sich neben der Bewegung viel pflanzliche Kost, fetter Fisch sowie eine geringe Zufuhr von verarbeiteten Lebensmitteln, gesättigten Fettsäuren und Zucker positiv auf die geistige Gesundheit auswirken.

- Eine ungünstige Nahrungsauswahl, vor allem ein hoher Verzehr von Pommes frites, Chips und rotem Fleisch, aber auch Softdrinks und Fertiggerichten, wirkt sich langfristig negativ auf die geistige Leistungsfähigkeit aus.
- Die Kombination aus wenigen Omega-3-Fettsäuren (kein oder kaum Fisch und / oder hochwertige Öle) und viel zugesetztem Fruchtzucker erhöht die Anfälligkeit für kognitive Beeinträchtigungen.
- Obst und grünes Blattgemüse erhöhen bestimmte Komponenten der geistigen Leistungsfähigkeit.

Mediterrane Ernährung

In der Sieben-Länder-Studie der 1950er- bis 1960er-Jahre wurde festgestellt, dass die Ernährung der Mittelmeerländer wesentliche gesundheitliche Vorteile mit sich bringt, etwa ein reduziertes Herz-Kreislauf-Risiko oder auch Krebsrisiko. Es handelt sich bei der Mittelmeerkost, die traditionell von der Bevölkerung des Mittelmeerraums konsumiert wird, um eine Ernährungsform mit reichlich **pflanzlichen Lebensmitteln** wie Obst, Gemüse, Getreide, Kartoffeln, Bohnen, Nüssen und Samen. Frisches Obst stellt die typische Nachspeise dar, Olivenöl ist die Hauptquelle für einfach ungesättigte Fettsäuren, Fisch wird insbesondere in Meeresnähe sehr häufig, rotes Fleisch eher selten konsumiert und Wein moderat zu den Mahlzeiten getrunken.

Diese klassische mediterrane Ernährung mit einem hohen Anteil an pflanzlicher Ernährung und Fisch zeigt einen **präventiven Effekt** bei der Entstehung von Herz-Kreislauf-Erkrankungen, aber auch bei der Entstehung von Demenz. Vergleicht man eine mediterrane Ernährung mit einem hohen Anteil an ungesättigten Fettsäuren, durch den Konsum entweder von Olivenöl oder von Nüssen, mit einer fettarmen, erweist sich, dass sich die erste Kostform positiver auf die Kognition auswirkt als eine langfristige fettarme Ernährung. Nachgewiesen wurde das bei über 500 im Durchschnitt 75-jährigen Männern und Frauen mit einem hohen Gefäßrisiko im Rahmen der PREDIMED-Studie.

Epidemiologische Studien belegten darüber hinaus den positiven Effekt zwischen Fischkonsum, einfach ungesättigten und mehrfach ungesättigten Fettsäuren, insbesondere Omega-3-Fettsäuren, und einem reduzierten Risiko eines altersbedingten Abbaus der kognitiven Fähigkeiten und der Entstehung von Demenz. In Kombination mit einem hohen Konsum an Obst und Gemüse gilt die Mittelmeerkost als potenzieller Schutz gegen die Alzheimerkrankheit. Sowohl eine Verhinderung als auch das Verschieben des Beginnes oder die Verzögerung des Fortschreitens von Alzheimer ist mit einer beträchtlichen Verbesserung der Lebensqualität im Alter verbunden. Die besondere Bedeutung der Mittelmeerernährung liegt in ihrer Zusammensetzung und damit im synergistischen Effekt der möglichen Schutzstoffe. Damit zeigt sich, dass nicht einzelne Nahrungsmittel oder isolierte Nährstoffe von Vorteil sind, sondern die Ernährung insgesamt.

Subjektiv wird aber eine mediterrane Kost nicht mit einer erhöhten geistigen Leistungsfähigkeit in Verbindung gebracht, sondern vorwiegend mit einer besseren allgemeinen Gesundheit und einer gesteigerten körperlichen Funktion. Dennoch zeigen prospektive Studien über die Gesundheit des Gehirns und die Einhaltung einer Mittelmeerdiät vielversprechende Ergebnisse. Der Abbau der kognitiven Fähigkeiten wird verlangsamt, das Risiko einer Demenzerkrankung und die Ausbildung der Vorstufen reduziert bzw. verlangsamt sich. Wenngleich neueste Untersuchungen diese Ergebnisse allerdings nicht bestätigen. So zeigte sich beispielsweise in der französischen Bevölkerung, dass die Einhaltung einer Mittelmeerernährung bei einer Nachuntersuchung nach 13 Jahren nicht mit einer besseren kognitiven Leistungsfähigkeit verbunden war. Auch bei Frauen mit einem erhöhten Risiko einer verringerten Leistungsfähigkeit durch das Bestehen von koronaren Risikofaktoren oder Gefäßerkrankungen konnte in einem 5-Jahres-Follow-up kein Einfluss auf die geistige Leistungsfähigkeit beobachtet werden.

Dennoch kann festgestellt werden, dass für die Erhaltung der geistigen Leistungsfähigkeit ein reichlicher Verzehr von Fisch, pflanzlichen Ölen, nicht stärkehaltigem Gemüse, Obst mit einem niedrigen glykämischen Index, ein geringer Konsum von Lebensmitteln mit zugesetztem Zucker und ein moderater Alkoholkonsum (Wein) von Vorteil sind.

- Viel Gemüse, Obst mit einem niedrigen glykämischen Index, Fisch und pflanzliche Öle sind für die geistige Leistungsfähigkeit besonders empfehlenswert.
- Lebensmittel mit gesättigten Fettsäuren und zugesetztem Zucker sind für die geistige Leistungsfähigkeit weniger empfehlenswert.

Vegetarismus und Veganismus

Der Verzicht auf Fleisch bei der ovolaktovegetarischen Form des Vegetarismus wird als gesundheitsfördernd angesehen, insbesondere bei einer richtigen Nahrungsmittelauswahl mit einem hohen Anteil an pflanzlichen Lebensmitteln, wie Vollkorngetreide, Hülsenfrüchten, Gemüse und Obst. Zahlreiche Studien bestätigen einen niedrigen Body-Mass-Index (BMI), eine niedrigere Sterblichkeit und eine erhöhte Lebenserwartung, was aber nicht allein auf den Verzicht von Fleisch und Fleischprodukten zurückzuführen ist, sondern meist auf den **gesünderen Lebensstil** von VegetarierInnen insgesamt. Bei einer aktuellen Gesundheitsbefragung in Österreich wurde dagegen festgestellt, dass VegetarierInnen im Vergleich zu Personen, die Fleisch konsumieren, über einen schlechteren subjektiven Gesundheitszustand berichteten, aber auch über mehr gesundheitliche Einschränkungen aufgrund von (Krebs-)Erkrankungen, Allergien und psychischen Erkrankungen sowie über eine niedrigere Lebensqualität.

Bei einer richtigen Nahrungsmittelauswahl scheint nur die Aufnahme von Vitamin B_{12} kritisch zu sein. Nicht so bei den sogenannten „PuddingvegetarierInnen“, die statt zu Fleisch zu Süßem greifen. Hier kann es sehr wohl bei vielen wichtigen Nährstoffen (mehrfach ungesättigten Fettsäuren, Eisen, Zink, Magnesium), die für die Gehirngesundheit und Gehirnleistung eine wichtige Rolle spielen, zu Defiziten kommen.

Besondere Vorsicht bei Kindern

Viele Kinder verzichten von heute auf morgen auf Fleisch, sei es aus Tierschutzgründen oder einfach aus geschmacklichen Überlegungen. Es konnte festgestellt werden, dass eine ovolaktovegetarische Ernährung keinen Unterschied hinsichtlich Wachstum und Entwicklung des Kindes zeigte im Vergleich zu Mischköstlern. Im Gegensatz dazu offenbarten sich bei vegan ernährten Kindern eine **Unterversorgung** mit Vitamin B_{12} und das Risiko einer Minderversorgung mit Calcium und Zink, möglicherweise auch mit Eiweiß. Je eingeschränkter die Lebensmittelauswahl und je jünger das Kind ist, desto größer ist das Risiko für Mängel und folglich einer Beeinträchtigungen der geistigen Fitness.

Veganismus

Viel problematischer kann eine optimale Versorgung mit wichtigen Nährstoffen bei Veganern sein. Besonders anfällig für Mangelerscheinungen sind Säuglinge, Kleinkinder, aber auch Schwangere, stillende Mütter und SeniorInnen, insbesondere einen Mangel an den Vitaminen B_2, B_{12} und D. Aber auch Eisen, Calcium, Jod und Zink sind sehr kritische Nährstoffe, wenn alle tierischen Lebensmittel vom Speiseplan gestrichen werden. Bei einer schlechten Nahrungszusammenstellung kann es darüber hinaus zu einer Unterversorgung von Energie, aber auch Proteinen kommen. Da all diese potenziellen kritischen Nährstoffe wichtig für die Gehirnfunktion sind, kann bei einem Mangel auch mit einer Einschränkung der geistigen Leistungsfähigkeit gerechnet werden. Müdigkeit, mangelnde Merkfähigkeit, Konzentrationsschwäche und eine allgemeine Leistungsverminderung sind ebenfalls charakteristisch bei der perniziösen Anämie, die durch einen **Vitamin-B_{12}-Mangel** ausgelöst wird.

Ein Eisenmangel bei Kindern und Jugendlichen führt nachweislich zu einer nachhaltigen Intelligenzstörung (siehe auch „Kinder und Jugendliche").

- Eine vegane Ernährung birgt die Gefahr der Unterversorgung mit den Vitaminen B_{12}, B_2 und Calcium sowie Eisen, Zink, Jod und Proteinen.
- Eine vegane Ernährung ist für Säuglinge, Kleinkinder, Schwangere und Stillende ungeeignet.
- Um Einschränkungen der geistigen Leistungsfähigkeit zu verhindern, bedarf es einer sorgsamen Lebensmittelauswahl.

Fasten

Fasten hat ganz wesentliche Auswirkungen auf den Stoffwechsel. Ab einem gewissen Zeitpunkt steht keine Glukose mehr für die Energiegewinnung des Gehirns zur Verfügung und die Energiebereitstellung wird auf die Ketonkörperverwertung umgeschaltet, ein immens wichtiger lebenserhaltender Effekt. Normalgewichtige Personen können Glukose in Form von Glykogen in der Höhe von ungefähr 0,25 kg speichern. Bereits zwölf Stunden nach der letzten Nahrungsaufnahme sind die Glykogenspeicher geleert.

Zum Einfluss auf die Kognition gibt es unterschiedliche Untersuchungen. Auswirkungen können bereits nach kurzen Fastenperioden von einigen Stunden auftreten. So kann beispielsweise bei räumlichen Gedächtnisaufgaben eine Verlangsamung festgestellt werden. Weiters ist mehr Zeit notwendig, um sich beispielsweise eine Wortliste zu merken. Andererseits gibt es Untersuchungen, die zeigen, dass auch bei einem 24-stündigen Fasten keine Einbuße in der Aufmerksamkeit feststellbar ist.

Bei mehrtägigem Fasten kann es zur **Verringerung der Reaktionsfähigkeit** kommen. Dies ist besonders problematisch im Straßenverkehr und bei vielen anderen Arbeiten. Herausgefunden wurde auch, dass durch mehrtägiges Fasten im Vergleich zum Nichtfasten der Lerneffekt negativ beeinflusst wird, insbesondere das Lernen von Synonymen war betroffen. Unbeeinflusst blieb aber die Leistung bei Additionsaufgaben oder einfachen verbalen Gedächtnisaufgaben.

Intermittierendes Fasten

Nicht nur längere Fastenperioden sind interessant, wenn es um die Wirkung auf die geistige Leistungsfähigkeit geht, sondern auch das intermittierende Fasten. Je nach Definition wird entweder längere Zeit (4–6 Stunden) zwischen zwei Mahlzeiten nichts gegessen oder es wird abwechselnd einen Tag gegessen, einen Tag gefastet – derzeit ein beliebte Form der Gewichtsreduktion. Im Tierversuch konnte dem intermittierenden Fasten bereits eine protektive Wirkung auf Neuronen zugeschrieben werden. Bei Mäusen verbessert das Fasten an jedem zweiten Tag die Gehirnstruktur und die Gehirnfunktion, nicht so aber bei einer generellen Kalorienrestriktion. Durch den wechselnden anabolen und katabolen Prozess soll sich die Widerstandsfähigkeit der Körperzellen erhöhen. Durch das Fasten wird der Körper in eine Art Ruhezustand versetzt, der Zellzyklus wird verlangsamt und die Produktion an antioxidativen Enzymen wird erhöht. Damit kann oxidativer Stress reduziert werden, der neben der Alterung von Zellen auch für Schädigungen im Gehirn verantwortlich sein kann.

Eine besondere Form des intermittierenden Fastens stellt das Fasten während des islamischen Fastenmonats **Ramadan** dar. Diese im Koran verankerte Verpflichtung beinhaltet unter anderem, dass von Beginn der Morgendämmerung bis zum Sonnenuntergang keine Nahrung in Form von Speisen oder Getränken zu sich genommen werden darf. Insbesondere der Verzicht auf Getränke wird sehr kritisch bewertet. Es wird vermutet, dass spezielle Verhaltensänderungen wie eine erhöhte Erregbarkeit oder die Abnahme der subjektiven Aufmerksamkeit vor allem auf die Abstinenz von Nikotin und Kaffee zurückzuführen sind. Mittlerweile gibt es auch Beweise, dass die Leistung und Sicherheit bei der Arbeit beeinträchtigt sind und es zu einer erhöhten Unfallgefahr im Straßenverkehr kommt.

Bei einer kleinen Gruppe von Athleten zeigte sich, dass gerade am Nachmittag (16 Uhr) im Unterschied zum Morgen (9 Uhr) das verbale Lernen und die Gedächtnisleistung geringer waren, allerdings beim visuellen Lernen und auch beim Arbeitsspeicher gab es keine signifikanten Unterschiede. Insgesamt kann behauptet werden, dass die Auswirkungen des Fastens auf die Kognition sehr heterogen sind und vor allem Funktionen, die eine nachhaltige, schnelle Reaktion erfordern, sich im Lauf des Tages verschlechtern. Auch andere Untersuchungen bestätigten, dass sich nicht nur bei Athleten die subjektive Wachheit, aber auch die Stimmung während des Tages verringerte und die Tagesschläfrigkeit zunahm.

- Bereits eine Nahrungskarenz von einigen Stunden hat einen Einfluss auf die geistige Fitness.
- Langfristiges Fasten verringert vor allem die Reaktionsfähigkeit (Achtung bei Autofahrten!).
- Regelmäßige, auch sehr kurzfristige Fastenperioden scheinen sich langfristig positiv auf die Gehirngesundheit auszuwirken.

Kalorienrestriktion

Einer Kalorienrestriktion wird ja sehr viel Positives zugeschrieben, insbesondere im Bereich Anti-Aging. Hier müssen wir vor allem auf Ergebnisse von Tierversuchen zurückgreifen. Bei Mäusen zeigte eine lebenslange Kalorienrestriktion (sie bekamen 40 % weniger zu essen als die Tiere, die ad libitum essen konnten) eine verbesserte kognitive Funktion. Feststellbar war ein deutlich verbessertes räumliches Gedächtnis. Die positiven Ergebnisse konnten aber nur bei einer lebenslangen Restriktion festgestellt werden. Man geht davon aus, dass die Kalorienrestriktion neuronale Schäden reduziert und so vor neurodegenerativen Erkrankungen schützt. Gründe dafür könnten sein, dass unter anderem eine verbesserte Funktion der Mitochondrien zu einer verminderten Produktion von reaktiven Sauerstoffverbindungen führt oder auch dass ein Einfluss auf die Genexpression und damit eine erhöhte Aktivität von neuroprotektiven Faktoren stattfindet. Vermutet wird aber auch, dass die durch den Hunger ausgelöste leichte Stressreaktion auf zellulärer Ebene sich letztendlich positiv auswirken könnte und es zu einer Reduktion von oxidativen Schäden insgesamt kommt.

Die Studienergebnisse bei Nagetieren sind aber sehr unterschiedlich, was auf das Alter zurückzuführen wäre, wann eine Kalorienrestriktion begonnen wird, oder auch auf die Dauer und Intensität der Kalorieneinsparung. Inwieweit die Ergebnisse aus den Tierversuchen auf uns Menschen übertragbar sind, ist nicht geklärt, wenngleich eine Studie bei Affen erbrachte, dass eine Kalorienrestriktion die altersbedingte Hirnatrophie eindämpft.

Auch die mögliche Wirkung der Kalorienrestriktion auf die Hirnalterung und der Zusammenhang zwischen neurologischen Erkrankungen beim Menschen sind bis jetzt ausschließlich aus Tiermodellen abgeleitet. Anzumerken ist an dieser Stelle auch, dass Menschen, die freiwillig eine langfristige Einschränkung der Kalorienzufuhr durchführen, über diverse Nebenwirkungen wie Hunger, eine reduzierte Körpertemperatur samt Kältegefühl und eine verminderte Libido berichten. Natürlich besteht auch die Gefahr einer Unterversorgung mit wichtigen Nährstoffen, die sich wiederum negativ auf die körperliche und geistige Gesundheit auswirken kann.

- Eine langfristige Einschränkung der Energiezufuhr führt im Tierversuch zu sehr positiven Ergebnissen hinsichtlich Gehirngesundheit und Gehirnalterung.
- Beim Menschen kommt es jedoch zu vielen unerwünschten Nebenwirkungen und auch zur Gefahr einer Unterversorgung mit wichtigen Nährstoffen.

Körpergewicht und geistige Leistungsfähigkeit

Übergewicht

Kinder und Jugendliche

Bereits im frühen Lebensalter spielt das Körpergewicht eine nicht unbedeutende Rolle für die geistige Leistungsfähigkeit. Im Vorschulalter konnte bei über 1500 43–84 Monate alten übergewichtigen Kindern ein Zusammenhang zwischen Übergewicht und einer niedrigen Leistung im Bereich Fitness und Grobmotorik, manueller Geschicklichkeit, aber auch **Intelligenz** festgestellt werden. Im Vorschulalter zeigen übergewichtige Jungen und Mädchen im Vergleich zu nomalgewichtigen Kindern eine geringere Leistung insbesondere im Bereich der Grundmotorik, sehr oft verbunden mit einer reduzierten körperlichen Aktivität und der Vorliebe für sitzende Freizeitbeschäftigungen. Die körperliche Fitness ist in diesem Lebensalter aber auch vom BMI der Kinder beeinflusst. Normalgewichtige Kinder haben eine bessere aerobe Fitness, sind beweglicher und zeigen unter anderem eine bessere Performance am Schwebebalken.

Auch bei übergewichtigen und adipösen Kindern und Jugendlichen ist die **körperliche Fitness geringer** als bei normalgewichtigen Gleichaltrigen. Insgesamt werden in den letzten Jahren eine Zunahme der Übergewichtigkeit, eine verringerte körperliche Aktivität und ein Rückgang der motorischen Fähigkeiten bei Kindern beobachtet. Adipositas im Kindesalter wird ebenfalls häufig mit **reduzierten kognitiven Funktionen** verbunden. Völlig anders ist die Situation in Ländern, wo Übergewichtigkeit bei Kindern nur selten vorkommt. So zeigt eine Studie aus Indien bei 540 Kindern, dass nur 3,5 % der Kinder adipös sind, diese aber gemessen an mehreren Tests eine höhere geistige Leistungsfähigkeit aufweisen, die mit der Höhe des BMI noch zunimmt. Hier wird vermutet, dass dieser Effekt durch die bessere Ernährung der Kinder hervorgerufen wird.

Diskutiert wird immer wieder ein möglicher Zusammenhang zwischen der aeroben Fitness, den motorischen Fähigkeiten und der kognitiven Entwicklung der Kinder. Untersuchungen von 245 Vorschulkindern bestätigten auch diese Hypothese. Die **aerobe Fitness** steht in Verbindung mit der Konzentration der Kinder. Weiters konnte bemerkt werden, dass geringe Zeiten beim Hindernisparcours mit einer verbesserten Aufmerksamkeit und einer **verbesserten Arbeitsspeicherleistung** einhergingen. Insgesamt konnte bei kleinen Kindern ein positiver Zusammenhang zwischen der aeroben Fitness, motorischen Fähigkeiten und dem räumlichen Arbeitsgedächtnis und der Aufmerksamkeit festgestellt werden.

Erwachsene

Übergewicht und Adipositas werden stets mit einem **höheren Demenzrisiko** in Verbindung gebracht. Prospektive Studien haben bisher gezeigt, dass Personen mittleren Alters mit einem größeren BMI ein höheres Risiko für kognitive Beeinträchtigungen und Demenz im späteren Alter haben.

Eine Metaanalyse von insgesamt acht Kohortenstudien mit über 16.400 TeilnehmerInnen im Alter von 50 bis über 90 Jahren zeigte außerdem, dass ein höherer BMI bzw. auch ein größerer Taillenumfang mit einer schlechteren körperlichen Leistung (wie auf einen Stuhl steigen, Schrittgeschwindigkeit, Gleichgewicht im Stehen) gekoppelt war. Allerdings hatten Männer mit einem höheren BMI auch eine stärkere Greifstärke.

Weitere Studien gibt es auch über den Zusammenhang zwischen dem BMI und den kognitiven Funktionen. Bei einer entsprechenden Untersuchung erwies sich, dass sowohl Übergewicht als auch Untergewicht, das im Erwachsenenalter über längere Zeit besteht, mit einem niedrigen kognitiven Score in der späteren Lebensmitte verbunden war. Für die möglichen Ursachen gibt es einige Hypothesen. Da Übergewichtigkeit auch immer mit dem Risiko von Gefäßerkrankungen einhergeht, spricht dies für die geistigen Beeinträchtigungen. Aber auch Stoffe aus dem Fettgewebe wie Hormone, Zytokine oder Wachstumsfaktoren, die über die Blut-Hirn-Schranke ins Gehirn kommen, könnten negative Auswirkungen haben.

Bei Untergewichtigen wird vermutet, dass die schlechte Gesundheit im Allgemeinen, aber auch die Fehlfunktion der Hormonausschüttung, wie sie bei Anorexie-PatientInnen bekannt sind, die Ursache sind für eine reduzierte geistige Leistungsfähigkeit. Insgesamt gibt es sowohl neurochemische, hormonelle, arteriosklerotische wie auch entzündliche Ursachen, die zusammen mit den bekannten kardiovaskulären Risikofaktoren (z.B. Dyslipidämie, Insulinresistenz, Blutdruck) den Rückgang der kognitiven Funktionen erklären. Empfohlen wird in diesem Kontext auch, dass nicht nur der BMI als Grundlage herangezogen wird, sondern auch der Körperfettanteil, insbesondere die Körperfettverteilung, weil das viszerale Fett (= Fett im Bauchbereich) hier eine größere Rolle spielt.

Eine Untersuchung von 6401 Erwachsenen im Alter von 39 bis 63 Jahren zeigte über den Verlauf von zehn Jahren, dass der Abbau der kognitiven Funktionen in jeder Gewichtsklasse ähnlich war. Nur bei Übergewichtigen mit abnormalen Stoffwechselparametern (definiert durch mindestens zwei der folgenden Parameter: erhöhte Triglyceride, Einnahme von Lipidsenkern, blutdrucksenkende Medikamente, Antidiabetiker, erhöhter Blutdruck, erhöhter Glukosespiegel und erniedrigter HDL-Cholesterinspiegel) war der kognitive Abbau schneller als bei Normalgewichtigen.

Nicht nur das Gewicht hat offenbar einen Einfluss auf die körperliche Aktivität und Fitness, sondern auch die Zufriedenheit mit dem eigenen Körpergewicht. Frauen und Männer, die zufriedener mit ihrem Gewicht sind, sind körperlich aktiver und damit auch fitter. Gezeigt hat dies eine Studie bei 19.004 TeilnehmerInnen der Aerobics Center Longitudinal Study (ACLS).

Untergewicht

Nicht nur ein Zuviel an Körpergewicht beeinträchtigt die Leistungsfähigkeit, sondern auch ein niedriger BMI. So weisen Anorexie-PatientInnen eine geringere körperliche Fitness auf im Vergleich zu normalgewichtigen Frauen, auch wenn diese im Lauf einer Therapie an Gewicht zunehmen.

Bei 6–12 Jahre alten Kindern aus südostasiatischen Ländern zeigte sich ein deutlicher Zusammenhang zwischen Untergewicht und einer eingeschränkten kognitiven Leistung (nonverbaler IQ). Dieser Zusammenhang bestand aber nicht nur bei Untergewichtigkeit, sondern auch bei vorliegender schwerer Adipositas.

Bei älteren Menschen zeigten Studien, dass ein niedriger BMI mit einer schlechten Kognition und einem höheren Demenzrisiko in Verbindung steht. Wahrscheinlich ist hier aber, dass das Untergewicht bereits ein Zeichen der präklinischen Demenz ist.

Eine Übersichtsarbeit über 15 prospektive Studien fasste zusammen, dass sowohl Untergewicht als auch Übergewicht und Fettsucht in mittleren Jahren das Demenzrisiko erhöhen.

- Deutliches Untergewicht und deutliches Übergewicht können die geistige Leistungsfähigkeit reduzieren.
- Übergewicht, Adipositas und Untergewicht im mittleren Alter erhöhen das Demenzrisiko.

Gewichtsreduktion und Diäten

Eine erfolgreiche Gewichtsreduktion bringt sehr viele Vorteile, die von einer Verbesserung der kardiovaskulären Risikofaktoren bis hin zu einer gesteigerten Lebensqualität reichen. Ob und wie sich jedoch die geistige Leistungsfähigkeit verbessert, wurde in zahlreichen Studien untersucht. Eine Verbesserung hängt maßgeblich ab von der Art und der Dauer der Gewichtsreduktion sowie vom abgenommenen Gewicht.

Untersuchungen bei Patienten, die durch operative Methoden (Bariatric Surgery) ihr Körpergewicht verringern konnten, zeigten, dass damit auch eine dauerhafte **Verbesserung der Kognition** verbunden war, insbesondere in den Bereichen Aufmerksamkeit und Gedächtnisleistung. Präoperativ zeigten Patienten der Adipositaschirurgie, genauso wie andere adipöse Patienten, höhere kognitive Beeinträchtigungen in der Aufmerksamkeit, des Gedächtnisses und der Sprache.

Aber auch im Vergleich zu adipösen Patienten konnte bei den chirurgisch intervenierten tatsächlich eine verbesserte Gedächtnisleistung bis zu 24 Monate postoperativ nachgewiesen werden. Die tatsächlichen Ursachen der Verbesserung sind aber noch unklar. Neben der Reduktion des Körpergewichtes an sich oder der Verbesserung der Komorbiditäten könnten auch andere physiologische oder neurologische Veränderungen dafür sprechen. Ob mit der bariatrischen Chirurgie im Speziellen oder mit einer erfolgreichen Gewichtsreduktion tatsächlich auch die Entwicklung einer Demenz verhindert werden kann, muss aber erst noch durch größere prospektive Studien nachgewiesen werden.

Bestätigt wurde eine signifikante Verbesserung der geistigen Leistungsfähigkeit auch bei schwer übergewichtigen Erwachsenen im mittleren Alter (30–60 Jahre) durch eine Gewichtsreduktion um etwa 10 % des Ausgangsgewichtes. Insbesondere bei den Älteren kommt es durch die erfolgreiche Abnahme zu einer deutlichen Verbesserung der Werte des Mini-Mental-Status-Tests.

Eine Gewichtsreduktion kann sich aber auch negativ auf die geistige Fitness auswirken und hat eine Vielzahl von Ursachen. Durch das Auslassen einzelner Mahlzeiten, wie zum Beispiel des Frühstücks, und einer sehr eingeschränkten Energieaufnahme an sich sind die damit verbundenen Veränderungen im Blutzuckerspiegel ebenso eine mögliche Erklärung wie emotionale Reaktionen oder auch eine zwanghafte Beschäftigung mit dem Essen oder dem Körpergewicht.

Sehr drastische Einschränkungen der Energiezufuhr gehen immer auch mit einer Einschränkung der kognitiven Leistungsfähigkeit einher. Übergewichtige Frauen, die täglich nur 600 kcal zu sich nehmen, zeigen vor allem in der ersten Woche der Diät eine Verschlechterung insbesondere in der mentalen Verarbeitung und Flexibilität.

- Eine drastisch reduzierte Energieaufnahme während der Gewichtsreduktion wirkt sich negativ auf die geistige Leistungsfähigkeit aus.
- Bei schwer übergewichtigen Personen verbessert eine Gewichtsreduktion die kognitiven Funktionen.

Low-Carb versus High-Carb

Kohlenhydrate spielen grundsätzlich eine wichtige Rolle bei der geistigen Leistungsfähigkeit. Werden sie drastisch reduziert, wie das beispielsweise bei den Low-Carb-Diäten der Fall ist, müsste sich dieser Effekt auch hier zeigen. Eine Untersuchung über einen Zeitraum von sechs Monaten bei 47 Erwachsenen mit einem durchschnittlichen BMI von 35 bewies aber, dass eine Gewichtsreduktion durch Low-Carb (Atkins-Diät) oder High-Carb (Dietary Guidelines for Americans), bei jeweils gleicher Energiezufuhr, weder positive noch negative Auswirkungen auf die Erledigung von kognitiven Aufgaben hatte und die Wirkung beider Diätformen gleich war, insbesondere bei der Reaktionszeit, beim Kurzzeitgedächtnis, aber auch beim Problemlösen. Andere Untersuchungen zeigten aber sehr wohl negative Effekte durch die drastische Einschränkung von Kohlenhydraten, vor allem vorübergehende Gedächtnisstörungen zu dem Zeitpunkt, wo die verfügbaren Glykogenspeicher am niedrigsten sind.

Low-Carb / High-Fat versus High-Carb / Low-Fat

Eine Untersuchung bei über 90 übergewichtigen und adipösen Personen, die entweder eine Diät mit wenig Kohlenhydraten und viel Fett (Low-Carb / High-Fat) oder eine Diät mit vielen Kohlenhydraten und wenig Fett (High-Carb / Low-Fat) über einen Zeitraum von acht Wochen bekamen, belegte, dass einerseits die geringe Zufuhr von Kohlenhydraten einen größeren Gewichtsreduktionserfolg hatte, andererseits konnte bei beiden Diätformen eine signifikante Verbesserung der Stimmung, insbesondere in den ersten zwei Wochen, festgestellt werden. Keine Unterschiede gab es bei der Überprüfung der kognitiven Leistungsfähigkeit des Arbeitsgedächtnisses, allerdings konnte eine verbesserte Verarbeitungsgeschwindigkeit von Informationen bei einer höheren Kohlenhydratzufuhr im Vergleich zu einer Low-Carb-Diät beobachtet werden. Eine Langzeituntersuchung über den Zeitraum von einem Jahr kam bei 106 übergewichtigen und adipösen TeilnehmerInnen zu dem Ergebnis, dass auch langfristig ein günstiger Effekt auf die Stimmung bei der Low-Fat-Ernährung bestand, jedoch bei der Verarbeitungsgeschwindigkeit von Informationen und der Auswirkung auf den Arbeitsspeicher keine Unterschiede zwischen Low-Fat und Low-Carb erfasst werden konnten.

Warum es tatsächlich bei einer eingeschränkten Kohlenhydratzufuhr zu keinen größeren kognitiven Beeinträchtigungen kommt, könnte wahrscheinlich an der vermehrten Produktion von Ketonkörpern liegen. Diese tragen offensichtlich dazu bei, dass die kognitiven Funktionen bewahrt werden, und sie zeigen auch eine neuroprotektive Wirkung. Um potenzielle negative Eigenschaften von Ketonkörpern auszuschließen und langfristig ketogene (kohlenhydratarme) Diäten oder Diätformen zu empfehlen, muss deren ganzheitliche Wirkung noch weiter untersucht werden.

- Es gibt nur geringfügige unterschiedliche Auswirkungen auf die geistige Leistungsfähigkeit, je nachdem ob zur Gewichtsreduktion wenig Fett oder wenige Kohlenhydrate gegessen werden. Empfehlen kann man langfristig keine der beiden Diätformen.
- Eine drastische Einschränkung der Kohlenhydratzufuhr kann zu vorübergehenden Gedächtnisstörungen führen.

Welchen Einfluss hat die Ernährung in den verschiedenen Lebensaltern?

Die tägliche Ernährung ist in jedem Lebensalter wichtig. In Bezug auf die Gehirnentwicklung spielt bereits die Ernährung der Mutter in der Schwangerschaft eine große Rolle. Die ersten Lebensjahre sind vor allem geprägt durch die Gehirnentwicklung, wobei durch die richtige Nährstoffzusammensetzung und Mahlzeitenfrequenz ein Optimum erreicht werden kann. Im Kindes- und Jugendlichenalter steht die Ausschöpfung des geistigen Potenzials im Vordergrund. Schule und Ausbildung erfordern schließlich ein Höchstmaß an Konzentration, Aufmerksamkeit und Lernfähigkeit. Im Erwachsenenalter verschiebt sich dann der Fokus ganz allmählich auf die Verhinderung des Abbaus der geistigen Leistungsfähigkeit und die Erhaltung der Gehirngesundheit, vor allem durch die Prävention von Demenzerkrankungen und Schlaganfällen.

Säuglinge und Kleinkinder

Eine besondere Bedeutung für die geistige Entwicklung hat neben der Ernährung der Mutter in der Schwangerschaft auch die **Nährstoffzufuhr** in den ersten Lebensjahren. Gerade im frühen Säuglingsalter reagiert das Gehirn empfindlich auf einen Nährstoffmangel. Von großer Wichtigkeit sind Jod, Eisen, Zink, Vitamin B_{12}, Folsäure, Vitamin D und auch die Omega-3-Fettsäuren.

Aktuelle Beikostempfehlungen haben bereits auf die veränderte Studienlage reagiert und empfehlen den **Fischkonsum** für Kinder ab Beginn der Beikost, da die Bedeutung der Omega-3-Fettsäuren in Bezug auf die Kognition evident ist. Gezeigt hat sich der positive Zusammenhang zwischen geistiger Entwicklung und dem Einhalten der aktuellen Beikostempfehlungen bei der Überprüfung verschiedener Parameter wie dem Intelligenzquotienten oder auch der verbalen Performance von Kindern im Alter von 8 Jahren.

Kritisch ist die Zeit bis zum zweiten Lebensjahr. Hier wirkt sich ein Mangel an einzelnen Vitaminen oder Mineralstoffen langfristig auf die kognitive Entwicklung des Kindes aus. So kann ein

Jodmangel zu herabgesetzten intellektuellen Fähigkeiten führen und den IQ um durchschnittlich 10–15 Punkte senken.

Aber auch Defizite durch einen **Eisenmangel** in den ersten Lebensjahren könnten im späteren Leben nicht mehr ausgeglichen werden. Ein **Mangel an Vitamin B_{12}** und **Folsäure** während dieser Zeit geht ebenfalls mit Defiziten in der geistigen Entwicklung einher, untersucht und bestätigt bei 12–18 Monate alten Kleinkindern; im späteren Leben mit einer Einschränkung der Lernfähigkeit und Beeinträchtigung der schulischen Leistung.

Ein **Zinkmangel** bei Kindern, in leichter bis mittelschwerer Form, beeinträchtigt das Wachstum und die Entwicklung und auch das Immunsystem. Im Bereich der kognitiven Entwicklung sind vor allem die Aufmerksamkeit, aber auch die motorische Entwicklung und das neuropsychologische Verhalten betroffen.

Unterernährte Kinder im ersten Lebensjahr haben besondere Probleme mit der Aufmerksamkeit. Besteht in den ersten zwei Lebensjahren eine Unterversorgung mit Proteinen und Energie, wie dies in Dritte-Welt-Ländern mit Dürreperioden und Nahrungsmittelknappheit zu finden ist, kommt es sowohl kurz- als auch langfristig zu Störungen der kognitiven Funktionen. Intelligenz und spätere Schulleistung sind bei diesen Kindern generell schlechter und die Sprache entwickelt sich langsamer. Ein solcher Mangel in den ersten Lebensjahren wirkt sich bis zu 15 Jahre negativ auf die schulische Leistung aus. Leichte Mangelzustände über eine längere Zeit, die durchaus auch bei uns bestehen können, wirken sich ebenfalls negativ auf die Intelligenz aus.

Bei bestehenden, diagnostizierten Mangelerscheinungen kann eine entsprechende Zufuhr durch angereicherte Lebensmittel oder Supplemente durchaus von Nutzen sein, nicht jedoch, wenn die Kinder ohnedies gut versorgt sind.

- Säuglinge und Kleinkinder reagieren ganz empfindlich auf einen Nährstoffmangel. Sie brauchen für die Gehirnentwicklung vor allem Eisen, Jod, Zink, Vitamin B_{12}, Folsäure, Vitamin D und Omega-3-Fettsäuren.
- Ein Eisenmangel beeinflusst die Gehirnentwicklung langfristig negativ.
- Ein Jodmangel reduziert die intellektuellen Fähigkeiten.

Kinder und Jugendliche

Geistig fit in der Schule

Je gesünder ein Kind isst, desto besser ist seine geistige Leistungsfähigkeit. Bei 201 SchülerInnen zwischen 15 und 20 Jahren bestätigte sich, dass ein gesundes Ernährungsverhalten, kombiniert mit häufiger körperlicher Bewegung, die kognitiven Funktionen erhöhte. Insbesondere ein **hoher Gemüsekonsum** wirkte sich bei den Jugendlichen positiv auf die geistige Leistungsfähigkeit aus. Eine ungünstige Nahrungsaufnahme, vor allem bei den Kindern, die ihr Taschengeld für potenziell ungesunde Nahrungsmittel und Getränke ausgeben, zeigte eine negative Auswirkung auf die geistige Fitness.

Eine besondere Bedeutung für die Schulleistung hat auch der Mineralstoff **Eisen**. Ein Mangel führt zu Anämie (Blutarmut) und verringert die körperliche und geistige Belastbarkeit. Bei Kindern im Alter von 12 bis 18 Jahren führt er sogar zu einer nachhaltigen Intelligenzstörung. Besonders gefährdet sind VegetarierInnen und VeganerInnen. Eine Auswertung von 14 Studien zeigte, dass bei zwölf Studien ein Eisenmangel durch die Gabe von Eisen über zwei Monate die Merkfähigkeit verbessern konnte, und zwar nicht nur bei Schulkindern, sondern auch bei Säuglingen. Dies unterstrich eine weitere Übersichtsarbeit, die zu dem Ergebnis kam, dass sowohl bei Kindern und Jugendlichen, aber auch bei Frauen eine Eisensubstitution bei leichtem und schwerem Eisenmangel nicht nur die Aufmerksamkeit und Konzentration verbesserte, sondern auch die Gedächtnisleistung sowie das verbale und nonverbale Lernen.

- Eine abwechslungsreiche, gemüsebetonte Ernährung erhöht in Kombination mit regelmäßiger Bewegung die geistige Fitness in der Schule.
- Ein Eisenmangel verringert die Aufmerksamkeit und die Konzentration in der Schule.

Frühstücksmuffel haben es schwer

Neben dem ausreichenden Trinken während des Unterrichts spielt das Frühstück, insbesondere dessen Qualität, eine große Rolle für die schulische Leistung. Schulkinder, die frühstücken, sind leistungsfähiger, haben eine höhere Konzentration und Aufmerksamkeit und sind wacher, das Gedächtnis wird positiv beeinflusst und sie schneiden bei Tests besser ab. Durch das Frühstück wird der Fastenzustand am Morgen beendet und das Gehirn mit Energie versorgt. Außerdem wird einer Unterversorgung von anderen Nährstoffen vorgebeugt. Kinder, die regelmäßig frühstücken, haben insgesamt eine höhere Aufnahme von Ballaststoffen, Kohlenhydraten und auch der Mikronährstoffe Eisen, Vitamin B_6, B_{12} und D. Kinder reagieren besonders empfindlich auf die Auswirkungen der Nährstoffzufuhr beim Frühstück, vor allem in Bezug auf die Gehirnaktivität und die damit verbundenen kognitiven Veränderungen. Sie haben im Vergleich zu Erwachsenen einen höheren Glukosestoffwechsel im Gehirn. Im Alter von 4 bis 10 Jahren ist die Glukoseverwertungsrate doppelt so hoch wie bei Erwachsenen, beginnt dann ab dem zehnten Lebensjahr wieder allmählich zu sinken und erreicht im Alter von 16 bis 18 Jahren die Werte von Erwachsenen. Auch die durchschnittliche Hirndurchblutung und Sauerstoffnutzung ist 1,8–1,3-mal höher bei Kindern im Alter von 3 bis 11 Jahren im Vergleich zu Erwachsenen. Aufgrund der längeren Schlafenszeiten haben sie auch eine entsprechend längere Fastenzeit über Nacht, was zur **Entleerung der Glykogenspeicher**, der Quelle für die Glukose, führt. Eine entsprechende Energiezufuhr am Morgen ist deshalb besonders wichtig.

Zusammensetzung des Frühstücks

Primär ist es einmal wichtig, dass gefrühstückt, in zweiter Linie erst, was zu sich genommen wird, wenngleich zusammengesetzte Kohlenhydrate, wie man sie in Vollkorngetreide und entsprechenden Produkten findet, sich günstiger auf die Erinnerungsleistung, die Reaktionszeiten und die Wachheit auswirken können. Werden Frühstücksmahlzeiten mit unterschiedlichen Wirkungen auf den Blutzuckerspiegel (glykämischer Index) verglichen, zeigt sich, dass ein niedriger glykämischer Index insbesondere zwei Stunden nach der Mahlzeit weniger verschlechternde Effekte hat in Bezug auf Aufmerksamkeit, Langzeitgedächtnis und Wachsamkeit. Eine Getreidemahlzeit kombiniert mit fettarmer Milch offenbarte im Vergleich zu keinem Frühstück bei Jugendlichen deutliche Auswirkungen auf die Aufmerksamkeit, aber auch bei speziellen Tests. Sie waren nicht nur wacher, satter und mehr bei der Sache, sie konnten sich vor allem schwierige Wörter besser merken und wiedergeben. Für Kinder sind besonders **Frühstückscerealien** empfehlenswert, die einen geringen Zuckeranteil aufweisen. Üblicherweise haben aber gerade spezielle Produkte für Kinder immer auch einen höheren Zuckergehalt, der sogar um bis zu 64 % höher sein kann als bei allgemeinen Produkten. Von stark gesüßten Frühstückscerealien essen Kinder in der Regel mehr und belasten so ihren Zuckerstoffwechsel unnötig. Sind sie weniger gesüßt, essen sie weniger, dafür aber mehr Obst.

Frühstücken in der Schule

Wird das Frühstück gemeinsam in der Schule vor Unterrichtsbeginn eingenommen und das Trinken während des Unterrichts erlaubt, steigt die kognitive Leistungsfähigkeit der SchülerInnen, insbesondere die Geschwindigkeit der Informationsverarbeitung und die Aufmerksamkeitsdauer, und das umso höher, desto geringer der Sozialstatus und das Bildungsniveau der Eltern ist. Gerade Kinder mit Migrationshintergrund scheinen davon besonders zu profitieren. Es kann durch das gemeinsame Schulfrühstück der mittlere IQ sogar um zehn Punkte erhöht werden. Bei unterernährten achtjährigen Kindern zeigte eine sechswöchige Intervention mit einem Frühstück von 276 kcal eine deutlich erhöhte Mitarbeit während des Unterrichts, aber auch eine geringe Unaufmerksamkeit. Der **positive Effekt des Frühstückens** äußert sich vor allem bei Kindern aus sozial schwächeren Einkommensschichten. Bei unterernährten Kindern führt schon das einmalige Weglassen des Frühstücks zu einer Verschlechterung der geistigen Leistungsfähigkeit, insbesondere der Rechenfähigkeit, der Problemlösung, des visuellen und auditiven Kurzzeitgedächtnisses, der Auffassungsgabe und der Generierung von Ideen. Bei gut ernährten Kindern hingegen hat das einmalige Auslassen des Frühstücks aber fast keine Auswirkung auf die geistige Leistungsfähigkeit.

Nur bei 9–11-Jährigen kommt es zu einer Erhöhung der Fehlerhäufigkeit, wenn Wörter wiedergegeben werden müssen.

Insgesamt bestätigten zwanzig Studien, dass Frühstücken eine positive Auswirkung auf die schulische Leistung bei Kindern und Jugendlichen hat, unabhängig vom Ernährungsstatus. Auch die **Frühstückshäufigkeit** ist wichtig und hat einen Einfluss auf die Schulnoten. Unabhängig von Alter und Geschlecht haben Kinder und Jugendliche schlechtere Schulnoten, wenn sie nicht frühstücken und besonders, wenn sie dauernd auf das Frühstück verzichten.

Kinder, die wenig (bis zu 61 kcal) oder gar nichts frühstücken, profitieren besonders von einem **Vormittagssnack**. Eine geringere Aufmerksamkeit kann dadurch erhöht werden. Andererseits zeigte eine Untersuchung bei Kindern, dass die Vormittagsjause die Aufmerksamkeit zwar nicht beeinflusste, die Gedächtnisleistung aber sehr wohl.

- Primär ist es wichtig, dass Kinder und Jugendliche frühstücken, und in zweiter Linie was.
- Kinder und Jugendliche, die frühstücken, sind leistungsfähiger, haben eine höhere Konzentration und Aufmerksamkeit, sind wacher, das Gedächtnis wird positiv beeinflusst und sie schneiden bei Tests besser ab.
- Besonders profitieren schlecht ernährte Kinder und Jugendliche von einem Frühstück.

HINWEISE

- Ein optimales Frühstück enthält ein Getreideprodukt (bevorzugt aus Vollkorn) kombiniert mit etwas Eiweiß (z. B. Käse, Schinken, Milch und Milchprodukte) und ein Getränk (bevorzugt Tee oder Kakao).
- FrühstücksverweigerInnen sollten zumindest etwas trinken und einen Vormittagssnack essen.

Ein voller Bauch studiert nicht gern

Zur Auswirkung des Mittagessens auf die geistige Leistungsfähigkeit bei Kindern am frühen Nachmittag gibt es kaum Untersuchungen. Ein Versuch in einer Ganztagsschule zeigte, dass das Auslassen des Mittagessens im Vergleich zu einer Mahlzeiteneinnahme ad libitum keinen Einfluss auf die weitere geistige Fitness am Tag hatte, sehr wohl jedoch auf die Aufmerksamkeit. Hier bedarf es aber weiterer Untersuchungen, da jeweils nur an einem Tag getestet und auch die Art der Mahlzeit außer Acht gelassen wurde. Andererseits muss davon ausgegangen werden, dass besonders nach fett- und kalorienreichen Mittagsmahlzeiten die postprandiale Müdigkeit die Leistungsfähigkeit am Nachmittag erheblich einschränkt, was ja auch in dem Spruch „ein voller Bauch studiert nicht gern" seinen Ausdruck findet.

- Üppige, fettreiche und kalorienreiche Mahlzeiten machen müde und beeinflussen die geistige Leistungsfähigkeit negativ.

Trinken macht geistig fit

Eine ausreichende Flüssigkeitszufuhr spielt auch bei Schulkindern eine wesentliche Rolle. War früher das Trinken während des Unterrichts ein Tabu, so kommen heute auch SchulleiterInnen und LehrerInnen langsam zu der Erkenntnis, die Flüssigkeitsaufnahme auch außerhalb der Schulpausen zu tolerieren bzw. sogar zu fördern. Kinder und Jugendliche reagieren sehr sensibel auf eine unzureichende Flüssigkeitszufuhr. Eine leichte **Dehydration** von 1 bis 2 % des Körpergewichts führt bereits zu einer starken Abnahme der kognitiven Funktionen, insbesondere zu Teilnahmslosigkeit, Verwirrtheit und Reizbarkeit, und das schon bei Säuglingen.

Ein Versuch bei 7–9-Jährigen zeigte, dass das zusätzliche Trinken von einem Schluck Wasser die visuelle Aufmerksamkeit bei Tests verbesserte im Vergleich zu Kindern, die kein Wasser zusätzlich trinken. Weiters verbesserte sich sogar die Gedächtnisleistung und Aufmerksamkeit, insbesondere in den nachfolgenden 30 Minuten. Die wassertrinkenden Kinder waren fast 80 % der Zeit tatsächlich bei der Sache, während sich die nicht wassertrinkenden Kinder nur 53 % der Zeit aufmerksam zeigten, sich ansonsten anderweitig beschäftigen wie zappelten, umherschauten oder redeten.

Um geistig fit zu sein, sollten Kinder bereits zum Frühstück trinken und nicht dehydriert in die Schule kommen. Dieser Umstand ist bei uns noch viel zu wenig erforscht. Es gibt zwar Daten über die Anzahl der FrühstücksverweigerInnen, aber kaum Untersuchungen darüber, wie häufig eine Dehydration bei Schulkindern auftritt, weil sie ohne entsprechende Flüssigkeitszufuhr außer Haus gehen. In wärmeren Gegenden wie Süditalien liegt die Prävalenz einer leichten Dehydration bei Schulkindern im Alter von 9 bis 11 Jahren am Beginn eines Schultags sogar bei 84 %. Hier zeigt sich, dass das Trinken von Wasser in der Schule vor allem das Kurzzeitgedächtnis positiv beeinflusst.

Kohlenhydratreiche Getränke

Viele Kinder trinken aber nicht nur Wasser oder ungesüßte Tees, sondern sehr oft kohlenhydratreiche Getränke. Ob Getränke mit unterschiedlichem glykämischen Index oder glykämischer Last auch tatsächlich die Leistung beeinflussen, wurde bei vierzig 10–12-Jährigen untersucht. Die Kinder bekamen entweder ein Glukosegetränk (GI 100, GL 65), ein Milchgetränk (GI 27, GL 5) oder eine Mischform aus Milch und Zuckergetränk (GI 84, GL 35), jeweils immer mit dem identen Energiegehalt. Geschlechtsspezifisch konnte eine Auswirkung auf das Kurzzeitgedächtnis festgestellt werden. Mädchen, die das Milchgetränk tranken, konnten sich besser an Wörter erinnern, als wenn sie das Glukosegetränk bekamen. Offenbar bewirkten bei den Mädchen der höhere Eiweißanteil und der niedrige glykämische Index eine verbesserte Kognition. Dies konnte bei den Buben aber nicht festgestellt werden. Ungeeignet sind vor allem alle gesüßten Getränke, die unter anderem auch sehr hohe **Blutzuckerschwankungen** auslösen, was mit einer geringeren geistigen Leistungsfähigkeit in Verbindung steht.

- Eine ausreichende Flüssigkeitsaufnahme schon vor Schulbeginn ist unerlässlich für eine optimale geistige Leistungsfähigkeit.
- Ein Glas Wasser verbessert die Gedächtnisleistung und die Aufmerksamkeit über einen Zeitraum von 30 Minuten.

Macht Hafer tatsächlich schlau?

Ernährungsmythos oder nicht? Hafer hat ja tatsächlich wie alle anderen Getreidesorten viele wertvolle Inhaltsstoffe. Ob er unter den

Getreidesorten aber das Brainfood schlechthin ist, ist nicht ausreichend untersucht. Es gibt zwar eine Studie bei Schulkindern, die zum Frühstück entweder Haferflocken oder ein Fertigmüsli bekamen mit jeweils identem Energiegehalt und unterschiedlichem Nährstoffgehalt. Sowohl die Mädchen als auch die Buben zeigten nach dem Verzehr des Haferflocken-Frühstücks ein verbessertes räumliches Gedächtnis und eine verbesserte auditive Aufmerksamkeit, die Mädchen noch zusätzlich ein verbessertes Kurzzeitgedächtnis. Offensichtlich sind Haferflocken eine langsam verfügbare und nachhaltige Energiequelle, die aufgrund ihres Ballaststoff- und Proteingehalts zur kognitiven Verbesserung führt, verglichen mit ballaststoffarmen Fertiggetreideprodukten.

- Haferflocken sind eine ideale Frühstücksmahlzeit, die das Gehirn langfristig und konstant mit Energie versorgt.

Warum Fisch?

Nachdem Omega-3-Fettsäuren wichtig für das Wachstum, die Reifung des Gehirns und für eine normale Gehirnfunktion unerlässlich sind, ist eine ausreichende Zufuhr im Kindes- und Jugendalter unerlässlich. Ob eine Supplementation erforderlich ist, wurde in einer Übersichtsarbeit untersucht, die 15 relevante Studien analysierte. Über die Hälfte der Studien belegte die günstige Rolle der langkettigen Omega-3-Fettsäuren in mindestens einem Bereich der Kognition. Daraus die Empfehlung einer generellen Supplementation bei allen Kindern und Jugendlichen abzuleiten, wäre aber gewagt. Wichtig ist auf alle Fälle, dass sie ausreichend Omega-3-Fettsäuren aufnehmen, das heißt mindestens einmal pro Woche eine heimische und einmal eine Meeresfischportion essen.

- Regelmäßiger Fischkonsum wirkt sich positiv auf die Gehirnleistung aus.

HINWEIS

- FischverweigerInnen sollten täglich Raps-, Walnuss- oder Leinöl bekommen.

Intelligent durch Vitamine?

Leichte Mangelversorgungen mit Vitaminen wirken sich langfristig ungünstig aus. Zusätzliche Gaben von Vitaminen und Mineralstoffen sind aber nur bei einem tatsächlichen Mangel erforderlich und bringen dann auch einen entsprechenden Nutzen. Risikokinder für Mangelerscheinungen sind vor allem Kinder und Jugendliche mit bestehenden Unverträglichkeiten oder Allergien, aber auch diejenigen, die sich sehr einseitig ernähren oder aufgrund einer sehr schlechten Lebensmittelauswahl unterversorgt sind mit wichtigen Mikronährstoffen. Werden Schulkinder im Alter von 6 bis 12 Jahren über einen Zeitraum von drei Monaten mit niedrig dosierten Vitamin- und Mineralstoffpräparaten versorgt, steigt der IQ nur um durchschnittlich 2–3 Punkte; der geringfügige Anstieg liegt vermutlich daran, dass ein Großteil der SchülerInnen ohnehin gut mit diesen Stoffen versorgt ist.

- Eine zusätzliche Vitamin- und Mineralstoffgabe ist nur bei tatsächlichen Mangelerscheinungen erforderlich.
- Risikofaktoren für eine Unterversorgung sind eine einseitige Lebensmittelauswahl, bestehende Unverträglichkeiten und Nahrungsmittelallergien.

Traubenzucker für bessere Schulnoten?

Traubenzucker ist die umgangssprachliche Bezeichnung für Glukose und ist *der* Zucker für das Gehirn. Er ist ein Baustein aus zusammengesetzten Zuckern wie Milchzucker (Laktose), Rohr- und Rübenzucker (Saccharose) und auch Stärke. Traubenzucker in isolierter Form wird schnell vom Darm ins Blut aufgenommen und steht zur **Energieversorgung** zur Verfügung. Üblicherweise braucht er nicht in isolierter Form aufgenommen werden, da er durch viele kohlenhydratreiche Lebensmittel (Getreide, Brot, Müsli, Obst) zugeführt wird. Da er den Blutzuckerspiegel nicht nur rasch ansteigen, sondern auch wieder abfallen lässt, kann es dosisabhängig nach 45–90 Minuten zu einer reaktiven Unterzuckerung kommen. Diese wiederum kann mit Nervosität, Unkonzentriertheit, Herzrasen oder auch Heißhunger assoziiert sein.

Traubenzucker macht, wenn überhaupt, nur bei kurzen Prüfungen bis zu maximal 30 Minuten, nach starken körperlichen Anstrengungen und bei Erschöpfung Sinn. Für konstante Schulleistungen werden zusammengesetzte Kohlenhydrate in Form von Vollkorngetreide und / oder Obst und Gemüse empfohlen, da diese zwar langsam, aber kontinuierlich Glukose für das Gehirn bereitstellen und starke Blutzuckerschwankungen verhindern, die sich an sich schon negativ auf die geistige Leistungsfähigkeit auswirken.

- Traubenzucker lässt den Blutzuckerspiegel rasch ansteigen und eignet sich nur bei kurzen geistigen Anstrengungen und nach starken körperlichen Beanspruchungen.

Erwachsene

Die geistige Leistungsfähigkeit, Aufmerksamkeit und Konzentration spielt bei vielen Berufen eine große Rolle. Nicht nur BerufskraftfahrerInnen oder FließbandarbeiterInnen setzen sich durch eine schlechte Konzentration einem erhöhten Unfallrisiko aus, auch andere Berufsgruppen können sich und andere damit gefährden oder mehr oder weniger großen Schaden durch eine vermehrte Fehlerhäufigkeit anrichten. Aufgrund einer Hypoglykämie und einer generellen Unterernährung kann es zur Beeinträchtigung von neurologischen Funktionen wie Feinmotorik, der Informationsverarbeitung, aber auch der Gedächtnisleistung kommen. Eine optimale Ernährung kann die **Arbeitsleistung** und **Konzentration** über längere Zeiträume auch bei großem physischen und psychischen Stress sehr gut aufrechterhalten.

Eine Untersuchung bei Ärzten zeigte, dass sich die Ernährung während des Dienstes maßgeblich auf die geistige Leistungsfähigkeit und die Arbeitsleistung insgesamt auswirkte. Gerade diese Berufsgruppe hat es oft schwer, während der Behandlung von PatientInnen zu essen oder zu trinken. Durch die Bereitstellung von gesundem Essen und Getränken konnten positive Effekte belegt werden.

Stress und geistige Leistungsfähigkeit

Auch Stress hat einen Einfluss auf die Gehirnleistung. Eine ganze Reihe von Hormonen und Neurotransmittern spielt hier eine große Rolle. Für deren Auf- und Umbau sind vor allem die Aminosäuren Phenylalanin, Tryptophan, Tyrosin, Glycin, aber auch die Vitamine Niacin, Folsäure, Panthotensäure, Riboflavin, Vitamin B_6, B_{12} und C sowie die Mineralstoffe Calcium, Magnesium, Selen und Zink von besonderer Bedeutung.

Das wichtigste Stresshormon aber ist **Cortisol**. Ein Zuviel an Cortisol führt unter anderem zu Stoffwechselstörungen mit Übergewicht, zu einer vermehrten Fetteinlagerung im Bauchbereich (auch bei Frauen), zu erhöhten Blutfettwerten und zur Reduktion der Infektionsabwehr. Weiters verändert sich das Essverhalten, wobei sich einerseits Nahrungspräferenzen ändern, andererseits die Nahrungsaufnahme insgesamt gesteigert bzw. auch stark eingeschränkt wird. In stressigen Situationen werden **süße, fette und energiereiche Lebensmittel** bevorzugt, da sie subjektiv den Stress reduzieren und als belohnender empfunden werden. Man isst schneller, kaut weniger und nimmt größere Bissen zu sich. Charakteristisch ist auch, dass mehr gesnackt wird. Es geht oftmals nicht um die Nahrungsaufnahme, sondern nur um das **Kauen**. Es gibt Untersuchungen, die belegen, dass das Kauen von Kaugummi in akuten psychischen Stresssituationen beim Stressabbau hilft (siehe „Kaugummi kauen“).

Akuter und chronischer Stress

Bei akutem Stress werden Energiereserven mobilisiert, die Atmung und der Kreislauf beschleunigt, aber auch die Aufmerksamkeit erhöht. Nichtflucht- oder angriffsrelevante Körperfunktionen (z. B. Immunsystem, Schmerzempfinden, Verdauung) werden gehemmt. Die Reaktionsfähigkeit wird erhöht, aber auch die Fehlerquote.

Bei chronischem Stress kommt es unter anderem zu einer anhaltenden Cortisolausschüttung. In hohen Konzentrationen kann Cortisol wahrscheinlich Hirnareale schädigen, und zwar vor allem die, die für das Kurzzeitgedächtnis von Bedeutung sind, aber auch die räumliche Orientierung kann sich verschlechtern. Darüber hinaus wird das Verhältnis der anderen Neurotransmitter und Hormone zueinander gestört, was wiederum zu Müdigkeit, Antriebslosigkeit, Migräne, Schlaf- und sogar Angststörungen führen kann. Chronischer Stress erhöht im Körper auch den **oxidativen Stress** und vermindert den Plasmaspiegel an Magnesium. Eine ausreichende Zufuhr von Magnesium und Antioxidantien (Vitamin A, C, E und Selen) ist deshalb besonders wichtig. Im Tierversuch kommt es außerdem zur Abnahme von Zink und Eisen im Blut – ebenfalls wichtige Mineralstoffe für die Gehirnleistung.

Offensichtlich wirkt sich ein **hoher Cortisolspiegel** am Vormittag auch langfristig negativ auf das verbale Gedächtnis und die Redegewandtheit aus. Höhere Cortisolspiegel am Abend sind gleichermaßen mit einem niedrigeren verbalen Gedächtnis, auch mit einer langsameren Reaktionszeit verbunden und das unabhängig von anderen potenziellen Störfaktoren. Signifikant reduziert ist die Reaktionszeit bei Erwachsenen, wenn diese als Kinder eine eingeschränkte Kognition hatten.

Kohlenhydratreiche, eiweißarme Mahlzeiten nach einer akuten Stressreaktion reduzieren bei stressempfindlichen Personen den Stress und verbessern die Stimmung. Dies steht im Zusammenhang mit dem Serotoninspiegel im Gehirn. Stressanfällige Personen sollten deshalb mehr Kohlenhydrate essen und ihren Eiweißkonsum (Fleisch, Wurst, Eier, Milchprodukte) einschränken. Eine Kohlenhydratzufuhr in Form von Getreide, Kartoffeln, Gemüse und Obst ist empfehlenswert. Bananen, Datteln und Feigen haben sich als optimale Zwischenmahlzeit herausgestellt. Bei getrockneten Feigen und Datteln sollten jedoch nur kleine Mengen gegessen werden, da diese sehr energiereich sind und einen hohen glykämischen Index aufweisen.

Kohlenhydrate allein vermögen aber den Stress nicht zu reduzieren. Im Gegenteil, sie können ihn sogar verstärken. Durch sie kommt es im Vergleich zu Eiweiß und Fett zu einem erhöhten Cortisolspiegel, sowohl bei Tieren als auch bei Menschen, was ein Parameter für einen hohen Stresslevel ist.

Eine ausgewogene Ernährung ist auf alle Fälle unerlässlich, um akuten Stresssituationen gewachsen zu sein. Bei längeren Stressphasen ist eine ausreichende Versorgung mit allen wichtigen Nährstoffen unbedingt nötig, da sonst das Risiko einer weiteren Stressanfälligkeit steigt. Wichtige Vitamine für stressige Zeiten sind vor allem alle B-Vitamine, aber auch die Mineralstoffe Magnesium, Kalium und Eisen.

- Chronischer Stress führt unter anderem zu Konzentrations-, Gedächtnis-, Wortfindungs- und Koordinationsstörungen.
- Stress verlangt nach einer ausreichenden Versorgung mit allen wichtigen Nährstoffen, besonders nach Magnesium.

HINWEISE

- Wer leicht gestresst ist, sollte zu Getreide, Kartoffeln und Gemüse greifen und seinen Eiweißanteil bei den Mahlzeiten reduzieren.
- Bananen, Feigen und Datteln sind ideale Snacks in stressigen Zeiten.

Risikofaktoren reduzieren

Sowohl Übergewicht als auch Diabetes mellitus Typ 2, Störungen des Glukosestoffwechsels und das metabolische Syndrom beeinflussen die geistige Leistungsfähigkeit nachteilig. Bei diesen Risikofaktoren, die vor allem für die Entstehung von **Herz-Kreislauf-Erkrankungen** relevant sind, spielt die Ernährung eine entscheidende Rolle und entsprechende Ernährungsempfehlungen haben einen günstigen Einfluss auf ihre Reduktion. Durch ihre Einhaltung werden nicht nur Übergewicht & Co positiv beeinflusst, sondern auch die geistige Leistungsfähigkeit. Es brauchen also nicht zwei „Diätformen" kombiniert zu werden.

Ganz wesentlich ist aber auch, dass die Risikofaktoren für einen **Schlaganfall** reduziert werden. Zu diesen zählen vor allem ein unbehandelter hoher Blutdruck, aber auch genetische Veränderungen sowie Stress, Nikotin und Alkohol, Übergewicht und Bewegungsmangel, wie auch erhöhte Blutfettwerte.

Nachgewiesen ist aber auf alle Fälle die positive Wirkung von **Obst und Gemüse** auf das Schlaganfallrisiko, das ja ganz wesentlich für die Gehirngesundheit ist. Hier bringt jede zusätzliche Portion pro Tag einen zusätzlichen Schutz, fünf bzw. mehr als fünf Portionen pro Tag verringern das Schlaganfallrisiko bedeutend. Eine aktuelle Übersichtsarbeit bestätigte ebenfalls eindeutig die schützende Wirkung von Obst und Gemüse wie von Soja und kam zu dem Schluss, dass über 80 % der Schlaganfälle vermeidbar wären, insbesondere durch Lebensstilfaktoren wie die Ernährung. Weniger eindeutig nachgewiesen ist die Wirkung von Fisch, tierischen Produkten und Vollkorngetreide. Präventiv wirkt die Mittelmeer-Diät (siehe „Mediterrane Ernährung").

Den geistigen Abbau verlangsamen

Der geistige Abbau beginnt bereits im mittleren Alter. Dies zeigte eine epidemiologische Längsschnittstudie bei über 10.300 TeilnehmerInnen im Alter zwischen 45 und 70 Jahren. Über den Beobachtungszeitraum von zehn Jahren kam es in allen Altersgruppen zu einem kognitiven Rückgang, auch bei den gesunden TeilnehmerInnen, die zu Beginn der Studie zwischen 45 und 49 Jahren alt waren. Die Abnahme der geistigen Leistungsfähigkeit nimmt dann aber mit fortschreitendem Alter weiter zu. Vermutet wird, dass neben einer genetischen Komponente ebenfalls Lebensstilfaktoren wie die Ernährung eine große Rolle spielen.

Bei männlichen Rauchern im mittleren Alter konnte ein vermehrter Abbau der allgemeinen geistigen Leistungsfähigkeit und der Führungsfunktionen im Vergleich zu Nichtrauchern festgestellt werden. Dieser Effekt zeigte sich auch, wenn das Rauchen immer wieder durch Perioden des Nichtrauchens unterbrochen wurde. Bei ehemaligen Rauchern, die über zehn Jahre nicht mehr rauchten, konnte kein Zusammenhang mehr zwischen dem Rauchen und einem größeren geistigen Abbau beobachtet werden. Starkes Rauchen in der Lebensmitte hat offensichtlich auch Langzeitfolgen. So haben starke RaucherInnen auch ein um 100 % größeres Risiko an Demenz und Alzheimer zu erkranken, auch noch mehr als zwei Jahrzehnte später.

Wenn RaucherInnen überdies einen hohen Alkoholkonsum haben, sinken ihre kognitiven Fähigkeiten um 36 % schneller als bei NichtraucherInnen, die nur moderat Alkohol konsumieren.

- Der Lebensstil beeinflusst den geistigen Abbau mit zunehmendem Alter.

Auf die Qualität der Ernährung kommt es an

Eine Langzeitwirkung hat der Fettkonsum im Erwachsenenalter. 40–60-Jährige zeigten durch eine hohe Zufuhr von **gesättigten Fettsäuren** eine Verschlechterung der kognitiven Funktionen und der prospektiven Erinnerung sowie ein erhöhtes Risiko einer leichten kognitiven Beeinträchtigung (= MCI, Mild cognitive impairment) zwanzig Jahre später, während ein hoher Konsum von **ungesättigten Fettsäuren** die geistige Leistungsfähigkeit und das semantische Gedächtnis im Alter verbessert, insbesondere durch einen hohen Fischkonsum. Bei jüngeren Erwachsenen im Alter von 18 bis 45 Jahren erwies sich auch, dass bei einer niedrigen Zufuhr von Omega-3-Fettsäuren (weniger als 200 mg DHA – Docosahexaensäure – und EPA – Eiscosaensäure – pro Woche) über die Nahrung eine Supplementation von DHA in der Höhe von 1,16 g im Vergleich zu einer Placebogabe über den Zeitraum von sechs Monaten die Gedächtnisleistung wie auch die Reaktionszeit verbessert werden konnte.

Ein hoher Konsum von gesättigten Fettsäuren ist darüber hinaus verbunden mit einer schlechteren Leistung bei Tests in visuellem-räumlichem Lernen, verbalen Lernen sowie des Gedächtnisses und des verbalen IQs. Der Zusammenhang zwischen schlechter geistiger Leistungsfähigkeit und Transfettsäuren sowie dem Verhältnis gesättigte Fettsäuren zu ungesättigten Fettsäuren besteht offenbar unabhängig von der Gesamtenergiezufuhr. Aus diesem Grund ist es besonders wichtig, die Beurteilung der täglichen Ernährung nicht nur an der **Kalorienzufuhr** festzumachen, sondern auch die Qualität und hier insbesondere die Art der Fette zu berücksichtigen. Dieser Effekt zeigt sich bei der Eiweißzufuhr nicht. Eine hohe Aufnahme wirkt sich bei einer ausgeglichenen Energiebilanz nicht negativ auf die kognitiven Funktionen aus.

Ein hoher **Obst- und Gemüsekonsum** im mittleren Erwachsenenalter scheint sich ebenfalls positiv auf den geistigen Abbau auszuwirken, wobei die Studienlage nicht eindeutig ist. Grundsätzlich zeigen vor allem Nüsse, Kohl und Wurzelgemüse einen positiven Effekt. Eine Übersichtsarbeit mit neun Studien und insgesamt 44.004 TeilnehmerInnen bestätigte, dass eine erhöhte Zufuhr von Gemüse mit einem verringerten Risiko einer Demenzerkrankung und des Abbaus der kognitiven Fähigkeiten verbunden war. Dies konnte bei einem hohen Obstkonsum aber nicht festgestellt werden.

- Die Qualität des Fettkonsums hat einen entscheidenden Einfluss auf die Entwicklung des geistigen Abbaus.
- Gesättigte Fettsäuren und Transfettsäuren beschleunigen offensichtlich den geistigen Abbau im Lauf des Lebens.
- Pflanzliche Lebensmittel, insbesondere Gemüse und Nüsse, aber auch Fisch reduzieren den altersbedingten kognitiven Abbau.

Alkohol – die Dosis macht das Gift

Alkohol in moderaten Mengen genossen wird mit positiven Effekten auf die Gesundheit in Verbindung gebracht. Inwieweit eine solche Zufuhr auch das Gehirn schützt, ist wissenschaftlich noch umstritten. Ein **leichter bis mäßiger Alkoholkonsum** könnte tatsächlich auch Demenzerkrankungen im Allgemeinen vorbeugen, ob allerdings diese Vorteile auch für die kognitive Abnahme oder prädementische Syndrome bestehen, ist unklar. Wahrscheinlich ist der Effekt auch vorwiegend auf den Weinkonsum zu beschränken aufgrund der möglichen schützenden Wirkung der in Wein enthaltenen zahlreichen Polyphenole einschließlich Resveratrol. Als Ursache für die uneinheitliche Studienlage werden neben dem Studiendesign auch die Feststellung der Trinkgewohnheiten oder die Wechselwirkungen mit anderen Lebensstilfaktoren, wie beispielsweise Rauchen, bis hin zu genetischen Faktoren gesehen. Es gibt aber derzeit keine Anzeichen, dass ein geringer bis mäßiger Alkoholkonsum insgesamt schädlich für die Kognition ist oder Demenzerkrankungen fördert. Problematisch ist jedoch die Aussage, dass Alkohol die geistige Leistungsfähigkeit steigert.

Ein **exzessiver Alkoholkonsum** zeigt dagegen zahlreiche negative Auswirkungen auf die Kognition, insbesondere auf die Aufmerksamkeit, das Problemlösen und den Arbeitsspeicher, die regionale Gehirnaktivierung und sogar auf das Volumen der grauen und weißen Hirnsubstanz. Wobei die kognitiven Auswirkungen für jeden Einzelnen sehr unterschiedlich sein können und außerdem vom Alter des Erstkonsums, dem spezifischen Muster des Alkoholkonsums und dem Geschlecht abhängen.

- Leichter bis moderater Alkoholkonsum hat keine negativen Auswirkungen auf die geistige Fitness.
- Ein potenzieller Schutzfaktor für die Gehirnfunktion könnten die in alkoholischen Getränken enthaltenen Antioxidantien wie beispielsweise Polyphenole sein.
- Exzessiver Alkoholgenuss hat mit großen individuellen Unterschieden einen negativen Einfluss auf die geistige Fitness, vor allem auf die Aufmerksamkeit, das Problemlösen und das Gedächtnis.

Positiven Einfluss haben:	**Negativen Einfluss haben:**
Omega-3-Fettsäuren	Rauchen
Walnüsse	Starkes Übergewicht
Obst, vor allem Beeren, Gemüse, Kohl und Wurzelgemüse	Starker Alkoholkonsum
Zusammengesetzte Kohlenhydrate	Chronischer Stress
	Hoher Konsum von gesättigten Fettsäuren auch bei ausgeglichener Energiebilanz
	Ungünstiges Verhältnis zwischen gesättigten und ungesättigten Fettsäuren
	Hohe Zufuhr von Transfettsäuren
	Starke Blutzuckerschwankungen
	Erhöhte Blutzuckerwerte
	Einseitige Ernährung, Mangelernährung

Tabelle: Einflussfaktoren auf die geistige Leistungsfähigkeit und Gehirngesundheit

Schwangere

Bereits die Ernährung während der Schwangerschaft hat Auswirkungen auf die geistige Entwicklung des Kindes. Es gibt Hinweise, dass es hier einen Zusammenhang mit der Reifung des Gehirns gibt. Besonders kritisch ist eine unzureichende Versorgung im letzten Drittel der Schwangerschaft, wo es zu einem sehr schnellen Wachstum des Gehirns kommt. Es spielen vor allem Jod, Eisen, Zink, Vitamin B_{12}, Folsäure, Vitamin D und die Omega-3-Fettsäuren eine besondere Bedeutung für die Gehirnentwicklung. Die Aufnahme dieser Stoffe durch die Mutter beeinflusst die kognitive Leistung im späteren Kindesalter. Ein schwerer Jodmangel beispielsweise führt zu gravierenden negativen Folgen der Gehirnentwicklung und im schlimmsten Fall zum Kretinismus, einer Form der geistigen Behinderung.

Wichtig ist die ausreichende Versorgung von schwangeren **Vegetarierinnen und Veganerinnen** insbesondere mit Vitamin B_{12}. So haben beide Gruppen beispielsweise ein erhöhtes Risiko einer Vitamin-B_{12}-Unterversorgung, genauso wie Frauen mit Morbus Crohn, Zöliakie oder nach Magen-Bypass-Operationen. Ein niedriger Vitamin-B_{12}-Serum-Spiegel geht mit einer verzögerten kognitiven Entwicklung einher und stellt auch ein erhöhtes Risiko für Depressionen bei Erwachsenen dar. Die Fallbeschreibung eines 14 Monate alten Kindes zeigte, dass ein durch die vegane Ernährung der Mutter ausgelöster Vitamin-B_{12}-Mangel beim Kind zu langfristigen neurologischen Behinderungen führte. Die kognitive und sprachliche Entwicklung blieben ernsthaft verzögert, wenngleich es durch eine Vitamin-B_{12}-Supplementation zu einer schnelleren Auflösung der bestehenden Hirnatrophie und EEG-Anomalien kam. Ein Augenmerk sollte aber auch auf eine ausreichende Zufuhr von **Eisen und Zink** gelegt werden, da für beide Mikronährstoffe die Bioverfügbarkeit aus pflanzlichen Lebensmitteln reduziert ist.

Besonders kritisch ist **Alkoholkonsum** in der Schwangerschaft, er birgt eine Reihe von Risiken wie Wachstumsretardierung, Missbildungen, Entwicklungsdefekte bis hin zum spontanen Abortus. Weiters kann es zu kognitiven Anomalien des Kindes kommen, die bis ins Erwachsenenalter bestehen bleiben. Obwohl mehrere Studien zeigen, dass ein geringer Alkoholkonsum mit keinen negativen Auswirkungen auf das Ungeborene verbunden ist, ist die Evidenz nicht stark genug, um ein Risiko dezidiert auszuschließen. Daher sollte während der ganzen Schwangerschaft auf Alkohol komplett verzichtet werden.

Gut untersucht ist mittlerweile der Zusammenhang zwischen dem **Schwangerschaftsdiabetes** und dem erhöhten Risiko beispielsweise für Übergewicht beim Kind. Ob dieser auch einen negativen Einfluss auf die Gehirnentwicklung und damit auf die geistige Leistungsfähigkeit beim Kind hat, ist noch wenig und mit unterschiedlichen Ergebnissen erforscht. Gefundene Zusammenhänge wurden etwa wieder relativiert, wenn Störfaktoren, wie beispielsweise die Bildung der Eltern, mitberücksichtigt wurden.

Nachdem die **pränatale Geschmacksprägung** schon gut erforscht ist und es Beweise gibt, dass das mütterliche Essverhalten die Vorlieben der Kinder später beeinflusst, ist es besonders wichtig, auf eine richtige Nahrungsauswahl zu achten. Kinder von Müttern, die in der Schwangerschaft Karottensaft tranken, akzeptierten bei der Einführung der Beikost Karottenbrei schneller und aßen mehr davon. Das konnte auch vom Knoblauchkonsum bestätigt werden: Die Kinder der knoblauchessenden Mütter aßen beim Angebot von knoblauchgewürztem Kartoffelbrei deutlich mehr als die Kinder, die in der pränatalen Phase keinen Kontakt mit Knoblauch hatten.

Langzeitfolgen hat auch eine **pränatale Unterernährung**. Sie vermindert ab einem Alter von 50 bis 59 Jahren die Widerstandskraft gegenüber dem altersbedingten kognitiven Leistungsabfall. Bei Leistungstest im Alter hatten sowohl Frauen als auch Männer schlechtere Ergebnisse, wenn sie als Ungeborene hungern mussten. Untersucht wurde das bei Personen, deren Mütter am Ende des Zweiten Weltkriegs eine Hungersnot durchmachten und eine Essenszuteilung von nur 400 kcal pro Tag erhielten. Bei diesen Personen konnte aber kein Einfluss der Hungersnot auf die allgemeine Intelligenz, die Gedächtnisfunktion und das Wahrnehmen im Rahmen des motorischen Lernens festgestellt werden, sondern „nur" frühzeitige Altersprozesse im Gehirn.

- Die Ernährung in der Schwangerschaft hat bereits Einfluss auf die Gehirnentwicklung beim Kind.
- Besondere Bedeutung in der Schwangerschaft haben Jod, Eisen, Zink, Vitamin B_{12}, Folsäure, Vitamin D und Omega-3-Fettsäuren.
- Schwere Nährstoffmängel (z. B. Jod) in der Schwangerschaft können von Intelligenzstörungen bis zu geistiger Behinderung führen.

SeniorInnen

Im Alter nimmt die geistige Leistungsfähigkeit kontinuierlich ab, und es besteht ein hohes Risiko, an Demenz und ihren Vorstufen zu erkranken. Vor allem kommt es zur Abnahme des Kurzzeitgedächtnisses und der geistigen Wendigkeit. Man kann davon ausgehen, dass 4 % der 65–74-Jährigen bereits altersbedingte kognitive Störungen aufweisen. Der Anteil steigt dann altersabhängig auf über 20 %. Dazu kommt dann noch, dass die Prävalenz der häufigsten Form der Demenz, der Alzheimerkrankheit, bei über 70-Jährigen bei 10 % liegt.

Inwieweit die Ernährung hier eine Rolle spielt, ist mittlerweile gut erforscht. Es gibt hinreichende Beweise dafür, dass das richtige Ernährungsverhalten zwar keine Demenzerkrankung verhindert, aber ihr Auftreten um Jahre verschieben kann und damit zu einem beträchtlichen Gewinn an Lebensqualität beiträgt.

Zu einer schlechten geistigen Leistungsfähigkeit trägt bekanntermaßen auch im Alter ein schlecht regulierter **Blutzuckerspiegel** bei, während die richtigen Kohlenhydrate die Gedächtnisleistung in bestimmten Situationen verbessern. Wie auch bei Kindern und Erwachsenen profitieren SeniorInnen vom Frühstücken. Interessanterweise ist es für diese Altersgruppe ebenfalls besonders wichtig, dass in erster Linie überhaupt gefrühstückt und erst in zweiter Linie was gegessen wird. Sowohl die Energiezufuhr aus Kohlenhydraten, Eiweiß oder Fett erhöhen bei gesunden Frauen und Männern im Alter von 61 bis 79 Jahren die Gedächtnisleistung. Allerdings sei angemerkt, dass die Aussagekraft dieser Daten aufgrund der geringen Anzahl der StudienteilnehmerInnen an der Untersuchung sehr gering ist.

- Im Alter nimmt die geistige Leistungsfähigkeit kontinuierlich ab und das Erkrankungsrisiko für Demenz und Alzheimer steigt.
- Die richtige Ernährung im Alter trägt maßgeblich zur Erhaltung der geistigen Fitness bei.

Geistig fit im Alter

Ältere Menschen sind sehr häufig von kognitiven Defiziten betroffen. Diese Häufigkeit steigt noch mit dem Bestehen einer **Mangelernährung**, die wiederum bei älteren Personen oftmals auftreten kann. Die Ursachen dafür sind vielfältig: So können körperliche Veränderungen (z. B. des Geruchs-, Geschmacks- und Durstempfindens), Schluckbeschwerden oder Kauprobleme genauso dazu führen wie die soziale oder finanzielle Situation. Auch die erhöhte Morbidität,

Schmerzen oder auch eine Medikamenteneinnahme sowie die sehr häufig vorkommende Appetitlosigkeit können die Ernährungssituation negativ beeinflussen. Als besondere Risikonährstoffe für eine Unterversorgung im Alter wurden Vitamin D, ß-Carotin, Calcium, Zink und Selen identifiziert.

In erster Linie ist es demnach wichtig, auf eine **ausreichende Nährstoffzufuhr** zu achten. Da im Alter generell der Energiebedarf sinkt, muss die Qualität der Ernährung im Vordergrund stehen. Dies ist umso schwerer, da physiologische Veränderungen die optimale Versorgung weiter erschweren können.

Sowohl Kohlenhydrate, Eiweiß oder Fette zu einer Mahlzeit beeinflussen kurzfristig die geistige Fitness. Unabhängig vom Blutzuckerspiegel verbessert sich das Gedächtnis generell bei der alleinigen Gabe von Molkeneiweiß, Glukose oder Distelöl nach 15 Minuten bei gesunden SeniorInnen, wobei aber jeder Nährstoff noch zusätzlich ganz spezielle Komponenten der geistigen Leistungsfähigkeit verbessert. So erhöht Fett die Aufmerksamkeit insbesondere nach 60 Minuten und Eiweiß reduziert die Rate des Vergessens bei Tests 15 Minuten nach dem Konsum. Das legt nahe, dass die Aufnahme von Energie insgesamt wesentlich ist und erst in zweiter Linie, welche energieliefernden Nährstoffe aufgenommen werden.

Auch wenn die Ernährung im Alter eine ganz besondere Funktion auf die Gedächtnisleistung ausübt, muss betont werden, dass diese vor allem in Kombination mit einer allgemeinen **gesunden Lebensweise** wichtig ist. Eine regelmäßige körperliche Aktivität, ein moderater Alkoholkonsum und eine kalorienarme Ernährung mit einem hohen Anteil an ungesättigten Fettsäuren sind mit einer besseren Gedächtnisleistung bei gesunden älteren Personen assoziiert. Inwieweit aber eine kalorienreduzierte Kost, die mit einer Gewichtsabnahme einhergeht, langfristig sinnvoll ist, ist doch sehr fraglich. Auf alle Fälle sollte die Energieaufnahme so gewählt werden, dass sie den Verbrauch nicht übersteigt. Das heißt, dass insbesondere bei Normalgewicht nicht abgenommen wird.

Kombiniert werden sollte die gesunde Lebensweise darüber hinaus mit einem regelmäßigen **Gedächtnistraining**. Ideal sind vor allem Lesen, Rätsel und Sudoku lösen, sich mit Neuem beschäftigen

(z. B. Computer, Sprachen lernen) und die Wahrnehmung von sozialen Aktivitäten. Einsamkeit, Isolation und chronische Langeweile verstärken nur den kognitiven Abbau.

Qualität der Ernährung

Auch im Alter spielt die Qualität der Ernährung eine große Rolle. Stellt in den mittleren Lebensjahren die hohe Zufuhr von gesättigten Fettsäuren ein immenses Risiko dar, scheint diese im Alter weniger Auswirkungen auf die geistige Leistungsfähigkeit zu haben. Bei über 60-jährigen Frauen konnte nämlich kein Zusammenhang zwischen der Aufnahme von gesättigten Fettsäuren, Transfettsäuren, Nahrungscholesterin und dem Abbau der kognitiven Fähigkeiten festgestellt werden. Positiv war jedoch die Zufuhr von mehrfach ungesättigten Fettsäuren. Ihr Konsum verringerte den geistigen Leistungsabfall, unter anderem die allgemeine Gedächtnisleistung, die Sprachleistung und die Führungsfunktion, nicht jedoch die Aufmerksamkeit.

Omega-3-Fettsäuren, insbesondere die langkettige EPA und die langkettige DHA, sind ja entscheidend für die Gehirnentwicklung und die normale Funktion des Gehirns. Die Konzentration dieser beiden Fettsäuren im Gehirn nimmt aber im Alter ab, was mit einer Verschlechterung einiger Hirnfunktionen in Verbindung stehen kann. Aus Tierversuchen weiß man, dass eine niedrige Omega-3-Fettsäuren-Ernährung mit kognitiven Defekten verknüpft ist und diese durch eine Supplementation wieder verbessert werden konnten, zumindest bei älteren Mäusen. Eine Übersichtsarbeit kam zu dem Schluss, dass die Omega-3-Fettsäuren beim älteren Menschen ohne Demenz helfen, den kognitiven Abbau zu verlangsamen, nicht jedoch zur Vorbeugung oder Behandlung von Demenz, einschließlich der Alzheimerkrankheit, beitragen.

Wesentlich für die Erhaltung der Muskelmasse ist die Zufuhr von **Proteinen**. Da die einzelnen Aminosäuren ja ganz wichtige Bausteine für Neurotransmitter sind, sollte die Proteinaufnahme im Alter auch in Hinblick auf die Kognition näher betrachtet werden. Bei gebrechlichen Personen über 79 Jahre hatte die Nahrungsproteinzufuhr offensichtlich keinen Einfluss auf die kognitiven Bereiche. Eine Proteinsupplementation konnte ausschließlich die Reaktionszeit verbessern, nicht jedoch andere kognitive Funktionen, wie beispielsweise die Gedächtnisleistung.

Wichtig ist auch eine ausreichende Zufuhr von **Antioxidantien**. Diese wurde für Vitamin C, E und Carotinoide bestätigt. Personen mit der höchsten Zufuhr hatten einen langsameren geistigen Verfall. Das Gleiche gilt für Selen. Ein niedriger Plasma-Selen-Spiegel ist mit einem Rückgang der globalen Wahrnehmung, der Aufmerksamkeit und der psychomotorischen Geschwindigkeit verbunden, untersucht über einen Zeitraum von neun Jahren.

Fraglich ist dagegen der Nutzen von hohen Dosen einzelner Mikronährstoffe. Schon oft hat sich in der Vergangenheit herausgestellt, dass eine Gabe von hohen Dosen oder Einzelstoffen nicht den gewünschten Effekt, sondern das Gegenteil erreichte. Die Ernährungswissenschaft empfiehlt deshalb in jedem Lebensalter eine richtige Lebensmittelauswahl. Hier sei jetzt exemplarisch nur ein Beispiel angeführt, wo es durch eine hohe Zufuhr von Folsäure sogar zu einem schnelleren kognitiven Verfall kam. Dies wurde bei einer täglichen Zufuhr von 400 µg pro Tag bei über 65-Jährigen festgestellt. Wenngleich es durchaus sinnvoll ist, bestehende Defizite auszugleichen. So konnte beispielsweise gezeigt werden, dass bei Personen über 70 Jahre mit einer bereits leichten kognitiven Beeinträchtigung eine Senkung des Homocystein-Spiegels durch die kombinierte Gabe von Folsäure, Vitamin B_6 und B_{12} sich durchaus positiv auswirkte, ob dadurch jedoch auch die fortschreitende Ausbildung einer Demenz verlangsamt oder gar verhindert wird, konnte nicht bestätigt werden. Auch der Ausgleich eines Zinkmangels wirkt sich bei über 70-Jährigen positiv aus.

- Die Qualität der Ernährung im Alter ist besonders wichtig, da nur der Energiebedarf sinkt, nicht jedoch der Nährstoffbedarf.
- Omega-3-Fettsäuren können den kognitiven Abbau verlangsamen.
- Eine schlechte Fettsäurequalität (hohe Zufuhr von gesättigten Fettsäuren) hat im Alter kaum mehr Auswirkungen auf den geistigen Verfall.
- Ein Mangel an einzelnen Nährstoffen, insbesondere der Risikonährstoffe Vitamin D, ß-Carotin, Calcium, Zink und Selen, bedarf eines Ausgleiches.

Mehr von den Pflanzen

Bei 70–74-Jährigen zeigte sich, dass die älteren Frauen und Männer, die mehr Obst, Gemüse, Getreideprodukte und Pilze essen, deutlich besser bei kognitiven Tests abschneiden als die mit einem sehr geringem oder keinem Konsum. Der Zusammenhang zwischen besserer geistiger Fitness und Obst- und Gemüsekonsum ist deutlich dosisabhängig und am besten bei der täglichen Zufuhr von ca. 500 g pro Tag. Für Getreideprodukte und Kartoffeln ist eine Menge von 100–150 g pro Tag ideal. Bei den einzelnen pflanzlichen Lebensmitteln zeigten Karotten, Kohlgemüse, Zitrusfrüchte und Vollkornbrot den besten Einfluss auf die Kognition, während alleinig der Weißbrotkonsum negativ mit der geistigen Leistungsfähigkeit assoziiert ist. Offenbar hat aber Gemüse einen größeren Einfluss auf die Beibehaltung der geistigen Leistungsfähigkeit im Alter. Das zeigt auch eine Übersichtsarbeit, die insgesamt neun Studien mit insgesamt 44.004 TeilnehmerInnen analysierte. Ihr Fazit war, dass eine erhöhte Zufuhr von Gemüse mit einem niedrigeren Risiko für Demenz und langsameren Abbau der kognitiven Fähigkeiten im Alter verbunden ist, dieser Beweis für Obst fehlt aber noch.

- Pflanzliche Lebensmittel haben einen positiven Einfluss auf die geistige Fitness im Alter.
- Insbesondere ein hoher Gemüsekonsum verlangsamt den kognitiven Abbau und reduziert das Demenzrisiko.

HINWEISE

- Eine tägliche Zufuhr von ca. 500 g Obst und Gemüse zeigt die besten Ergebnisse bezüglich geistiger Fitness.
- Für Getreideprodukte und Kartoffeln ist eine Menge von 100–150 g pro Tag ideal.

Schokolade, Wein und Tee

Schokolade, Wein und Tee haben gemeinsam, dass sie eine hohe Menge an **Flavonoiden** beinhalten und diese auch besonders wertvoll für die geistige Fitness sind. Auch bei 70–74-jährigen Frauen und Männern zeigte sich, dass diejenigen, die Schokolade, Wein oder Tee konsumierten, deutlich bessere Testergebnisse bei der Überprüfung der geistigen Leistungsfähigkeit hatten. Am besten waren die Testergebnisse bei den Personen, die alle drei Lebensmittel regelmäßig aßen und tranken, allerdings war der Zusammenhang abhängig von der konsumierten Menge. Die maximale Wirkung auf die geistige Leistungsfähigkeit stellt sich bei einem Konsum von etwa 10 g Schokolade und etwa 75–100 ml Wein pro Tag ein. Besonders gute Flavonoide-Lieferanten sind neben Tee (grüner und schwarzer Tee) Fruchtsäfte, Zwiebeln, Rettiche oder Karotten und Äpfel. Die Wirkung der Flavonoide ist durch ihre antioxidative Eigenschaft zu erklären.

- Lebensmittel, kleine Mengen Schokolade (10 g pro Tag), grüner und schwarzer Tee, Äpfel, Zwiebeln, Karotten und Wein (bis 100 ml pro Tag), sind wichtige Lieferanten von antioxidativen Schutzstoffen.

Täglich eine Portion Nüsse

Nachdem auch Nüsse eine wichtige Quelle für mehrfach ungesättigte Fettsäuren sind, wird ihr regelmäßiger Konsum empfohlen. Bei älteren Frauen mit einem Durchschnittsalter von 74 Jahren konnte im Rahmen einer großen Studie festgestellt werden, dass ein regelmäßiger höherer Nusskonsum (fünf Portionen pro Woche) mit einem geringeren geistigen Leistungsabfall über den Zeitraum von sechs Jahren verbunden war. Betroffen waren alle untersuchten Komponenten der geistigen Fitness wie Aufmerksamkeit oder die kurz- und langfristige Wiedergabe von Wörtern.

- Besonders vorteilhaft für die geistige Fitness im Alter ist ein regelmäßiger Nusskonsum.

Vitamin D – nicht nur für die Knochen

Eine besondere Bedeutung in Bezug auf die geistige Leistungsfähigkeit im Alter hat Vitamin D. SeniorInnen mit einer niedrigen Konzentration im Serum haben häufiger und gleichzeitig einen stärkeren geistigen Abbau, da Vitamin D im Gehirn eine Reihe von Funktionen ausführt. So übt beispielsweise seine Bindung an Hormonrezeptoren einen neuralen Schutz gegen degenerative Prozesse aus einschließlich einer antioxidativen und entzündungshemmenden Wirkung. Außerdem reguliert Vitamin D die Genexpression von zahlreichen Neurotransmittern im Gehirn, insbesondere im Hippocampus, wie Acetylcholin, Dopamin, Serotonin und γ-Aminobuttersäure. Es ist daher besonders wichtig, den Vitamin-D-Status im normalen Bereich zu halten. Die meisten Studien, die sich mit dem Zusammenhang zwischen Vitamin D und der geistigen Leistungsfähigkeit beschäftigen, sind erst in den letzten zehn Jahren gemacht worden. Ältere Menschen mit der Alzheimerkrankheit weisen einen niedrigen Vitamin-D-Status auf und scheinen damit auch ein erhöhtes Risiko für Demenz zu haben, zumindest laut einer epidemiologischen Studie und deren Nachuntersuchung nach sieben Jahren. Auf alle Fälle bestätigte eine Metaanalyse aus dem Jahr 2012, dass niedrige Vitamin-D-Konzentrationen mit schlechteren kognitiven Funktionen und einem erhöhten Risiko für Alzheimer verbunden waren. Gestützt werden diese Erkenntnisse auch von einer um ein Jahr jüngeren Metaanalyse, die ebenfalls zu dem Schluss kam, dass durch niedrige Plasmaspiegel Funktionsstörungen vor allem bei der Informationsaktualisierung und der Verarbeitungsgeschwindigkeit vorhergesagt werden können.

- Ein Vitamin-D-Mangel wird mit schlechteren kognitiven Funktionen und einem erhöhten Erkrankungsrisiko an Demenz und Alzheimer in Verbindung gebracht.

Aktiv trinken

Bei älteren Personen nimmt der Flüssigkeitsgehalt im Körper ab. Es kommt sehr oft zu einer geringen Flüssigkeitszufuhr, da einerseits das Durstempfinden abnimmt und andererseits bewusst weniger getrunken wird, da der Gang zur Toilette mit zunehmendem Alter beschwerlicher wird und der nächtliche Toilettengang Ängste auslöst sowie Inkontinenz und Prostatabeschwerden bestehen können. Die **Gefahr einer Dehydration** ist deshalb bei SeniorInnen besonders groß und führt je nach Grad zur Verlangsamung der

Verarbeitungsgeschwindigkeit, zu einer geringeren Aufmerksamkeit, aber auch zu einem nachlassenden Erinnerungsvermögen bis hin zu Verwirrtheitszuständen. Es bestehen eine erhöhte Sturzgefahr, Schwäche, Schwindel, Apathie, Lethargie, eine stärkere Infektionsanfälligkeit und die Gefahr von Krampfanfällen, Thrombosen oder auch Blutdruckabfällen. Weiters kann aber auch die Wirkung von Medikamenten beeinflusst sowie Obstipation und Infektionen der Harnwege begünstigt werden. Nicht selten werden mit steigendem Alter, insbesondere bei Hochbetagten, Austrocknungszustände beobachtet, die zu Krankenhauseinweisungen führen.

Empfohlen wird eine **Flüssigkeitszufuhr von 1,5 l** über Getränke, die bei Hitze, körperlicher Aktivität, hohem Eiweiß- und Kochsalzkonsum, Fieber, Durchfall und Erbrechen noch gesteigert werden muss. Medikamente sollten immer mit Wasser eingenommen werden und nicht mit Fruchtsäften, Milch oder Tee. Bestimmte Inhaltsstoffe aus Zitrusfrüchten wie Grapefruit oder Orange können die Wirkung von Medikamenten beeinflussen.

Wie auch bei den jüngeren Erwachsenen stellt nur ein hoher **Alkoholkonsum** ein Problem dar. Ein moderater Konsum ist für ältere Menschen beider Geschlechter definiert als ein Getränk pro Tag (ein Getränk entspricht 12 Unzen (340 g) Bier, 5 Unzen (140 g) Wein oder 1,5 Unzen (42 g) Schnaps). Diese Dosierung wirkt zusätzlich anregend auf den Appetit und die Darmfunktion und verbessert die Stimmung. Allerdings können Wechselwirkungen mit Medikamenten auftreten und das Schmerzempfinden verstärkt werden. Bestehende kognitive Beeinträchtigungen und Demenzerkrankungen können sich verschlimmern. Zusammengefasst können ältere Menschen ohne bestehende kognitive Einschränkungen und andere medizinische Kontraindikationen, die auch keine Medikamente nehmen, die mit Alkohol interagieren, ein Glas Alkohol pro Tag konsumieren; jedoch nicht vor Autofahrten oder unmittelbar vor dem Zubettgehen, um Schlafstörungen zu vermeiden.

- Nachdem das Durstempfinden im Alter nachlässt, sollte auf die Menge der Flüssigkeitszufuhr (1,5 l pro Tag) besonders geachtet werden.
- Vorsicht bei den Wechselwirkungen zwischen Medikamenten und Säften aus Zitrusfrüchten und Alkohol.

ZUSAMMENFASSUNG
RICHTLINIEN FÜR DIE GEISTIGE FITNESS IM ALTER

- Regelmäßige Bewegung und Gedächtnistraining
- Viel Gemüse, Getreide, Nüsse und Fisch
- Ausreichende Flüssigkeitszufuhr
- Keine Mahlzeiten auslassen
- Jede einseitige Ernährung oder Mangelernährung vermeiden
- Moderater Alkoholkonsum
- Wahrnehmung von sozialen Aktivitäten

// KÖRPERLICHE LEISTUNGS-FÄHIGKEIT

Physiologische Grundlagen der körperlichen Leistungsfähigkeit

Leistung und Leistungstests

Schneller, höher, stärker. Diese simplen drei Wörter haben seit Menschengedenken eine besondere Bedeutung für uns. Leistung wird in unserer Gesellschaft großgeschrieben und nimmt einen zentralen Stellenwert im täglichen Leben ein. Spätestens ab dem Schulbeginn (wenn nicht früher) bis zur Pensionierung (und auch darüber hinaus) wird von uns Leistung verlangt, sowohl in geistiger als auch körperlicher Hinsicht.

Physikalisch definiert ist Leistung die verrichtete Arbeit pro (benötigter) Zeit mit der Maßeinheit Watt. Grundsätzlich wird zwischen physischer bzw. körperlicher und psychischer bzw. kognitiver Leistungsfähigkeit unterschieden. Die Leistungsfähigkeit ist generell die Fähigkeit, den Energieumsatz über den Grundumsatz zu steigern. Unter Leistungsfähigkeit wird aber auch die Fähigkeit verstanden, bestimmte Aufgaben zu erfüllen. Lernen und Training ermöglichen und festigen diese. Daneben hängt die Leistungsfähigkeit von verschiedenen Faktoren ab, dazu gehören das Alter, das Geschlecht, der Gesundheitszustand, der Trainingszustand, Begabungen und Umwelteinflüsse. Aber auch die **Ernährung** hat einen wesentlichen Einfluss auf die Leistungsfähigkeit, sowohl direkt als auch indirekt. Dabei bezieht sich der indirekte Einfluss auf den wichtigen Stellenwert der Ernährung für die Gesundheit des Menschen. Ungesunde Ernährungsformen gehen mit teilweise erheblichen Risiken für Krankheiten einher, die dann in weiterer Folge die Leistungsfähigkeit beeinträchtigen können. Das klassische Beispiel hierfür wäre die Entstehung von Übergewicht und Fettleibigkeit, die sogenannte Adipositas, vor allem durch Überernährung, viel Fast Food & Co sowie Bewegungsarmut. Adipositas wiederum führt zu physiologischen und krankhaften Veränderungen, die die Leistungsfähigkeit mindern. Diese Thematik wird in einem eigenen Kapitel (siehe „Spezielle Ernährungsformen und körperliche Fitness") behandelt.

In der Sportphysiologie werden unter körperlicher Leistungsfähigkeit verschiedene Komponenten subsummiert, dazu zählen insbesondere die aerobe und anaerobe Ausdauer, Schnelligkeit, Power und Kraft. Aber auch andere Komponenten der körperlichen Fitness, die von der Gesundheit oder den eigenen Fähigkeiten und Fertigkeiten abhängen, können differenziert werden, wie etwa die Beweglichkeit von Gelenken und Muskulatur, motorische Koordination, Balance, Reaktionszeit und Geschwindigkeit.

Neben verschiedenen Tests, die die Maximalkraft oder auch die kurzzeitige anaerobe Power messen, wird die allgemeine körperliche Leistungsfähigkeit bestimmt durch Messung einer maximalen oder vorgegebenen Arbeit innerhalb einer bestimmten Zeit. Dabei sollte ein großer Teil der Skelettmuskulatur beansprucht werden und das Testprotokoll alltagsüblichen Bewegungen entsprechen. Die **Ergometrie** ist hier ein standardisiertes, weitgehend reproduzierbares Verfahren, mit dem die körperliche Leistungsfähigkeit gemessen wird, in Österreich ist die Fahrradergometrie üblich. Bekannt ist daneben auch die Laufbandergometrie. Eine ausbelastende Ergometrie darf nur von einem dafür ausgebildeten Arzt durchgeführt werden. Der Patient bzw. Proband darf keine Kontraindikationen für den Ausbelastungstest aufweisen, wie akute Erkrankungen oder auch einen sehr hohen Blutdruck in Ruhe. Während der Ergometrie werden routinemäßig der Blutdruck und die Herzfrequenz gemessen und ein EKG abgeleitet. In der Sportphysiologie und -medizin werden zusätzlich der Laktatspiegel (Laktat = Milchsäure) am Ohrläppchen, verschiedene Lungenfunktionswerte sowie die Sauerstoffaufnahme und Kohlendioxidabgabe über eine Maske bestimmt. Dadurch können die körperliche Fitness und der Effekt eines Trainings besser beurteilt werden. Die Belastung wird stufenweise, normalerweise in 10–25-Watt-Stufen, erhöht, bis Erschöpfung oder limitierende Symptome auftreten, wie Schmerzen in der Brust oder Atemnot. Anhand von Normalwerten, dem Anstieg des Laktatspiegels und Veränderungen weiterer Parameter (z. B. O_2-Aufnahme, CO_2-Abgabe, Atemminutenvolumen) kann anschließend die Leistungsfähigkeit überprüft und berechnet werden.

Verschiedene Faktoren können die körperliche Leistungsfähigkeit während einer Ergometrie beeinflussen:

- Temperatur und Luftfeuchtigkeit im Untersuchungsraum.
- Erholungszustand – anstrengende Tätigkeiten sollten am Testtag sowie 1–2 Tage vorher vermieden werden.
- Ernährungszustand – da insbesondere bei höheren körperlichen Belastungen hauptsächlich Kohlenhydrate (Glukose) verbrannt werden, sollte ein paar Tage vorher keine kohlenhydratarme Kost verzehrt werden.
- Menstruationszyklus – insbesondere in der Lutealphase (nach dem Eisprung bis zur Regelblutung) können hormonelle Umstellungen die Leistungsfähigkeit bei Frauen beeinträchtigen.

Bei einer körperlichen Belastung sind neben dem zellulären Energiestoffwechsel verschiedene Organsysteme beteiligt, zu diesen gehören:

- Die Muskulatur
- Das Herz-Kreislauf-System
- Die Lunge

In weiterer Folge soll auf diese Komponenten etwas genauer eingegangen werden.

Grundlagen des Energiestoffwechsels

Grundlagen zur Energie

Die wissenschaftlich korrekte Maßeinheit für Energie ist das **Joule** (J). Hinsichtlich des Energiegehaltes von Lebensmitteln wird seit Langem noch zusätzlich die Kalorie (cal) verwendet. Eine (Kilo-)Kalorie entspricht dabei ca. 4,2 (Kilo-)Joule. Für die Gewinnung von Energie im Körper sind Makronährstoffe, also Kohlenhydrate, Fette und Proteine, notwendig. Außerdem entsteht auch beim Abbau („Verbrennung") von Alkohol viel Energie. Dieses Wissen ist vor allem beim Abnehmen relevant. Trinkalkohol hat einen sogenannten Brennwert von 29,8 kJ (7,1 kcal) pro Gramm Alkohol. Theoretisch (und das ist keinesfalls eine Empfehlung!) könnte ein Erwachsener mit etwa 0,7–1 l 40%igem Schnaps oder etwa 3 l Wein seinen täglichen Energiebedarf decken. Das könnte man aber nicht lange durchhalten, da nach nicht allzu langer Zeit ein Mangel an lebenswichtigen Nährstoffen entstehen würde. Außerdem würden vor allem die Leber und das Gehirn relativ bald in Mitleidenschaft gezogen werden.

Etwa 80–85 % der täglich verbrannten Energie stammt aus Fett und Kohlenhydraten. Fett liefert 39,1 kJ (9,3 kcal) pro Gramm Fett und Kohlenhydrate liefern im Mittel 17,2 kJ (4,1 kcal) pro Gramm Kohlenhydrat. Die restlichen 15–20 % der täglich umgesetzten Energie machen Proteine aus, die 17,2 kJ (4,1 kcal) pro Gramm Protein liefern. Da Fett am energiereichsten ist, wird beim Abnehmen primär empfohlen, die Fettzufuhr zu begrenzen.

Energiebedarf des Menschen

Ein Erwachsener verbraucht bzw. setzt pro Tag etwa 10.000 kJ (ca. 2400 kcal) um. Frauen und ältere Menschen setzen weniger Energie in Ruhe um, weil sie gewöhnlich einen höheren Fettanteil besitzen und im Fettgewebe wird wenig Energie umgesetzt. Grundsätzlich setzt sich der Energieverbrauch bzw. -bedarf eines Menschen zusammen aus dem Grundumsatz (GU), der sogenannten nahrungsinduzierten Thermogenese und vor allem dem Bedarf für körperliche Aktivitäten (Arbeits- bzw. Leistungsumsatz).

Unter dem **Grundumsatz** wird der Energieumsatz unter strikten Ruhebedingungen verstanden. Er wird im nüchternen Zustand im Liegen, bei völliger körperlicher Ruhe und unter thermoneutralen Bedingungen (das entspricht etwa 28–30 °C für den unbekleideten Menschen bei Windstille und normaler Luftfeuchtigkeit) gemessen. Der Grundumsatz deckt den Energiebedarf aller inneren Organe, wie Herz, Leber, Nieren, Gehirn, und der Muskulatur.

Nach der Nahrungsaufnahme erhöht sich der Energieumsatz, im Fachjargon wird dies als nahrungsinduzierte Thermogenese bezeichnet. Dabei steigen nach dem Essen Körpertemperatur und

Wärmeabgabe an die Umgebung aufgrund der Verdauung und der Verstoffwechselung der Makronährstoffe. Proteine weisen mit bis zu 25 % den höchsten Wert auf. Aus diesem Grund hat eine proteinreiche Mahlzeit einen wärmenden Effekt. Dieser thermogenetische Effekt der Proteine wird auch als ein Mechanismus für die Wirksamkeit von proteinreichen Abnehmdiäten diskutiert.

Der Energieumsatz kann bei einer **Spirometrie** anhand der Messung der Sauerstoffaufnahme und der Kohlendioxidabgabe in der Lunge bestimmt werden. Näherungsweise beträgt der Grundumsatz bei normalgewichtigen Personen ungefähr 1 kcal pro Kilogramm Körpergewicht pro Stunde, d. h., bei einem 70 kg schweren Mann entspräche das 1680 kcal pro Tag (70 mal 24 = 1680).

Zum Grundumsatz summiert sich noch der **Leistungsumsatz**, der sich vor allem auf die körperlichen Tätigkeiten des Alltags bezieht. Bei geistigen Tätigkeiten wird klarerweise auch Energie umgesetzt, der Grund dafür ist jedoch nicht nur eine erhöhte Verbrennung von Glukose im Gehirn, sondern eine eher unbewusst wahrgenommene Erhöhung der Muskelspannung. Bei einer leichten körperlichen Tätigkeit kommen etwa noch 20–40 % zum Grundumsatz dazu, wohingegen bei einer schweren körperlichen Tätigkeit (z. B. Arbeiten auf dem Bau) der tägliche Gesamtumsatz das Dreifache des Grundumsatzes betragen kann.

Leistungsumsatz bedeutet, wie viel Energie während körperlicher Leistungen umgesetzt oder verbraucht wird und wird häufig in MET („metabolisches Äquivalent" oder „metabolische Einheit") angegeben: 1 MET entspricht dabei 3,5 ml Sauerstoffaufnahme pro Kilogramm Körpergewicht pro Minute. Vereinfacht entspricht dies etwa einem Energieverbrauch von etwa 1 kcal pro Kilogramm Körpergewicht pro Stunde. Die folgende Tabelle zeigt einige Beispiele für den Energieverbrauch während verschiedener Aktivitäten.

Aktivität	Energieverbrauch (in METs)
Im Sitzen sprechen und lesen	1–1,5
Aktivitäten im Haushalt	1,5–2,5
Büroarbeit	1,5–2,5
Spazieren gehen (4,5 km / h)	3,5
Langsam Rad fahren	4–6
Tanzen	5–7
Wandern	7–9
Fußball, Basketball spielen	8–9
Laufen (9 km / h)	10
Laufen (12 km / h)	13,5
Laufen (15 km / h)	16

Tabelle: Energieverbrauch in METs bei verschiedenen Aktivitäten (Quelle: adaptiert aus: Pokan et al. 2004, modifiziert nach: Ainsworth et al. 1993)

Ein praktisches Beispiel für die Abschätzung des Energieumsatzes: Nehmen wir an, ein 70 kg schwerer Mann begibt sich auf das Wiener Parkett und tanzt zur Ballsaison in einem prall gefüllten Saal der Hofburg eine Stunde Wiener Walzer. Wer einmal an diesem besonderen Erlebnis teilgenommen hat, wird nicht nur davon schwärmen, sondern möglicherweise auch darüber berichten („klagen" wäre hier das falsche Wort), wie anstrengend das gewesen sei. Ich selbst hatte einmal das Vergnügen, den traditionellen Ärzteball, der klassischerweise Ende Januar über die Bühne geht, zu besuchen und das Tanzbein zu schwingen. Doch zurück zu unserem Fall: Der 70 kg schwere Mann wird in diesen „intensiven" 60 Minuten gemäß obiger Tabelle 7 (MET) mal 70 (kg) mal 1 Stunde = 490 kcal verbrauchen. Wenn er dann hungrig und durstig zum ebenfalls prall gefüllten Buffet stürmt und sich 0,5 l Bier und die traditionellen Wiener Würstel samt Semmel gönnt, wird er relativ schnell wieder die Energie zugeführt haben, die er mühsam abgetanzt hat. Anhand dieses Beispiels kann vermutet werden, dass durch Freizeitsport allein ein effizientes Abnehmen schwer möglich ist. Jedoch unterstützt eine regelmäßige (drei- bis viermal die Woche mindestens 30 Minuten) körperliche Tätigkeit die Gewichtsabnahme und trägt vor allem zur Gewichtserhaltung bei.

ATP – die Währungseinheit für Energie

Adenosintriphosphat, kurz ATP, ist die universelle Währungseinheit für Energie auch im Tier- und Pflanzenreich. Alle Zellen des Körpers benötigen ATP, damit sie arbeiten können. Ohne ATP überlebt der Körper nur ein paar Minuten, es kommt zur Zellschwellung und anschließend zum Zelltod.

Energie wird frei, wenn ATP zu Adenosindiphosphat und anorganischem Phosphat aufgespalten wird. ATP wird unter anderem benötigt für aktive Transportvorgänge an Zellmembranen, für chemische Syntheseleistungen, den zellulären Stoffwechsel, aber auch für die Kraftentwicklung im Muskel. Das ATP im Muskel kommt aus vier Quellen:

- Gespeichertes ATP, das nur für wenige Muskelzuckungen ausreicht.
- ATP aus Kreatinphosphat, das für maximal 10–15 Sekunden ausreicht.
- ATP aus dem anaeroben (ohne Beteiligung von Sauerstoff) Abbau der Glukose im Rahmen der Glykolyse. Diese läuft relativ schnell ab und liefert Energie für Kurzzeitbelastungen von ein paar Minuten. Auch bei hochintensiven Belastungen wird die anaerobe Glykolyse vermehrt angeregt.
- ATP aus der aeroben (mit der Beteiligung von Sauerstoff) Verbrennung insbesondere von Kohlenhydraten und Fetten (in geringerem Ausmaß auch von Proteinen), die die hauptsächliche Energie bei Ausdauerbelastungen liefert.

Interessanterweise speichern Muskeln nur für wenige Zuckungen ATP. Aus diesem Grund muss ständig ATP gebildet werden, damit die Muskelzelle Kraft entwickeln kann. Die anaerobe Energiegewinnung über die Glykolyse spielt sich relativ schnell ab, liefert jedoch deutlich weniger ATP pro Mol verbrannter Menge an Glukose als der aerobe Weg. Außerdem entsteht als Nebenprodukt Laktat, das in höheren Mengen gebildet leistungsbegrenzend wirkt.

Die aerobe Energiegewinnung findet in den **Kraftwerken der Zelle**, den Mitochondrien, statt. In diese werden die energieliefernden Nährstoffe eingeschleust, also Aminosäuren, Glukose (in Form von Pyruvat, das im Rahmen der Glykolyse entsteht) und Fettsäuren. Die Fettsäuren benötigen ein „Shuttle"-Protein, das L-Carnitin, damit sie in die Mitochondrien hineintransportiert werden können. Dort werden die Nährstoffe zunächst im sogenannten Zitronensäurezyklus verstoffwechselt, danach wird die Atmungskette aktiviert, an deren Ende ATP entsteht. Dazu braucht es Sauerstoff und die Aktivität von Enzymen, unter anderem Cytochrom-c-Oxidase. Dieses Enzym kann experimentell oder (wie in zahlreichen Hollywoodfilmen) durch Zyanid (bzw. blausäurehaltige Beißkapseln) gehemmt werden, sodass es zu einer inneren Erstickung kommt (die jedoch nicht, wie im Film, nach drei Sekunden auftritt). Entstünde kein ATP, würde die Energie in Form von Wärme „verpuffen". Insbesondere Winterschläfer besitzen sogenannte Entkoppelungsproteine, die die ATP-Bildung „entkoppeln" und somit vermehrt Wärme generieren. Beim Menschen bzw. beim Säugling sind die Entkoppelungsproteine vor allem im braunen Fettgewebe zwischen den Schulterblättern für die Bildung von Wärme wichtig. Sie wurden jedoch auch beim Erwachsenen nachgewiesen, z. B. in der Muskulatur.

Muskulatur

Muskeln bestehen aus Muskelfasern und diese wiederum enthalten neben den üblichen Zellbestandteilen auch spezifische Proteine, die für die **Kraftentwicklung** verantwortlich sind. Diese werden Myofibrillen genannt und bestehen aus den Hauptelementen Aktin und Myosin. Nach dem Eintreffen einer elektrischen Erregung über einen Nerv und dem Freisetzen von Calcium aus den Speichern in der Muskelzelle interagieren Aktin und Myosin miteinander und entwickeln Kraft. Das Ausmaß der entwickelten Kraft ist dabei abhängig von der Frequenz der nervalen Erregung, insbesondere aber auch von der Anzahl der rekrutierten (aktivierten) Muskelfasern.

Nicht alle Muskelfasern sind ident. Grundsätzlich kann man sie in die langsam und die schnell zuckenden einteilen. Die Tabelle zeigt einen Überblick über die Eigenschaften beider Typen:

Charakteristika	Langsam zuckend (Typ I)	Schnell zuckend (Typ II)
Durchmesser	klein	groß
Zuckungsgeschwindigkeit	langsam	schnell
Ermüdungsresistenz	hoch	niedrig
Aerobe Kapazität	hoch	niedrig
Anaerobe Kapazität	niedrig	hoch
Kapillarisierung	dicht	gering
Mitochondriengehalt	hoch	niedrig
Kreatinphosphat-Gehalt	niedrig	hoch
Fähigkeit für Glykolyse	niedrig	hoch
Glykogengehalt	niedrig	hoch

Tabelle: Charakteristika von Muskelfasertypen. Muskelfasern vom Typ II werden üblicherweise noch in die Untergruppen Typ IIa und IIb unterteilt, die sich vor allem hinsichtlich ihrer aeroben/anaeroben Kapazität und ihres Kraftverhaltens unterscheiden.

Grundsätzlich zeigen beide Arten ein eigenes Zuckungs- und morphologisches Profil. Sie finden sich in unterschiedlicher Anzahl in den Muskeln, dadurch können diese flexibler auf die Anforderung des Alltags reagieren. Die langsam zuckenden haben eine hohe Blutversorgung, viele Mitochondrien, ermüden langsam und gewinnen ihre Energie hauptsächlich aerob. Im Gegensatz dazu gewinnen schnell zuckende Muskeln ihre Energie zu einem relativ höheren Anteil anaerob und weisen daher eine geringere Kapillarisierung und weniger Mitochondrien auf, dafür aber mehr gespeicherten Zucker in Form von Glykogen. Sie sind dicker und können aus diesem Grund mehr Kraft entwickeln. Die langsam zuckenden Muskelfasern werden vor allem für Ausdauerarbeiten, die schnell zuckenden beim Sprint und bei Kraftarbeiten benötigt. Die relative Zusammensetzung der beiden Typen ist genetisch determiniert.

Nach einem länger andauernden **Ausdauertraining** kommt es zu charakteristischen Veränderungen in der Muskulatur, insbesondere zu einer besseren Kapillarisierung und Zunahme der Mitochondriendichte. Daneben wird auch die Aktivität mitochondrialer Enzyme gesteigert. Dies ist gekoppelt mit einer erhöhten Fettverbrennung und einer höheren ATP-Syntheserate, dabei werden auch bevorzugt die Fette aus den Muskelspeichern bei Trainierten verwendet.

Ein hoher Mitochondriengehalt gewährleistet eine bessere aerobe Energiegewinnung. Limitierend wirkt sich hier die Sauerstoffversorgung des arbeitenden Muskels aus, allerdings wird auch die maximale Rate der Sauerstoffaufnahme in der Lunge durch Training erhöht (siehe „Lunge"). Bei einem Krafttraining stehen als Adaptation auf ein Training die Zunahme der Muskelfasern und damit verbunden auch eine höhere Kraftentwicklung im Vordergrund.

Herz-Kreislauf-System

Durch körperliches Training kommt es zu charakteristischen Veränderungen in den einzelnen Organsystemen. Nach einigen Monaten Ausdauertraining kann mehr geleistet bzw. höhere Belastungen bewältigt werden und das bei ausreichender aerober Energiegewinnung. Nach einer maximalen Laufkapazität von 10 km ist dann vielleicht ein Halbmarathon und in weiterer Folge sogar ein Marathon im Rahmen des Möglichen. Diese Verbesserung der Leistungsfähigkeit basiert auf verschiedenen Adaptationsmechanismen: Im Herz-Kreislauf-System kommt es zu einer Vergrößerung des Herzens, sodass das Herz mehr Blut pro Herzschlag in die großen Gefäße pumpen kann. Dadurch wird die Sauerstoffversorgung der Organe, insbesondere der Muskulatur, verbessert. Die folgende Tabelle zeigt typische Unterschiede von Herz-Kreislauf-Parametern zwischen einem untrainierten und einem trainierten gesunden jungen Mann.

	In Ruhe		**Bei maximaler Belastung**	
	Untrainierter	**Ausdauersportler**	**Untrainierter**	**Ausdauersportler**
Herzfrequenz in Schlägen pro Minute	70	40	180–200	180–200
Schlagvolumen in Milliliter	70	125	110	220
Herzminutenvolumen in Litern pro Minute	ca. 5	5	ca. 20	ca. 40

Tabelle: Unterschiede in der Herzfrequenz, dem Schlagvolumen und dem Herzminutenvolumen zwischen einem untrainierten und einem trainierten jungen, gesunden Mann (Quelle: adaptiert aus: Pokan et al. 2004)

Durch das höhere Schlagvolumen reicht einem Sportler ein geringerer Herzschlag (Puls) pro Minute in Ruhe aus. Die maximale Pulsfrequenz ändert sich dabei jedoch nicht. Durch das höhere Schlagvolumen erhöht sich aber bei einer Belastung das Herzminutenvolumen (Herzfrequenz mal Schlagvolumen), sodass pro Zeiteinheit dem Muskel mehr Sauerstoff geliefert werden kann. Die Herzfrequenz kann nicht höher werden, da bei sehr hohen Herzfrequenzen sowohl die Durchblutung der Herzkranzgefäße als auch die Füllung des Herzens abnimmt, sodass es paradoxerweise zu einer Abnahme des Schlagvolumens aus dem Herzen kommt. Aus diesem Grund sind Herzfrequenzen von über 200 oft mit Schwindelgefühlen und möglicherweise einem Kollaps verbunden. Die maximale Herzfrequenz ist unabhängig von Geschlecht und Körpermaßen und nimmt mit dem Alter, nach der Formel 220 minus Alter in Jahren, ab. Individuelle Unterschiede sind hier nicht berücksichtigt.

Bei körperlicher Belastung wird die Herzfrequenz durch den sogenannten **Sympathikus** im Kreislaufzentrum im Hirnstamm aktiviert, der Informationen über die Muskelaktivität über Sensoren in der Muskulatur erhält. Der Sympathikus gehört mit dem Parasympathikus zum vegetativen (oder auch autonomen) Nervensystem. Er wird vor allem bei Stress, körperlicher Anstrengung und Ähnlichem aktiviert; darüber hinaus regt er den primären Schrittmacher im Herz, den Sinusknoten, an schneller zu schlagen und erhöht auch die Muskelkraft des Herzens, sodass mehr Schlagvolumen ausgeworfen wird. Der **Parasympathikus** hat einen bremsenden Einfluss vor allem auf den Herzschlag, sodass beide Teile des vegetativen Nervensystems die Herzaktionen im Gleichgewicht halten. Bei körperlicher Belastung schüttet außerdem das Nebennierenmark Stresshormone, vor allem Adrenalin, aus, die die Herzfrequenz ebenfalls erhöhen.

Bei einer leichten körperlichen Tätigkeit steigt die Herzfrequenz innerhalb der ersten 2–3 Minuten bis zu einem Plateauwert schnell an und bleibt dann auf diesem Niveau. Bei einer schweren körperlichen Arbeit zeigt die Herzfrequenz einen stetigen Anstieg bis schließlich ein ermüdungsbedingter Abbruch erfolgt. Dabei zeigt sie in einem breiten Leistungsbereich bis hin zur anaeroben Schwellenleistung, wo mehr Laktat anfällt, einen linearen Zusammenhang mit der Sauerstoffaufnahme (siehe „Lunge"). Bei einem schlechten Trainingszustand in Verbindung mit einer geringen Leistungsfähigkeit steigt die Herzfrequenz schneller an als bei einem guten Trainingszustand. Daher deutet ein langsamer Anstieg der Herzfrequenz bei der Ergometrie auf eine gute körperliche Leistungsfähigkeit hin.

Bei stärkeren körperlichen Belastungen steigt nicht nur die Herzfrequenz an, sondern auch der mittlere arterielle Blutdruck. Dieser ist grundsätzlich abhängig vom Schlagvolumen und dem totalen peripheren Widerstand, der wiederum primär von der Weite der mittleren und kleineren Arterien abhängt.

Lunge

Die Hauptfunktion der Lunge ist es, Sauerstoff aus der Einatemluft aufzunehmen und Kohlendioxid mit der Ausatemluft abzugeben. Daneben ist die Lunge auch am Wärmehaushalt und bei der Bildung von gewissen Mediatorstoffen beteiligt. Der Gasaustausch findet in den 300–500 Millionen Lungenbläschen mit einer Gesamtaustauschfläche von etwa 80 bis 100 m^2 statt. Pro Atemzug werden etwa 0,5 l Luft ein- und ausgeatmet mit einer Ruheatemfrequenz von etwa 12 bis 16 pro Minute. Bei einer intensiven Belastung kann die Atemfrequenz auf 50–60 Atemzüge pro Minute ansteigen.

Für die körperliche Leistungsfähigkeit besonders relevant ist die Sauerstoffaufnahme bzw. deren Maximalwert. Pro Atemzug nimmt ein Erwachsener etwa 0,3 l O_2 auf. Bei körperlicher Anstrengung steigt dieser Wert an. Da Sauerstoff im Körper kaum gespeichert wird, kann über die Messung der Sauerstoffaufnahme in der Lunge direkt auf den Sauerstoffverbrauch geschlossen werden. Dabei ist die **maximale Sauerstoffaufnahme** (VO_2max) *die* Standardmessgröße der aeroben (Ausdauer) Leistungsfähigkeit. Es ist die Menge an Sauerstoff, die vom Körper maximal aufgenommen und verwertet werden kann, und wird in Litern pro Minute angegeben. Um eine bessere individuelle Vergleichbarkeit zu erzielen, wird auf das Körpergewicht normiert: Die Normwerte für die VO_2max betragen ungefähr das Zehnfache vom Ruhewert, also etwa 3–3,5 l/min bei einem Untrainierten (etwa 40–45 ml / kg Körpergewicht pro Minute) und bis zu 5–6 l / min (etwa bis zu 80–90 ml / kg Körpergewicht pro Minute) beim Ausdauertrainierten. Die VO_2max ist ein zuverlässiger Indikator für die körperliche Ausdauerleistungsfähigkeit und wird am Ende einer erschöpfungsbedingten Belastung gemessen. Sie wird limitiert durch die Mitochondrienmasse in der Muskulatur, aber auch durch das Herz-Kreislauf-System bzw. die Anlieferung von Sauerstoff in die Muskulatur.

Während einer ansteigenden Belastung, wie bei einer Ergometrie, kommt es zu einem plötzlichen Anstieg der Laktatkonzentration im Muskel und damit auch im Blut. Die Ursache ist eine unzureichende Sauerstoffversorgung des Muskels bzw. der Mitochondrien und ein Anregen der anaeroben Glykolyse. Der Anstieg des Laktats bewirkt, dass Wasserstoffionen anfallen, die abgepuffert werden müssen, um den pH-Wert konstant zu halten. Ansonsten würde es zu einer Azidose kommen, einer Übersäuerung des Körpers. Bei der Abpufferung von Wasserstoffionen entsteht zusätzlich vermehrt Kohlendioxid, das wiederum die Atmung stimuliert. Der sogenannte Kohlendioxidpartialdruck im Blut ist der stärkste Reiz für die Atmung neben dem Abfall des Sauerstoffpartialdrucks. Durch Luftanhalten beispielsweise steigt der Kohlendioxidpartialdruck an, sodass automatisch der Reiz, wieder zu atmen, aktiviert wird.

Energiestoffwechsel bei körperlicher Belastung

Bei einer ansteigenden körperlichen Belastung kommt es nicht nur zu charakteristischen physiologischen Veränderungen in den Herz-Kreislauf-Lungen-Systemen, sondern auch im Energiestoffwechsel. Bekannt ist dabei die anaerobe Schwelle. Mit diesem Begriff wurde ursprünglich ausgesagt, dass erst ab dieser Schwelle Laktat durch die anaerobe Glykolyse anfällt. Mittlerweile weiß man, dass auch unter aeroben Bedingungen Laktat produziert wird.

Der Energiestoffwechsel während ansteigender körperlicher Belastungen kann, neben einigen anderen Ansätzen, insbesondere über das 3-Phasen-Konzept von Skinner und McLellan erklärt werden. Dabei können in Abhängigkeit von der Belastung drei Phasen dargestellt werden: die aerobe Phase, die aerob-anaerobe Übergangsphase und zum Schluss die anaerobe Phase. Ab dem aerob-anaeroben Übergang wird ein beginnender, stetiger Anstieg der Laktatproduktion gemessen. Dies bewirkt eine zusätzliche Anregung der Atmung, sodass diese Schwelle auch als erste ventilatorische Schwelle bezeichnet wird. Wird die Belastung intensiver, kommt es zu einem noch steileren Anstieg der Milchsäureproduktion, woran auch die anaerobe Phase erkannt werden kann. Hier übersäuert der Muskel zunehmend, da die Puffersysteme zum Abfangen der Wasserstoffionen ausgeschöpft sind, und es treten Ermüdungserscheinungen auf. Da dabei die Atmung weiter steil ansteigt, wird diese Schwelle auch als zweite ventilatorische Schwelle bezeichnet.

Die Hauptenergielieferanten für die Muskeln sind Fettsäuren und Kohlenhydrate bzw. Glukose. Bei niedrigen Belastungsintensitäten wird ein relativ größerer Teil der Energie aus dem Fettstoffwechsel abgedeckt. Bei ansteigender Leistung verbrennt der Muskel zunehmend Glukose (aus dem Blut und aus der Speicherform Glykogen), sodass bei sehr hohen Intensitäten die Fettverbrennung nur einen geringen Anteil am Energieumsatz ausmacht (siehe Abb.).

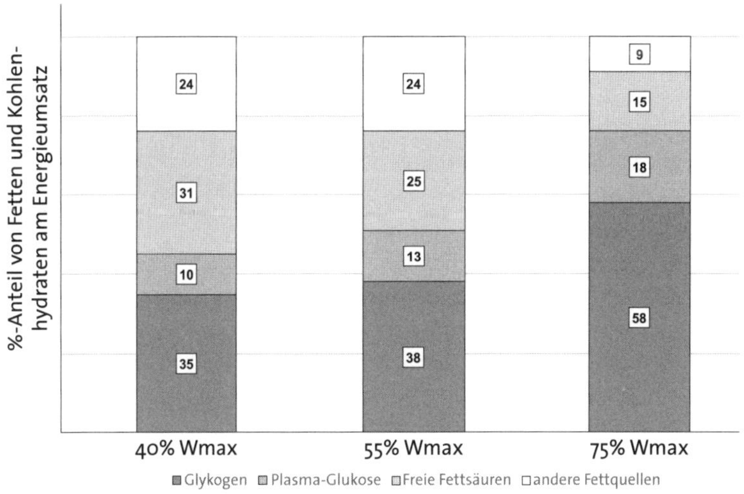

(Quelle: adaptiert aus: van Loon et al. 2001)

Die Abbildung zeigt den prozentuellen Anteil der einzelnen Energielieferanten (Glykogen, Plasma-Glukose, freie Fettsäuren, andere Fettquellen) am Gesamtenergieumsatz bei ansteigender körperlicher Belastung. In Ruhe machte die Fettverbrennung 56 % und die Kohlenhydratverbrennung 44 % aus. Der Grund für die Abnahme des Fettanteils am Gesamtenergieumsatz bei hohen Intensitäten ist nicht ganz bekannt. Es wird unter anderem diskutiert, dass bei einer hohen Glukoseverbrennung der Fettsäuretransport in die Mitochondrien beeinträchtigt wird.

Ergänzend soll angeführt werden, dass neben Kohlenhydraten und Fetten auch Proteine bzw. deren Bausteine, die Aminosäuren, als Energielieferanten für die Muskeln herangezogen werden, wenn auch zu einem deutlich geringeren Teil. Bei einer kalorischen Unterversorgung (deutliche Reduktion der Energiezufuhr), aber auch bei einer kohlenhydratarmen Kost werden jedoch vermehrt Aminosäuren oxidiert. Da der Muskel einen hohen Proteingehalt aufweist, kann sich das negativ auf die körperliche Leistungsfähigkeit auswirken.

Wasserhaushalt und Flüssigkeitsbedarf

Funktionen des Körperwassers

„*Water is the only drink for a wise man*“, bemerkte Henry David Thoreau (1817–1862), Schriftsteller und Philosoph, der eine Zeit lang in einer selbst gebauten Blockhütte am Walden See ein einfaches Leben führte und darüber sein Meisterwerk verfasste, *Walden oder Leben in den Wäldern*. Zu Zeiten Thoreaus, im wilden Westen, war eine der wenigen gängigen Alternativen zu Wasser Hochprozentiges, in der Regel Whiskey, sodass dem Autor die Empfehlung wahrscheinlich nicht schwer gefallen ist. Heutzutage ist der Getränkemarkt viel umfangreicher und komplexer geworden: von mit Vitaminen angereicherten ABC- bis Wellnessgetränken ist alles dabei. Im Fokus der Mediziner und Ernährungswissenschaftler stehen natürlich die zuckergesüßten Softdrinks, die nicht unwesentlich an der Entstehung von Übergewicht und Fettleibigkeit beteiligt sind. Daher ist und bleibt energiefreies Wasser ***das*** Getränk, nicht nur für die Weisen, sondern für alle Menschen.

Wasser ist ohne Übertreibung die **Quelle des Lebens** und ohne diese simple chemische Verbindung aus einem Sauerstoff- und zwei Wasserstoffatomen wäre Leben undenkbar. In Abhängigkeit von unseren Fettspeichern können wir wochenlang ohne Nahrung, in Extremfällen sogar einige Monate überleben, ohne Wasser jedoch nur ein paar Tage. Wasser erfüllt im Körper verschiedenste Funktionen. Es ist unter anderem wichtig für den Transport von Nährstoffen und Sauerstoff im Blut, für die konstante Aufrechterhaltung des Blutvolumens und damit des Blutdrucks, für das Ausscheiden von Stoffwechselendprodukten und Giften in der Niere sowie für die Befeuchtung der Atemwege und der Atemluft.

Für dieses Buch relevant ist aber auch die Tatsache, dass durch das wässrige Blut der Hauptteil der Wärme, die hauptsächlich im Körperkern und bei körperlicher Aktivität auch in der Muskulatur entsteht, nach außen in die Haut abtransportiert wird. Von der Körperschale kann sie dann über verschiedene Mechanismen, wie Konvektion

(Abgabe an die kühlere Luft), Verdunstung oder Strahlung, an die Umgebung abgegeben werden. Bei körperlichen Belastungen kommt es zu einer vermehrten Wärmebildung, der Körper heizt sich auf. Dies hängt damit zusammen, dass nicht die gesamte Energie (ATP) in Arbeit überführt werden kann, sondern nur etwa 30 bis maximal 40 %. Der Anstieg der Körperkerntemperatur bei intensiveren sportlichen Aktivitäten kann in Abhängigkeit von der Belastung, der Flüssigkeitszufuhr und insbesondere den Umgebungsbedingungen Werte um bis zu 40 °C erreichen. Eine derartige **Hyperthermie** gilt als ein leistungsbegrenzender Faktor im Sport. Verschiedene Studien konnten dabei zeigen, dass ein Abkühlen des Körpers vor einer intensiven sportlichen Belastung gerade bei heißen Umgebungstemperaturen die Ausdauerleistungsfähigkeit verbesserte. Lee und Haymes exponierten beispielsweise Versuchspersonen kalter Luft, sodass die Körperkerntemperatur um 0,37 °C abnahm. Durch diese Maßnahme verlängerte sich die Zeit bis zur Ermüdung von 22,4 auf 26,2 Minuten.

Durchschnittlich 60 % des Körpergewichts eines Erwachsenen besteht aus Wasser. Bei Säuglingen sind es bis zu 70–75 %. Das Wasser verteilt sich mit etwa 40 % des Körpergewichts auf den intrazellulären Raum und die restlichen 20 % auf den extrazellulären Raum. Dieser bezieht sich auf die interstitielle Flüssigkeit im Bindegewebe um die Zellen, das Blutplasma sowie die transzelluläre Flüssigkeit, die zum Beispiel im Gehirn oder in den Gelenken vorkommt. Da das Fettgewebe weniger Wasser enthält, ist der relative Wasseranteil bei fettleibigen Personen im Vergleich zu Normalgewichtigen geringer. Auch Frauen haben aus diesem Grund bei gleicher Körpermasse einen niedrigeren Wassergehalt als Männer.

Flüssigkeitsbilanz und Regulation des Wasserhaushalts

Flüssigkeitsbilanz

Die Wasserbilanz des Menschen wird von Tag zu Tag über verschiedene Mechanismen relativ konstant gehalten. Diese dienen dazu, auf der einen Seite eine Dehydratation bzw. Austrocknung und auf der anderen eine Hyperhydratation bzw. Überwässerung des Körpers zu verhindern. Ein kaum körperlich aktiver Erwachsener verliert etwa 2,5 l Wasser pro Tag bei neutralen Umgebungsbedingungen. Zugeführt wird Wasser vor allem über Getränke (ca. 1,5 l), aber auch über die Nahrung (ca. 0,8 l, abhängig von den Lebensmitteln). Daneben entstehen in etwa 300 ml Wasser pro Tag über den aeroben Abbau der energieliefernden Makronährstoffe in der Zelle.

Die hauptsächlichen **Wasserverluste** erfolgen über die Nieren (ca. 1,5 l) sowie über die Wasserverdunstung von Haut und Atmung (ca. 0,9 l in Ruhe), die eine besondere Rolle bei der unmerklichen und merklichen (durch Schweiß) Wärmeabgabe spielt. Die Wasserverluste durch Schweiß können je nach Trainingsintensität und Umgebungsbedingungen bis zu 2 l pro Stunde und unter Extrembedingungen auch mehr betragen.

Auch über die ausgeatmete Luft geht Wasser verloren, weil die eingeatmete Luft, sofern sie nicht zu 100 % mit Wasserdampf gesättigt ist, komplett mit Wasserdampf befeuchtet wird. Bei körperlicher Aktivität oder in höheren Berglagen (trockene und kühlere Luft bewirkt einen geringen Wasserdampfdruck) steigen die Flüssigkeitsverluste über die Atmung.

Der theoretische Mindestbedarf an Wasser („theoretisch" ≠ Empfehlung!!) beträgt geschätzte 1,5 l und basiert auf folgender Überlegung: Die Flüssigkeitsverluste über die Wasserverdunstung betragen in etwa 0,9 l in Ruhe und können nicht beeinflusst werden (außer man sitzt den ganzen Tag in einem thermoneutralen Bad). Der minimale Flüssigkeitsverlust über die Nieren beträgt bei stärkster Harnkonzentration etwa 500–600 ml pro Tag, weil bei unserer typischen Ernährungsweise etwa 600–650 Milliosmol (mosm) harnpflichtige Substanzen anfallen und die maximale Konzentrationsfähigkeit des Harns bei etwa 1200–1300 mosm / l liegt. Dazu kommen noch geringe Mengen an Flüssigkeitsverlusten über den Stuhl.

Regulation des Wasserhaushalts

Ein normaler Wasserhaushalt wird nicht nur durch eine adäquate Flüssigkeitszufuhr gesteuert, sondern vor allem durch verschiedene Systeme, dabei insbesondere die Nieren und gewisse Hormone. Diese verfolgen das Ziel, sowohl das Blutvolumen (bzw. den Blutdruck, der davon abhängig ist) als auch die Osmolarität des Blutes bzw. der Körperflüssigkeiten in einem konstanten Bereich zu halten. Die Osmolarität gibt die freie Teilchenkonzentration pro Liter Lösung / Flüssigkeit / Blut etc. an (physikalisch korrekter ist die Bezeichnung Osmolalität, die sich auf Kilogramm Wasser bezieht). Eine **isotone Lösung** hat eine Osmolarität, die der des Blutes entspricht, also ungefähr 290–300 mosm / l. Das entspricht etwa einer 0,9%igen Kochsalzlösung (wenn 9 g Kochsalz in 1 l Wasser gelöst wird). Eine **hypotone Lösung** weist weniger freie Teilchen pro Liter auf, wohingegen eine **hypertone** Flüssigkeit mehr gelöste Teilchen enthält. Leitungswasser und Mineralwässer sind normalerweise hypoton; Milch und gute Sportlergetränke sind isoton bzw. leicht hypoton; Säfte, mit Zucker gesüßte Softdrinks und Kaffee sind hyperton.

Die Osmolarität und der Blutdruck werden ständig im Körper registriert. Bei einem Anstieg der Osmolarität und / oder Abfall des Blutvolumens wird die Ausschüttung des antidiuretischen (= gegen die Harnausscheidung) Hormons (ADH) aus dem Hypophysenhinterlappen des Gehirns angeregt, das durch die Aktivierung von Wasserkanälen in der Niere die Wiederaufnahme von Wasser ins Blut fördert. ADH wird im angloamerikanischen Sprachraum auch als Vasopressin bezeichnet, weil es insbesondere in höheren Mengen die Gefäße verengt. Alkohol hemmt die ADH-Ausschüttung und geht daher mit einem vermehrten Harndrang einher. Indirekt wird die Ausschüttung des ADHs auch durch Kälte und Wasserbäder unterdrückt, da in beiden Fällen dem Körper durch eine Umverteilung des Blutes in die zentralen Gefäße eine Volumenbelastung vorgetäuscht wird.

Neben dem ADH ist auch das sogenannte Renin-Angiotensin-Aldosteron-System essenziell mit der Regulation des Wasser- und Elektrolythaushalts verbunden. Aktiviert wird dieses System vor allem bei einem Abfall des Blutdrucks sowie einer Verminderung des Blutvolumens und der Natriumkonzentration. Darüber hinaus ist ganz besonders auch das **Durstgefühl**, das bei einem Anstieg der Osmolarität und / oder Verminderung des Blutvolumens ausgelöst wird, von erheblicher Relevanz für die Regulation des Wasserhaushalts.

Insbesondere das Gastgewerbe macht sich diese beiden Faktoren zunutze, um seinen Profit zu steigern. Eine stark den Durst stimulierende Kombination ist klassischerweise der Verzehr von salzigen Snacks oder Speisen mit der entwässernden Wirkung des Trinkalkohols. Im Alter ist dagegen das Durstgefühl häufig vermindert und daher das Risiko für eine Dehydratation erhöht.

Eine immer wieder diskutierte Frage in der Sportphysiologie ist, ob man *während* länger andauernden sportlichen Belastungen auch „über den Durst" hinaus trinken sollte. Timothy David Noakes aus Kapstadt ist ihr in seiner Übersichtsarbeit aus dem Jahr 2010 nachgegangen. Dabei analysierte er Studien, die bei sportlichen Belastungen das durch das Durstgefühl getriggerte Trinken und das Trinken zum Vermeiden eines Gewichtsverlustes (sogenannte Zero-Prozent-Dehydratation) miteinander verglichen. Zusammenfassend fand er keinen biologischen Vorteil vom Trinken „über den Durst" bzw. mehr Trinken als ad libitum während einer sportlichen Belastung.

Der wichtigste potenzielle Nachteil von zu viel Trinken ist das Hervorrufen einer **Hyponatriämie**, also einer deutlichen Verringerung der Natriumkonzentration im Blut. Bei einer Natriumkonzentration von unter 135 mmol/l spricht man von einer Hyponatriämie. Eine hochgradige Hyponatriämie kann schwerwiegende Folgen haben. Da Natrium mengenmäßig fast die Hälfte der Osmolarität des Extrazellulärraums ausmacht, führt sie auch zu einer Erniedrigung der Blutosmolarität. Dadurch wird eine Osmose (der Transport von Wasser zwischen zwei Flüssigkeitsräumen) in die Zellen ausgelöst. Insbesondere die Hirnzellen sind sehr empfindlich, sodass Symptome wie Kopfschmerzen, Übelkeit und Erbrechen auftreten können. Im schlimmsten Fall einer „Wasserintoxikation" können auch Krämpfe und dramatische Beeinträchtigungen des mentalen Status hervorgerufen werden. Während des Boston-Marathons im Jahr 2002 beispielsweise wiesen 13 % der Teilnehmer eine Hyponatriämie auf und drei Sportler hatten extrem gefährliche niedrige Natriumspiegel im Blut. Heutzutage könnten auch „Bier-Wett-Trinkorgien" vor allem von Jugendlichen eine gefährliche Hyponatriämie hervorrufen.

Beurteilung des Hydratationsstatus

Der Gesamtwassergehalt des Körpers kann sowohl invasiv mit Indikatorsubstanzen als auch mit bioelektrischen Impedanztechniken gemessen bzw. abgeschätzt werden. Grundsätzlich ist es vor allem bei Verdacht auf eine Dehydratation in der Medizin empfehlenswert, eine Ernährungs- und Trinkanamnese sowie eine Befragung von klinischen Symptomen durchzuführen, die auf eine Austrocknung hinweisen: Wie sind das Durstgefühl, die Harnausscheidung, die körperliche und geistige Leistungsfähigkeit? Bestehen Kopfschmerzen oder Müdigkeit? Sind die (Mund-)Schleimhäute trocken? Stehende Hautfalten weisen bereits auf eine fortgeschrittene Dehydratation hin.

Für SportlerInnen bietet sich kurzfristig die **Messung des Körpergewichts** vor und nach der Belastung an, wobei die Differenz relativ gut das Flüssigkeitsdefizit anzeigt. Die mengenmäßigen Verluste durch die Verbrennung der Makronährstoffe sind gewichtsmäßig zu vernachlässigen. Sogar ein Energieverbrauch von etwa 1000 kcal während einer zwei- bis dreistündigen intensiven Belastung würde nur ca. 100 g Fett oder vielleicht ein wenig mehr entsprechen, wenn der Glykogenverbrauch (Speicherform für Glukose im Muskel und in der Leber) berücksichtigt wird. Der Wasserverlust würde jedoch mindestens das 10–15-Fache betragen. Nehmen wir zum Beispiel an, dass vor einem Langstreckenlauf das Körpergewicht des Athleten 70 kg und am Ende 68 kg ausmachte und während der Belastung 1 l getrunken wurde. In diesem Fall betrug der gesamte Flüssigkeitsverlust 70–68 + 1 = 3 kg oder nahezu 3 l.

Die Bewertung von Farbe und Menge des Urins stellt eine weitere Möglichkeit dar, wobei eine geringe Menge dunklen Urins relativ gut auf eine ungenügende Wasserzufuhr hinweist.

Flüssigkeitsbedarf

Die Richtwerte für die Zufuhr von Wasser beim Erwachsenen liegen, in Anlehnung an die D-A-CH (2008), bei etwa 1 ml pro Kilokalorien und geben wünschenswerte Bereiche an, die auf ernährungsphysiologischen und gesundheitlichen Aspekten basieren. Ein sich mittelmäßig bewegender Mann hat daher einen Wasserbedarf von etwa 2,5 l (unter der Annahme eines Energieverbrauchs von 2500 kcal pro Tag), davon sollten mindestens **1,5 l über Getränke** zugeführt werden. Bei einem hohen Energieumsatz, heißer Umgebungstemperatur, trockener kalter Luft, intensiver körperlicher Arbeit oder Sport, hohem Kochsalz- und Proteinverzehr sowie pathologischen Zuständen, wie z. B. Fieber, Erbrechen oder Durchfall, steigt der Wasserbedarf an. Andererseits senkt eine gute Hydratation vor allem das Risiko für Harnsteine und Asthmaattacken während körperlicher Betätigungen, wirkt sich günstig bei Diabetikern aus und dient zur Verhinderung einer Obstipation (Verstopfung).

Trinkempfehlungen vor und während körperlicher Belastungen

In einem Positionspapier des American College of Sports Medicine und der American Dietetic Association wird empfohlen, dass AthletInnen über vier Stunden *vor* einer körperlichen Belastung / Wettkampf etwa 5–7 ml / kg Körpergewicht Wasser oder ein Sportlergetränk trinken. Das würde etwa 400–500 ml bei einem erwachsenen Mann entsprechen. Um ein Flüssigkeitsdefizit zu vermeiden, sollten außerdem *während* der sportlichen Belastung individuelle Strategien zur Hydratation entwickelt werden, die das Körpergewicht, die Schweißrate und die Intensität der Belastung berücksichtigen. Ein Wasserdefizit von mehr als 2 % des Körpergewichts sollte vermieden werden. Eine Möglichkeit wäre etwa, 100–200 ml alle 15–20 Minuten während eines Wettkampfs zu trinken. Bei Belastungen unter einer Stunde ist eine Flüssigkeitszufuhr in der Regel nicht notwendig. Ausnahmen sind intensivere körperliche Belastungen bei heißen Umgebungstemperaturen.

Sportlergetränke

Das weltweit erste Sportlergetränk wurde wahrscheinlich 1924 von dem Ultramarathon-Läufer Arthur Newton in Südafrika erfunden. Newton nannte seine Innovation makaber „Corpse reviver“ und behauptete, dass sie besonders bei Laufwettbewerben über 42 km effektiv sei. 41 Jahre später wurde das zweite Sportlergetränk durch den Arzt Dr. Robert Cade entwickelt, das dann unter dem Namen Gatorade© bekannt wurde. Cade war der Ansicht, dass die Leistungsfähigkeit von US-Football-Spielern durch sein Sportlergetränk verbessert würde. Seit dieser Zeit konnten zahlreiche Studien die ergogene Wirkung von Sportlergetränken nachweisen.

Was sollte ein Sportlergetränk können?

- Die freiwillige Flüssigkeitszufuhr verbessern,
- die Flüssigkeitsaufnahme im Darm und die Rehydratation beschleunigen,
- schnell verfügbare Kohlenhydrate für eine bessere Leistungsfähigkeit bereitstellen und
- die physiologischen Reaktionen der Organe auf die körperliche Belastung verbessern.

Grundsätzlich stehen dabei die Vermeidung von Flüssigkeitsdefiziten und die Lieferung von Energie in Form von Kohlenhydraten im Vordergrund (siehe „Kohlenhydrate“). Um den beiden limitierenden Faktoren, also der Dehydratation und dem Aufbrauchen des Kohlenhydratspeichers Glykogen, entgegenzuwirken, werden Getränke mit einem etwa 5–8%igen Anteil an schnell verwertbaren Kohlenhydraten (entspricht 50–80 g / l) während Belastungen empfohlen, die insbesondere länger als eine Stunde dauern. Deutlich höhere Mengen an Kohlenhydraten, die sich typischerweise in Softdrinks befinden, sind eher ungünstig. In einer Metaanalyse zu Kohlenhydraten und Ausdauerbelastungen wurde bemerkt, dass Getränke, die etwa 0,7 g / kg Körpergewicht pro Stunde Glukose (Polymere) plus ca. 0,2 g / kg pro Stunde Fruktose sowie ca. 0,2 g / kg pro Stunde Protein liefern, sehr gute Resultate zeigen.

Um die Aufnahme im Darm zu beschleunigen, sind Getränke mit einer Osmolarität zwischen etwa 250 und ca. 300 mosm / l (eventuell ein wenig mehr) empfehlenswert. Im Darm werden nämlich die Nährstoffe aus einem nahezu isotonen Medium heraus aufgenommen. Stark hypertone Flüssigkeiten werden daher durch einen

Einstrom von Wasser in den Darm erst auf ein nahezu isotones Niveau verdünnt, bevor das Wasser und die Nährstoffe aufgenommen werden können. Daher kommt es bei hypertonen Getränken zu einer verzögerten Aufnahme von Wasser.

Durch den Schweiß (in Abhängigkeit von den Umgebungsbedingungen und der Belastung bis zu 2–2,5 l / h) verliert der Körper während der Belastung auch Elektrolyte, vor allem Natrium (siehe „Natrium / Kochsalz"), aber auch Magnesium. Aus diesem Grund ist besonders bei länger andauernden Belastungen mit hohen Schweißverlusten die Zufuhr von geringen Mengen Kochsalz und unter Umständen auch Magnesium sinnvoll.

Ein Getränk für Wettkämpfe, das ähnlich wie ein Sportlergetränk zusammengesetzt ist, kann man sich auch zu Hause selbst zubereiten: Man löst 50–60 g Trauben- oder Haushaltszucker plus 1 bis max. 1,5 g Kochsalz (ca. 1 / 5 Teelöffel) in 1 l lauwarmem Wasser auf und verbessert den Geschmack eventuell mit Zitronensaft. Auf den Geschmack sollte besonders geachtet werden, denn Unbekömmliches wird üblicherweise nicht gerne konsumiert, was für die körperliche Performance ungünstig wäre. Auch die Temperatur des Getränks ist wichtig. Es scheint, dass sehr kühle oder warme Getränke langsamer ins Blut aufgenommen werden als Getränke mit einer Temperatur zwischen 10 und 15 °C. 15 °C scheint auch hinsichtlich der Akzeptanz eine vernünftige Temperatur zu sein.

Auch nach der Belastung sind Sportlergetränke sinnvoll, um die Flüssigkeitsdefizite auszugleichen und die Kohlenhydratspeicher (Glykogen) wieder aufzufüllen. Der Zusatz von geringen Mengen an Protein kann dabei für die Regeneration der Muskeln nach intensiven Belastungen vorteilhaft sein (siehe „Proteine").

Ausspülen des Mundes

In den letzten Jahren konnten verschiedene Studien außerdem zeigen, dass allein das Ausspülen des Mundes (und dann Ausspucken) mit in der Regel kohlenhydrathaltigen Sportlergetränken vorteilhaft auf die Leistungsfähigkeit wirkte. Carter war diesbezüglich wahrscheinlich der Erste, der das beschrieben hat. In seiner Studie mussten neun

Radfahrer eine definierte Arbeit von im Mittel 914 kJ so schnell wie möglich absolvieren. Während der Belastung spülten sie in kurzen Zeitintervallen ihren Mund entweder mit Wasser oder einer 6,4%igen Maltodextrinlösung aus. Es zeigte sich eine signifikant bessere Leistungsfähigkeit nach dem Ausspülen mit der Kohlenhydratlösung.

Eine Zusammenfassung von Studien zu diesem Thema kam zu dem Ergebnis, dass bei einstündigen körperlichen Belastungen ein Ausspülen des Mundes mit einem zuckerhaltigen Sportlergetränk für 5–10 Sekunden etwa alle 8–10 Minuten einen günstigen Effekt auf die Ausdauerleistungsfähigkeit hatte. Dieser war insbesondere messbar, wenn mindestens 3–4 Stunden vor der Belastung gefastet wurde. Als Mechanismus wird vor allem eine **Stimulation von Belohnungszentren** im Gehirn diskutiert, die die Motivation und den Antrieb steigern. Ein potenzieller Nachteil vom ausschließlichen Ausspülen und Ausspucken könnte ein Unterdrücken des Durstgefühls sein, was sich bei länger andauernden Belastungen ungünstig auswirken könnte.

Symptome und Risiken einer Dehydratation

Ein bestehender Wassermangel von 1 bis etwa 2,5–3 % der Körpermasse (bei einer 60 kg schweren Frau entspricht das 0,6 bis etwa 1,8 l) geht noch mit wenigen Symptomen einher, führt jedoch zu einer verminderten körperlichen Leistungsfähigkeit. Eine Dehydratation von mehr als 3 % der Körpermasse hingegen kann bereits zu Kopfschmerzen, hoher Herzfrequenz, Müdigkeit und verminderter Aufmerksamkeit führen. Bei einem noch größeren Wassermangel kommt es zu einer Erhöhung der Körperkerntemperatur und vor allem zu neurologischen Störungen.

Von praktischer Bedeutung ist vor allem die Tatsache, dass bereits eine milde Dehydratation unter 2 % des Körpergewichts von nachfolgenden Einbußen der körperlichen Leistungsfähigkeit begleitet sein kann. Armstrong konnte beispielsweise bei acht Männern zeigen, dass eine Dehydratation *vor* einer Belastung in einem Ausmaß von 1,9 %, 1,6 % oder 2,1 % des Körpergewichts im Vergleich zu einer normalen Hydratation mit verlängerten Laufzeiten von 0,16, 1,31 oder 2,62 Minuten bei 1500, 5000 oder 10.000 Metern einherging.

In einer Metaanalyse, also einer Zusammenfassung von ordentlich geplanten Studien, die den ethisch-wissenschaftlichen Standards entsprechen, wurde resümiert, dass ein Wassermangel *vor* einer sportlichen Belastung in einem Bereich von 2,6 bis 5,6 % des Körpergewichts die Performance von kurzzeitigen (5–30 Minuten), hochintensiven Belastungen beeinträchtigt. Außerdem beeinträchtigt eine stärkere Dehydratation auch die maximale Sauerstoffaufnahme.

Auch eine Dehydratation *während* einer körperlichen Belastung ist leistungsbegrenzend. Dies hängt sowohl vom Ausmaß der Dehydratation als auch von den Umgebungsbedingungen ab, wobei bei niedrigeren Temperaturen eine milde Dehydratation eher toleriert wird als in einer warmen bis heißen Umgebung.

Zusammengefasst sollte daher besonders auf eine gute Hydratation *vor* einer körperlichen Belastung und das Durstgefühl währenddessen geachtet und individuell ausgetestet werden. Bei prolongierten Belastungen über 45–60 Minuten sind jedoch kleine Trinkmengen von zuckerhaltigen Getränken in regelmäßigen Abständen sinnvoll, nicht nur, um eine fortgeschrittene Dehydratation zu vermeiden, sondern auch, um Energie zu gewinnen (siehe „Kohlenhydrate“).

- Eine Dehydratation geht mit signifikanten Einbußen in der körperlichen Leistungsfähigkeit einher.
- Bis zu vier Stunden vor einem Wettkampf sollte genügend getrunken werden. Bei heißen Umgebungstemperaturen steigt der Bedarf.
- Auch insbesondere während prolongierten körperlichen Belastungen sind kleine Trinkmengen alle 15–20 Minuten sinnvoll.
- Isotone bis leicht hypotone Getränke bewirken eine schnelle Hydratation.
- Eine gute Hydratation des Körpers schützt vor allem auch vor Krankheiten, insbesondere Harnsteinen.

Kohlenhydrate

Ernährungsphysiologische Grundlagen

Kohlenhydrate werden hauptsächlich in zwei Kategorien eingeteilt, die simplen und die komplexen. Die **simplen Kohlenhydrate** bestehen aus ein (Einfachzucker) bis zwei Zuckermolekülen und haben einen süßlichen Geschmack. Beispiele hierfür wären klassischerweise Traubenzucker (Glukose), Fruktose (Fruchtzucker), Haushaltszucker (Saccharose, die aus Glukose und Fruktose besteht) und Milchzucker (Laktose, die aus Glukose und Galaktose zusammengesetzt ist). Simple Kohlenhydrate finden sich in vielen Obstsorten, logischerweise Süßigkeiten und auch in verarbeiteten Lebensmitteln, wie z. B. Frühstückscerealien.

Die **komplexen Kohlenhydrate** können aus Hunderten bis Tausenden Zuckermolekülen bestehen. Sie werden grundsätzlich in Stärke und Ballaststoffe unterteilt. Stärke ist ein sogenanntes Polysaccharid und der am meisten verzehrte Nährstoff weltweit. Er findet sich in den Grundnahrungsmitteln Reis, Nudeln, Kartoffeln, Getreide, Gemüse und Obst.

Ballaststoffe, oft auch als Nahrungsfasern bezeichnet, sind natürliche Bestandteile von Lebensmitteln pflanzlicher Herkunft. Sie werden im Darm nicht oder nur unvollständig aufgeschlossen und können prinzipiell in wasserlöslich und wasserunlöslich differenziert werden. Wasserlösliche Ballaststoffe, wie Pektine, wasserlösliche Hemizellulose, Inulin und Oligofruktose, finden sich unter anderem in Äpfeln, Zitrusfrüchten, Bananen, Karotten, Hülsenfrüchten, Hafer und Leinsamen. Die wasserunlöslichen Ballaststoffe, wie Zellulose, Lignin und wasserunlösliche Hemizellulose, kommen vor allem in Vollkornprodukten, Weizenkleie, Blattgemüse und Zitrusfrüchten vor. Zu den wichtigen Vorteilen einer ballaststoffreichen Kost gehören:

- Längeres Kauen und verzögerte Magenentleerung und damit ein gesteigertes Sättigungsgefühl. Das wirkt sich sehr günstig beim Abnehmen aus.

- Ein positiver Einfluss auf die Stuhlbildung und -passage, was zur Vorbeugung von Verstopfung und Dickdarmkrebs beiträgt.
- Ein günstiger Einfluss auf die Darmflora und damit auch das Darmimmunsystem.
- Eine reduzierte Aufnahme von Cholesterin, Fetten und Zucker im Darm, was sich günstig bei Fettstoffwechselstörungen und Diabetes auswirkt.

Täglich nehmen wir etwa 300–400 g Kohlenhydrate mit der Nahrung auf. Dies entspricht in etwa 50–60 % des täglichen Energiebedarfs bei leichter körperlicher Tätigkeit. Im Darm werden Stärke und kleinere Kohlenhydrate durch **Enzyme** bis auf die Ebene von Einfachzuckern verdaut, sodass sie dann ins Blut aufgenommen werden können. Der Aufschluss der höherkettigen Kohlenhydrate erfolgt über die **α-Amylase** des Speichels und der Bauchspeicheldrüse, wobei Letztere den Hauptanteil ausmacht. Der Ballaststoff Zellulose weist eine sogenannte β-1,4-glykosidische Verbindung ihrer Glukosebausteine auf und kann daher nicht von der α-Amylase aufgeschlossen werden. Da Kohlenhydrate nur in Form von Einfachzuckern absorbiert werden können, werden die Spaltprodukte der Stärke, aber auch Zweifachzucker, wie Saccharose, aus der Nahrung durch Enzyme (Saccharase, Laktase, Maltase), die sich in der oberen Membran der Darmepithelzellen befinden, zu Einfachzuckern (Glukose, Fruktose, Galaktose) aufgeschlossen. Klinisch und ernährungsphysiologisch relevant ist dabei die Tatsache, dass bei vielen Erwachsenen das Enzym Laktase nicht genügend gebildet wird, sodass der Milchzucker nicht oder nur ungenügend aufgespalten werden kann. Diese **Milchzuckerunverträglichkeit** geht, aufgrund einer erhöhten osmotischen Last und vermehrter Gasbildung im Dickdarm, mit verschiedenen Symptomen (vor allem Blähungen, osmotisch bedingter Durchfall) einher. Um insbesondere die Calciumversorgung zu gewährleisten, bietet sich hier ein Umstieg auf laktosefreie Milch und Milchprodukte an.

Nach dem kompletten Aufschluss werden die Kohlenhydrate dann in weiterer Folge in Form von Einfachzuckern in die Darmepithelzellen und von dort ins Blut aufgenommen. Der Hauptzucker

Glukose, aber auch die Galaktose werden über einen Cotransport an Natrium gekoppelt absorbiert, wohingegen Fruktose über den sogenannten GLUT5-Transporter in die Zelle aufgenommen wird. Da dieser keine extrem hohe Transportkapazität hat, kann eine fruktosereiche Kost (ein Problem insbesondere in den USA) mit Beschwerden einhergehen. Bei etwa 50 g Fruktose weisen bereits 60–80 % der Erwachsenen Symptome einer Malabsorption auf. Die Symptomatik entspricht dabei in etwa der einer Milchzuckerunverträglichkeit.

Interessant und eventuell von praktischer Relevanz könnte sein, dass durch die gleichzeitige Zufuhr von Fruktose zu Glukose die Verbrennung von Zuckern, insbesondere während einer körperlichen Belastung, gesteigert werden kann. Es gibt Hinweise, dass das Sättigungsmaximum für die Glukoseaufnahme im Darm bei etwa 60–70 g pro Stunde erreicht ist und damit verbunden die maximale Glukoseverbrennung bei etwa 1,2 g pro Minute liegt. Durch die gleichzeitige Gabe von Fruktose kann die Kohlenhydratverbrennung auf bis zu 1,7 g pro Minute gesteigert werden. Eine beschleunigte Magenentleerung, aber vor allem höhere Absorptionsraten im Darm spielen dabei eine Rolle, da Fruktose und Glukose über unterschiedliche Transporter in die Darmepithelzellen aufgenommen werden. Die erhöhte Kohlenhydratverbrennung aufgrund der Kombination von Glukose und Fruktose ist jedoch nur bei einer maximalen Glukosezufuhr relevant. Werden geringere Mengen Glukose zugeführt, bringt eine Kombination hinsichtlich Zuckerverbrennung wahrscheinlich weniger.

Neben Glukose und Fruktose können auch Saccharose oder Maltodextrin kombiniert werden. Einschränkend sollte erwähnt werden, dass wegen möglichen Magen-Darm-Beschwerden und ungünstigen Auswirkungen auf den Stoffwechsel höhere Mengen an Fruktose nicht empfehlenswert sind.

Kohlenhydrate als Energiequelle

Die primäre Funktion von Kohlenhydraten ist es, den Körper mit Energie zu versorgen. Wenn Glukose nicht gleich zur Energiegewinnung gebraucht wird, wird es in der Leber und Muskulatur in Form von **Glykogen** gespeichert. Allerdings sind im Gegensatz zu großen Fettdepots die Kohlenhydratspeicher des Menschen begrenzt. Sie inkludieren den im Blut zirkulierenden Zucker sowie die in Form von Glykogen gespeicherte Glukose in der Leber und im Muskel. Unter der Annahme eines mittleren Blutzuckerspiegels von 80 mg pro Deziliter und einem Blutvolumen von etwa 5 l befinden sich im Blut etwa 4–5 g Glukose. Der Glykogengehalt der Muskulatur hängt von verschiedenen Faktoren ab, unter anderem vom Ernährungs- und Trainingszustand und der Muskelmasse, und liegt in etwa bei 300–400 g.

Die Leber verfügt über einen Glykogengehalt von etwa 100 g. Das **Leberglykogen** dient vor allem dazu, den Blutzuckerspiegel auf einem Mindestniveau zu halten, da das Gehirn, aber auch die roten Blutkörperchen auf eine ständige Glukosezufuhr angewiesen sind. Bei extremen Belastungen wie einem Marathonlauf, die über einen längeren Zeitraum andauern, werden die Glykogenspeicher relativ bald entleert. Wenn während der Belastung kein Zucker zugeführt wird, kann es zu einer Unterzuckerung mit den typischen Symptomen wie Heißhunger, Schwindel, Schwarzwerden vor Augen kommen.

Die Bedeutung des **Muskelglykogens** für die körperliche Leistungsfähigkeit wurde erstmalig 1967 in eindrucksvoller Form von dem Schweden Bergström beschrieben. In seiner Studie erhielten Versuchspersonen über drei Tage drei verschiedene Diäten mit ähnlichem Energiegehalt: eine kohlenhydratarme Kost, eine Mischkost und eine kohlenhydratreiche Kost. Es zeigte sich, dass die Muskelglykogenspeicher am höchsten nach der kohlenhydratreichen und am niedrigsten nach der kohlenhydratarmen Kost waren. Noch interessanter war, dass diejenigen Probanden, die die niedrigsten Glykogenspeicher aufwiesen, bei einem Radtraining am schnellsten müde wurden. Diese und nachfolgende Studien konnten eindeutig beweisen, dass die Glykogenspeicher in der Muskulatur zu Beginn einer körperlichen Belastung einen entscheidenden Einfluss auf die Ausdauerleistungsfähigkeit hatten.

Heute besteht daher in der Sportwissenschaft ein weitgehender Konsens über die Bedeutung des Muskelglykogens für die Leistungsfähigkeit, sowohl für aerobe Ausdauerbelastungen als auch für

Belastungen mit längerer anaerober Komponente wie in den Spielsportarten oder beim Krafttraining. Zahlreiche Studien zeigten in diesem Zusammenhang, dass eine bessere Leistung erzielt werden kann, wenn während der körperlichen Belastung Kohlenhydrate zugeführt werden. Dies gilt besonders für Aktivitäten, die länger als zwei Stunden andauern, aber unter Umständen auch für solche, die nur über 45 Minuten gehen.

Der Glykogengehalt der Muskulatur kann vor Wettkämpfen verbessert werden, indem er zunächst durch ein intensives Training sowie eine fett- und proteinreiche Kost entleert und dann durch eine kohlenhydratreiche Kost aufgefüllt wird. Auf diese Weise können die gesamten Glykogenreserven auf bis zu 750 g angehoben werden. Da Glykogen darüber hinaus Wasser bindet (1 g Glykogen etwa 2,7 g H_2O), weist diese Maßnahme auch bis zu einem bestimmten Grad einen günstigen Effekt auf den Flüssigkeitsbedarf während der Belastung auf. Dieses „Glykogenloading" ist aber eher nur im Leistungssport unter fachlicher Betreuung von Bedeutung.

Die Glykogenreserven werden insbesondere aufgebraucht bei:

- Fasten
- Deutlich energiearmer Kost
- Kohlenhydratarmen Diäten
- Anstrengender körperlicher Tätigkeit

Insgesamt sind die Glykogenspeicher stark begrenzt, so dass sogar nach einem Fastentag von 24 Stunden mit Leistungseinbußen zu rechnen ist, insbesondere wenn intensivere körperliche Belastungen anstehen. Im Abschnitt „Reduzierte Energiezufuhr" wird näher auf diesen Punkt eingegangen.

Kohlenhydratbedarf von SportlerInnen

Zufuhr vor der Belastung

Der Kohlenhydratbedarf von SportlerInnen ist nicht immer gleich, sondern hängt vor allem von der Intensität, Frequenz und Dauer der Belastungen ab. Louise Burke hat in einer

Übersichtsarbeit Empfehlungen für ihren täglichen Kohlenhydratbedarf zusammengefasst:

- Bei leichter körperlicher Aktivität: 3–5 g/kg Körpergewicht pro Tag
- Bei mittelmäßig intensivem Trainingsprogramm etwa eine Stunde pro Tag: 5–7 g/kg Körpergewicht pro Tag
- Bei mittelmäßig bis hochintensivem Ausdauertraining etwa 1–3 Stunden pro Tag: 6–10 g/kg Körpergewicht pro Tag
- Extremer Trainingseinsatz von mehr als 4–5 Stunden pro Tag: 8–12 g/kg Körpergewicht pro Tag

Generell sind etwa drei Stunden *vor* längeren sportlichen Belastungen leicht verdauliche kohlenhydratreiche Mahlzeiten, wie Nudeln, Reis, Mischbrote, in Kombination mit reichlich Flüssigkeit empfehlenswert. Die International Society of Sports Nutrition rät in einem Positionspapier allgemein Mahlzeiten, die 1–2 g Kohlenhydrate pro Kilogramm Körpergewicht und 0,15–0,25 g Proteine pro Kilogramm liefern, 3–4 Stunden vor einem Wettkampf zu verzehren.

Unmittelbar, ca. 30 Minuten, vor der Belastung sollten nur kleine Snacks konsumiert werden. Große Mengen an kohlenhydratreichen Snacks mit hohem glykämischen Index (GI) sind wahrscheinlich weniger empfehlenswert, da sie unter Umständen den Blutzuckerspiegel ungünstig beeinflussen (siehe „Die Bedeutung des glykämischen Index für körperliche Belastungen"). Ein Austesten der Blutzuckerreaktion kurz vor und während der Belastung wäre insbesondere für LeistungssportlerInnen denkbar. Aber auch eine reaktive Hypoglykämie (Absinken des Blutzuckerspiegels unter den Ausgangswert durch eine hohe Insulinausschüttung) muss nicht zwangsläufig die Performance beeinträchtigen.

Der Effekt des GI kurz vor einer Belastung auf die Ausdauerleistungsfähigkeit wurde zum Beispiel in einer griechischen Studie überprüft. Dabei absolvierten neun Freiwillige an drei verschiedenen Tagen einen Laufbelastungstest. Jeweils 15 Minuten vorher verzehrten sie entweder Linsen mit einem niedrigen GI, Kartoffeln mit einem hohen GI oder einen kalorienfreien Süßstoff als Placebo.

Dabei zeigte sich eine bessere Ausdauerleistungsfähigkeit nach den Linsen im Vergleich zu den Kartoffeln. Jedoch könnte ein potenziell negativer Effekt einer Speise mit einem hohen GI auf die Leistungsfähigkeit möglicherweise kompensiert werden, wenn während der Belastung kohlenhydrathaltige Getränke konsumiert werden, sodass der Blutzuckerspiegel nicht so leicht abfallen kann.

Zufuhr während einer Belastung

Wie bereits erwähnt wirken sich Kohlenhydrate bzw. die Glykogenspeicher limitierend auf die Leistung vor allem bei prolongierten körperlichen Belastungen aus. Eine Zusammenfassung von Studien zu Kohlenhydraten und Leistungsfähigkeit im Sport fand heraus, dass die leistungssteigernde Wirkung von Kohlenhydraten bei körperlichen Belastungen, die länger als zwei Stunden dauerten, stärker ausgeprägt war als bei Aktivitäten unter zwei Stunden. Bei kürzeren sportlichen Belastungen, in einem Bereich von 30 bis 60 Minuten, scheinen Kohlenhydrate erst nach 40–50 Minuten wirksam zu sein. John Temesi aus Australien zeigte in seiner Metaanalyse ebenfalls, dass eine Zufuhr von 30 bis 80 g pro Stunde Kohlenhydrate im Vergleich zu einem Placebo die Ausdauerleistungsfähigkeit bei körperlichen Belastungen mit einer Dauer von ≥ 1 Stunde verbesserte.

Generell bewegt sich der Kohlenhydratbedarf bei länger andauernden körperlichen Belastungen in einem Bereich von 30 bis 60 g pro Stunde. Bei Aktivitäten über 2,5 Stunden kann der Bedarf auch bis zu 90 g pro Stunde betragen. Die International Society of Sports Nutrition empfiehlt bei Belastungen über einer Stunde die Zufuhr von 30 bis 60 g Kohlenhydrate pro Stunde durch das Trinken von 1 bis 2 Tassen eines 6–8%igen Kohlenhydratgetränks in Intervallen von 10 bis 15 Minuten.

Verschiedene Mechanismen werden für die leistungssteigernde Wirkung der Kohlenhydrate diskutiert:

- Gesteigerte Verbrennung von Glukose
- Hohe Blutzuckerspiegel bzw. Verhinderung einer Unterzuckerung
- Einsparen des Muskelglykogens
- Suppression des Immunsystems

- Verbesserte kognitive Funktionen
- Verminderte zentrale Müdigkeit

Die **zentrale Müdigkeit** bezieht sich dabei auf die vermehrte Bildung des Botenstoffs Serotonin im Gehirn, wodurch einerseits Wohlbefinden, aber auch Müdigkeit ausgelöst wird. Bei prolongierten Belastungen können freie Fettsäuren, die unter niedrigen Insulinspiegeln vermehrt aus dem Fettgewebe freigesetzt werden, die essenzielle Aminosäure Tryptophan von ihrer Bindung an das Albumin verdrängen, dem quantitativ wichtigsten Blutplasmaprotein, sodass Tryptophan vermehrt ins Gehirn übertritt und dort zu Serotonin umgewandelt wird. Serotonin erfüllt diverseste Funktionen im Körper, im Gehirn ist es neben dem Wohlbefinden wichtig für die Synthese des Nachthormons Melatonin. Außerdem vermittelt es das Gefühl der Müdigkeit und regt den Schlaf an. Diese zentrale Müdigkeit ist ein leistungsbegrenzender Faktor. Durch die Zufuhr von Glukose wird die Insulinsekretion angeregt und damit die Mobilisation von Fett gebremst, sodass sie möglicherweise über diesen potenziellen Mechanismus abgeschwächt werden kann.

Auch „danach“ ist wichtig

Wichtig sind nicht nur ausreichende Glykogenspeicher *vor* der Belastung und eine ausreichende Kohlenhydratzufuhr *während* der Belastung, sondern auch das **Auffüllen der Glykogenspeicher** *nach* intensiven körperlichen Betätigungen. Dies sollte relativ bald erfolgen, da insbesondere in den ersten 30–60 Minuten danach die Resynthese für Glykogen am besten ist. Die Ursachen dafür sind nicht genau bekannt, allerdings werden eine erhöhte Aktivierung der GLUT4-Transporter, die Glukose in Fett- und Muskelzellen aufnehmen, und der glykogenbildenden Enzyme nach der Belastung diskutiert.

Zum Auffüllen der Glykogenspeicher bieten sich **Sportlergetränke**, aber auch kohlenhydratreiche Speisen mit einem höheren GI an. Die höhere Insulinausschüttung nach einer / einem Mahlzeit / Lebensmittel mit einem hohen GI könnte die Muskel-Glykogen-Synthese im Vergleich zu einer mit niedrigem GI erleichtern. Das schnelle und effiziente Auffüllen der Glykogenspeicher ist insbesondere dann relevant, wenn in einem kürzeren Intervall intensive körperliche / sportliche Belastungen geleistet werden.

Werden die Kohlenhydratspeicher nicht wieder aufgefüllt, z. B. durch eine fett- und proteinreiche, aber kohlenhydratarme Kost, kann in weiterer Folge nicht die gleiche intensive Leistung erbracht werden. Daher sollte der Kohlenhydratanteil der Mahlzeiten mindestens 50 % der zugeführten Gesamtenergie betragen. Dabei scheint eine Kohlenhydratzufuhr von mindestens 1,2 g / kg Körpergewicht pro Stunde sinnvoll zu sein, um effizient die Glykogenspeicher über ein paar Stunden aufzufüllen.

In einem Positionspapier des American College of Sports Medicine wird eine Zufuhr von ungefähr 1–1,5 g Kohlenhydrate pro Kilogramm Körpergewicht innerhalb von 30 Minuten nach einer körperlichen Belastung empfohlen und dann wieder in Intervallen von zwei Stunden über 4–6 Stunden, um die Glykogenspeicher zu füllen. Die International Society of Sports Medicine rät ebenfalls, innerhalb der ersten 30 Minuten nach einer Belastung Kohlenhydrate zuzuführen, vorzugsweise mit geringen Mengen an Protein, um die Glykogensynthese zu stimulieren.

Die Bedeutung des glykämischen Index für körperliche Belastungen

Wenn von Kohlenhydraten gesprochen wird, kommt man nicht an dem Begriff des glykämischen Index (GI) vorbei. Die Bedeutung des GI auf die kognitive Leistungsfähigkeit wurde im ersten Teil des Buches bereits dargestellt.

Der Begriff „glykämischer Index“ wurde erstmalig in den frühen 1980er-Jahren beschrieben. Er klassifiziert Lebensmittel hinsichtlich ihrer Fähigkeit, den Blutzuckerspiegel (BZ) zu beeinflussen. Für die Bestimmung des GI lässt man zehn bis zwölf nüchterne Versuchspersonen in der Früh zunächst üblicherweise 50 g einer Glukoselösung trinken und bestimmt im Anschluss daran meist über zwei Stunden den Blutzuckerspiegel. Diese Prozedur wird an einem anderen

Versuchstag wiederholt, doch diesmal mit dem zu testenden Lebensmittel. Danach werden unter Verwendung der erhobenen Blutzuckerwerte zwei Kurven erstellt (Referenz- und Testkurve) und die Flächen unter diesen bestimmt. Die Berechnung des glykämischen Index erfolgt schließlich mit folgender Formel:

$$GI = \frac{\text{Fläche unter der Blutzuckerspiegel-Kurve für das Lebensmittel}}{\text{Fläche unter der Blutzuckerspiegel-Kurve für Glukose}} \times 100$$

Ein GI von 100 bedeutet, dass das getestete Lebensmittel einen ähnlichen Einfluss auf den postprandialen (nach Nahrungsaufnahme) Blutzuckerspiegel hat wie Glukose. Generell weisen Lebensmittel, die den Blutzuckerspiegel langsamer und geringer anheben, einen niedrigeren GI (kleine Fläche unter der Kurve) auf als jene, die zu einem raschen und hohen Anstieg des GI führen (große Fläche unter der Kurve).

Der GI ist vor allem abhängig von der Kohlenhydratzusammensetzung der Nahrung (also Anteil von Stärke, Ballaststoffen und simplen Kohlenhydraten), der Bearbeitung der Lebensmittel (ganzer Apfel vs. Apfelsaft), dem Vorhandensein von anderen Nährstoffen, die unter Umständen einen Einfluss auf die Verdauung und Aufnahme der Kohlenhydrate haben, der Effizienz der Verdauung und insbesondere der Schnelligkeit der Magenentleerung. Je langsamer eine Mahlzeit den Magen verlässt, desto langsamer wird auch wahrscheinlich der Anstieg des Blutzuckerspiegels sein. Aus diesem Grund haben zuckerhaltige Getränke, die den Magen schneller verlassen, in der Regel einen höheren GI als Zucker, der beispielsweise über einen Schokoriegel aufgenommen wird. Auch die Konsistenz der Speisen spielt eine Rolle, wobei feste Speisen im Vergleich zu flüssigen den Magen nicht nur langsamer verlassen, sondern auch noch zusätzlich aufgeschlossen (verdaut) werden müssen. Dies führt zu einer langsameren Freisetzung und Absorption von Glukose.

Der schnelle bzw. langsamere Anstieg des Blutglukosespiegels durch Lebensmittel mit einem hohen bzw. niedrigen GI hat für die Sportphysiologie eine nicht unerhebliche Relevanz. Dies hängt nicht nur mit der Schnelligkeit der Glukoseaufnahme im Darm zusammen, sondern auch mit der Höhe und Dauer der Ausschüttung des Insulins aus der Bauchspeicheldrüse. Ein Anstieg des Blutzuckerspiegels stimuliert durch eine Verstoffwechselung von Glukose in den β-Zellen der Bauchspeicheldrüse die **Insulinausschüttung**. Insulin senkt in weiterer Folge den Blutzuckerspiegel hauptsächlich durch: 1. Förderung der Aufnahme von Glukose in Muskel- und Fettzellen durch Rekrutierung von sogenannten GLUT4-Transportern an die Zellmembran; 2. Förderung der Speicherung von Glukose in Form von Glykogen; 3. Hemmung der Freisetzung von Glukose aus den Speichern der Leber; 4. Hemmung der Glukoneogenese, also der Neubildung von Glukose in der Leber.

Die Folge ist eine Normalisierung des Blutzuckerspiegels. Ein Lebensmittel oder eine Mahlzeit mit einem hohen GI führt zu einem raschen und hohen Anstieg des Blutzuckerspiegels und damit auch zu einer vermehrten Insulinfreisetzung. Das kann unter Umständen zu einer nachfolgenden stärkeren Senkung des Blutzuckerspiegels führen als erforderlich wäre („überschießende Reaktion"). In Extremfällen, die gar nicht so selten sind, kann der Blutzuckerspiegel sogar unter die untere Normgrenze absinken. Ein deutlich zu niedriger Blutzuckerspiegel (umgangssprachlich „Hypo" genannt) löst bekanntermaßen Hunger- bis Heißhungergefühle aus. So eine leichte Hypoglykämie kann (muss aber nicht!) möglicherweise die Leistungsfähigkeit beeinträchtigen. Vor allem aus diesem Grund wird in der Sportlerernährung die Frage diskutiert, ob mittelfristig bzw. kurz vor der Belastung Lebensmittel mit einem hohen oder niedrigen GI bevorzugt werden sollten. Zusammenfassend scheinen Lebensmittel mit einem niedrigen GI kurz *vor* einer Belastung günstiger zu sein (siehe „Kohlenhydratbedarf von SportlerInnen", *Zufuhr vor der Belastung*).

Insulin hat nicht nur eine Wirkung auf den Blutzuckerspiegel, sondern auch wichtige Funktionen im **Protein- und Fettstoffwechsel**. Im Proteinstoffwechsel stimuliert es die Aufnahme von Aminosäuren in die Muskulatur. Aus diesem Grund regt eine höhere Insulinausschüttung die Muskelproteinsynthese an. Der Verzehr von Lebensmitteln mit einem hohen GI in Verbindung mit Aminosäuren, insbesondere den verzweigtkettigen (BCAA, siehe „Proteine"), kann daher *nach* der Belastung einen günstigen Einfluss auf die Insulinsekretion und damit Muskelproteinsynthese haben. Außerdem werden durch diese Kombination die Muskelglykogenspeicher schneller aufgefüllt.

Hinsichtlich des Fettstoffwechsels wirkt Insulin fettsparend und hemmt die Freisetzung von freien Fettsäuren aus dem Fettgewebe. Es könnte sich daher möglicherweise eine erhöhte Insulinausschüttung durch Lebensmittel mit einem hohen GI ungünstig auswirken, vor allem bei leichteren körperlichen Belastungen, bei denen vordergründig Fettsäuren verbrannt werden. Andererseits könnten Lebensmittel mit einem niedrigen GI über den Insulinmechanismus bis zu einem bestimmten Grad die Fettverbrennung ankurbeln.

Allgemeine Vorteile einer Kost mit einem niedrigen GI

Verschiedene epidemiologische Studien zeigten, dass eine Kost mit niedrigem GI im Vergleich zu einer Kost mit hohem GI das Risiko an Diabetes zu erkranken nachweisbar senkte. Außerdem reduziert eine solche Kost mit hohem Proteinanteil das Risiko für eine erneute Gewichtszunahme („Jo-Jo-Effekt“) nach Abnehmdiäten.

- Kohlenhydrate sind bei sportlichen Belastungen eine limitierende Energiequelle für den Muskel.
- Bei anstrengenderen sportlichen / körperlichen Aktivitäten, die über 45–60 Minuten andauern, wirkt sich die Zufuhr von schnell verfugbaren Kohlenhydraten leistungssteigernd aus.
- Vor einem Wettkampf sind Kohlenhydrate mit niedrigem GI sinnvoll; nach dem Wettkampf Kohlenhydrate mit hohem GI zum schnellen Wiederauffüllen der Glykogenspeicher.
- Das Wiederauffüllen der Glykogenspeicher sollte unmittelbar nach der Belastung beginnen.

Proteine

Ernährungsphysiologische Grundlagen

In der Ernährung von Sportlern ist neben Kohlenhydraten der am meisten diskutierte Nährstoff Protein bzw. Eiweiß. Wie viel Protein ist notwendig? Welches Protein ist das Beste? Kann zu viel Protein schädlich sein? Diese und andere Fragen treten immer wieder auf und führen teilweise zu einer gewissen Verunsicherung. Das folgende Kapitel gibt einen Überblick über die Ernährungsphysiologie der Proteine, den Proteinbedarf, Proteine im Sport sowie mögliche Nachteile einer zu hohen Proteinzufuhr.

Die Bezeichnung „Protein“ stammt aus dem Griechischen (= *protōs,* erstrangig, von grundlegender Bedeutung) und bringt zum Ausdruck, dass das Leben grundsätzlich die Existenz von Proteinen erfordert. Proteine sind stickstoffhaltige, hochmolekulare Verbindungen, deren Grundbausteine Aminosäuren sind. Von den etwa 300 Aminosäuren, die in der Natur vorkommen, werden zwanzig für die zelluläre Proteinsynthese verwendet. Neun davon sind essenziell bzw. unentbehrlich:

- Histidin
- Isoleucin
- Leucin
- Lysin
- Methionin
- Phenylalanin
- Threonin
- Tryptophan
- Valin

Diese *müssen* mit der Kost zugeführt werden, um einen lebensbedrohlichen Mangel zu vermeiden. Im Gegensatz dazu können die entbehrlichen und nicht essenziellen Aminosäuren im Körper selbst gebildet werden. Das Wort „entbehrlich“ ist in diesem Fall sinnvoller, da auch die nicht essenziellen Aminosäuren (eine eher ältere Bezeichnung) ebenfalls essenziell für den Körper sind und eine Störung ihrer Biosynthese im Körper mit Symptomen bis zum Tod einhergeht.

Die entbehrlichen Aminosäuren sind:

- Alanin
- Arginin
- Asparagin
- Asparaginsäure
- Cystein
- Glutamin
- Glutaminsäure
- Glycin
- Prolin
- Serin
- Tyrosin

Die Größe von Proteinen variiert von kleinen Peptiden, die aus 2–3 Aminosäuren bestehen, bis zu großen Molekülen mit Tausenden Aminosäuren. Proteine erfüllen verschiedenste **Funktionen im Organismus**, dazu gehören, neben strukturellen Eigenschaften in Knochen und Bindegewebe, auch Funktionen im Stoffwechsel (vor allem als Enzyme, die biochemische Reaktionen beschleunigen), Energiehaushalt (als Energielieferanten), Hormonhaushalt (die größte Gruppe der Hormone besteht aus Aminosäuren; Aminosäuren dienen aber auch als Ausgangssubstanz für gewisse Hormone), Immunsystem (z. B. in Form von Antikörpern), beim zellulären Transport, der Blutgerinnung sowie bei der Aufrechterhaltung des osmotischen Drucks in den Kapillaren (bei einem Mangel an Protein kann es zu Wasseransammlungen im Gewebe kommen) – um nur die wichtigsten zu nennen.

Ein schwerer Proteinmangel äußert sich vor allem in Leistungseinbußen, Immunschwäche mit einem erhöhten Infektionsrisiko (insbesondere der Atemwege), Wundheilungsstörungen und geht generell mit einem gesteigerten Krankheits- und Sterblichkeitsrisiko einher. Für dieses Buch relevant ist auch die Tatsache, dass ein Proteinmangel mit Muskelabbau und Muskelschwäche verbunden ist.

Proteinverdauung

Bevor Aminosäuren in den Körper gelangen und für die Synthese von Proteinen zur Verfügung stehen, müssen sie im Magen-Darm-Trakt verdaut und absorbiert werden. Im Magen werden die Proteine zunächst durch Salzsäure denaturiert, das heißt, sie verlieren ihre komplexe Struktur und können besser durch Verdauungsenzyme aufgeschlossen werden. Eine Neutralisation der Salzsäure beispielsweise durch übermäßigen Konsum von Basenpulvern zu einer Mahlzeit könnte daher bis zu einem bestimmten Grad die Proteinverdauung beeinträchtigen. Da allergene Stoffe und Erreger von Infektionskrankheiten auch aus Proteinen zusammengesetzt sind, bietet das saure Milieu im Magen einen gewissen Schutz vor bestimmten Nahrungsmittelallergien und möglicherweise auch vor (Darm-) Infektionen. Die Ausschüttung der Salzsäure im Magen erfolgt nicht erst nach dem Kontakt der Speise mit der Magenschleimhaut, sondern bereits vorher. Dies wird auch als kephale (den Kopf betreffend) Phase der Magensaftsekretion bezeichnet und wird durch Anblick, Geruch und Geschmack einer Mahlzeit oder sogar durch die Vorfreude darauf aktiviert. Demnach macht es einen Unterschied, ob man in einer zehnminütigen Mittagspause zum Fast-Food-Stand rennt und, getrieben von akutem Hunger, ohne viel nachzudenken eine eher lieblos zubereitete Mahlzeit verzehrt, oder ob man sich den ganzen Tag auf ein schönes Abendessen zu zweit freut, das dann auch dementsprechend vorbereitet und garniert wird. Das Kauen spielt ebenfalls eine besondere Rolle. Durch längeres Kauen wird nicht nur das Sättigungsgefühl verbessert und die Stärkeverdauung eingeleitet, sondern auch die Abgabe von Magensaft gefördert. Bezüglich Magensaftsekretion ist daher zusammenfassend die günstigste Kombination die Vorfreude auf eine Mahlzeit, längeres Kauen sowie ein langsames, genussvolles Essen.

Nachdem die Proteine im Magen vorverdaut wurden, werden sie durch Enzyme der Bauchspeicheldrüse in kleinere Bestandteile zerlegt und können dann über das Darmepithel ins Blut aufgenommen werden. Von dort gelangen die Aminosäuren in die Leber und werden hier gefiltert. Interessant ist für das vorliegende Buch dabei die

Tatsache, dass die verzweigtkettigen Aminosäuren Leucin, Isoleucin und Valin die Leber nach der Absorption im Darm gut passieren können und somit relativ schnell für die Muskeln zur Verfügung stehen.

Proteinbedarf und Quellen

Der Gesamtproteinbestand eines Erwachsenen beträgt etwa 10.000 g. Täglich werden ca. 300 g durch einen kontinuierlich ablaufenden Prozess von Abbau und Synthese umgesetzt. Derzeit gilt als empfohlene Proteinzufuhr für Erwachsene 0,8 g/kg Körpermasse pro Tag. Bei dieser Zufuhr ist die sogenannte Stickstoffbilanz, also die Zufuhr von Proteinen minus die Verluste über den Harn (vor allem in Form von Stickstoffverbindungen), aber auch in einem geringeren Ausmaß über den Stuhl und die Haut, bei vielen Menschen ausgeglichen. Auch niedrigere Proteinmengen können ausreichen, vor allem wenn es sich um Proteine mit einer hohen biologischen Wertigkeit (siehe unten) handelt. Ältere Menschen haben unter Umständen einen höheren Proteinbedarf. Dies wird in einem eigenen Kapitel behandelt.

Für eine 60 kg schwere Frau entsprächen 0,8 g/kg Körpermasse 48 g Proteine pro Tag.

Diese Menge ist in etwa enthalten in:

- 140 g Sojabohnen
- 190 g Goudakäse
- 230 g Rind-/Schweine-/Hühnerfleisch
- 230 g weiße Bohnen
- 280 g Scholle
- 380 g Topfen
- 400 g Nudeln
- 700 g Vollkornbrot
- 1850 g Spinat
- 2400 g Kartoffeln
- 2900 g Blumenkohl
- 4000 g Kopfsalat

Vor allem Fleisch und Fisch, Milchprodukte sowie Hülsenfrüchte sind besonders eiweißreich. Die meisten Lebensmittel enthalten die neun unentbehrlichen Aminosäuren. Pflanzliche Lebensmittel, mit gewissen Ausnahmen wie Hülsenfrüchte und bestimmte Nüsse, weisen normalerweise jedoch einen geringeren Gehalt von diesen bzw. von Proteinen auf. Tierische Proteine haben den Vorteil, dass sie im Vergleich zu pflanzlichen im Darm besser aufgeschlossen werden können.

Nicht nur die Quantität, auch die Qualität der Proteine ist von Bedeutung. Ein Maß dafür ist die sogenannte **biologische Wertigkeit**. Dabei wird üblicherweise für den Menschen die biologische Wertigkeit von Eiern auf 100 gesetzt und die anderen Lebensmittelproteine darauf bezogen. Je höher die Qualität eines Proteins ist, desto geringere Mengen müssen davon aufgenommen werden, um ausreichend versorgt zu sein. Die biologische Wertigkeit von beispielsweise Weizen und Mais bewegt sich zwischen in etwa 50 und 60 sowie von 80 bis 90 bei Milch, Milchprodukten, Soja, Fleisch und Fisch. Kartoffel / Ei und Soja / Ei sind diesbezüglich sehr gute Kombinationen.

Es sollte nicht unerwähnt bleiben, dass für einen Großteil der Bevölkerung in Industrieländern die Berücksichtigung der biologischen Wertigkeit schon seit Längerem keine wesentliche Rolle mehr spielt. Wir nehmen in der Regel sowieso viel mehr Proteine auf als notwendig wären. Möglicherweise interessant ist die Berücksichtigung der biologischen Wertigkeit jedoch für LeistungssportlerInnen, die Muskeln aufbauen wollen, aber auch für VeganerInnen und Menschen, die sich extrem einseitig ernähren.

Von wissenschaftlicher Seite werden neben der biologischen Wertigkeit auch andere Parameter zur Beurteilung der Qualität eines Proteins herangezogen. Dazu gehört unter anderem auch der chemische Score, der sich auf das Aminosäureprofil in einem Protein bezieht bzw. die limitierenden Aminosäuren berücksichtigt, die hinsichtlich ihres Bedarfs am wenigsten im Protein enthalten sind. Bei pflanzlicher Kost etwa sind die limitierenden Aminosäuren Lysin (vor allem in Getreide), das schwefelhaltige Methionin (besonders in Hülsenfrüchten) und im Mais Tryptophan. Durch die Kombination von Getreideproteinen, die arm an Lysin, aber reicher an schwefelhaltigen Aminosäuren sind, mit Hülsenfrüchten (reicher an Lysin) kann die

Qualität des Proteins bei hauptsächlich ovolaktovegetarischer und veganer Kost verbessert werden. Auch die Netto-Proteinverwendung kann als Parameter für die Proteinqualität herangezogen werden. Diese misst die Menge an Protein bzw. Aminosäuren in einem Nahrungsprotein, die im Körper gespeichert und für die Synthese von körpereigenen Proteinen verwendet wird.

Proteinbedarf von SportlerInnen

Bevor die Kohlenhydrate ihren Siegeszug in der Ernährung von SportlerInnen antraten, hatte viele Jahrhunderte proteinreiches und kohlenhydratarmes Fleisch eine zentrale Bedeutung im Sport. Aus der Literatur ist zu entnehmen, dass Sieger der Olympischen Spiele der Antike enorme Mengen an Fleisch verzehrt haben müssen. Diesbezüglich legendär ist der griechische Ringkämpfer Milon von Kroton, der im 6. Jahrhundert v. Chr. 32-mal bei verschiedenen Spielen (davon sechs bei Olympia) gesiegt hatte. Schätzungen zufolge hatte Milon kiloweise Fleisch und Brot verzehrt. Noch bei den olympischen Spielen in Berlin 1936 nahmen die AthletInnen täglich im Mittel 687 g Fleisch zu sich.

Heutzutage werden üblicherweise Proteinzufuhrmengen über 2 g/kg Körpergewicht pro Tag nicht mehr angeraten, und die meisten Empfehlungen für gesunde AthletInnen bewegen sich zwischen **1–2 g/kg Körpergewicht** pro Tag. Grundsätzlich sollte jedoch der Proteinbedarf individuell abgeklärt und angepasst werden. Das American College of Sports Medicine empfiehlt zum Beispiel für alle Ausdauer- und KraftsportlerInnen eine Proteinzufuhr von 1,2–1,7 g/kg Körpergewicht pro Tag (1,2–1,4 g/kg für Ausdauer- und 1,2–1,7 g/kg für KraftsportlerInnen pro Tag). Diese Zufuhrmengen können in der Regel ausschließlich über die Ernährung, ohne Nahrungsergänzung, erreicht werden. Höhere Mengen von bis zu 2 g/kg Körpergewicht pro Tag mögen manchmal von Vorteil sein, beispielsweise bei einer energiereduzierten Kost oder auch während besonders intensiven Trainingsphasen. Aufgrund eines höheren Risikos für Nebenwirkungen (siehe „Nachteile einer zu hohen Proteinzufuhr“) sollten jedoch höhere Zufuhrmengen nur über einen begrenzten Zeitraum erfolgen.

Timing der Proteinzufuhr

Proteine sind vor allem *nach* der Belastung (besonders nach einem Krafttraining) wichtig, um die Muskelregeneration sowie die Muskelproteinsynthese und damit verbunden das Muskelwachstum anzuregen. Die Proteinzufuhr nach der Belastung sollte relativ bald erfolgen, um optimale anabole Wirkungen zu erzielen. Hinsichtlich der Proteinmenge scheinen 20–25 g unmittelbar nach einem Krafttraining die Muskelproteinsynthese maximal anzuregen. Bei höheren Mengen werden vermehrt Aminosäuren oxidiert, was zu einer erhöhten Produktion von Ammoniumionen führen kann.

Hinsichtlich der Proteinquelle scheinen Milchproteine im Vergleich beispielsweise zu Sojaproteinen die Muskelproteinsynthese nach einem Krafttraining effizienter anzuregen. Milchproteine enthalten relativ viel der unentbehrlichen Aminosäuren Leucin, Isoleucin und Valin, die wegen ihrer chemischen Struktur auch verzweigtkettige Aminosäuren bzw. im Englischen als „Branched-Chain Amino Acids" (BCAA) bezeichnet werden. Sie finden sich vor allem in Molkenprotein sowie in Milch, Fleisch, Fisch, Eiern und Käse.

Die **Zufuhr von BCAA** ist günstig, da diese vermehrt bei einer länger andauernden körperlichen Belastung im Muskel verbrannt werden. Ein weiterer Vorteil ist, dass sie im Vergleich zu anderen Aminosäuren nach der Verdauung und Absorption weniger von der Leber gefiltert werden und somit unmittelbar dem Muskel zur Verfügung stehen. Weiters konkurrieren die BCAA mit Tryptophan, einer anderen unentbehrlichen Aminosäure, um die Aufnahme ins Gehirn. Wie bereits erwähnt wird Tryptophan im Gehirn zu Serotonin umgewandelt, das unter anderem für die zentrale Müdigkeit verantwortlich gemacht wird.

Eine Zufuhr der BCAA ist jedoch nicht nur vorteilhaft beim Hinauszögern der zentralen (mentalen), sondern auch unter Umständen der peripheren Ermüdung, die vom Muskel ausgeht; dabei kann dieser insbesondere bei niedrigem Glykogengehalt BCAA als Energielieferanten heranziehen.

Die empfohlenen Zufuhrmengen für BCAA nach der Belastung bewegen sich von 0,03 bis 0,05 g / kg Körpergewicht pro Stunde oder

2–4 g pro Stunde, vorzugsweise aufgenommen durch ein Getränk. Deutlich höhere Mengen, bis zu 30 g, können aufgrund einer vermehrten Produktion von Ammonium in der Muskulatur die Leistung begrenzen.

Von den drei BCAA scheint vor allem **Leucin** von Interesse zu sein, da unter anderem eine Ausdauerbelastung mit einer hohen Verbrennung dieser BCAA einhergeht. Außerdem aktiviert Leucin in der Zelle Schlüsselmoleküle und -wege, die bei der Proteinsynthese eine Rolle spielen, wie z. B. den sogenannten mTOR-Weg. Milchproteine, insbesondere Molke, sind besonders reich an Leucin, was ihren positiven Effekt auf die Muskelproteinsynthese erklären würde.

Nicht nur *nach*, sondern auch während der Belastung kann die zusätzliche Zufuhr von Proteinen zu Kohlenhydraten leistungssteigernd sein. Diesbezüglich zeigte die Metaanalyse von Rebecca L. Stearns, in der elf Studien zusammengefasst wurden, dass eine zusätzliche Proteingabe zu Kohlenhydraten *während* einer körperlichen Belastung die Performance steigern kann, insbesondere die Zeit bis zur Erschöpfung verlängert. In den meisten Studien wurden Protein-Kohlenhydrat-Kombinationen in kleineren Mengen alle 10–15 Minuten konsumiert. Die Mechanismen sind nicht bekannt, wobei möglicherweise die zusätzliche Energie durch Proteine eine Rolle zu spielen scheint. Eine Kohlenhydrat-Protein-Kombination weist im Vergleich zu einer reinen Kohlenhydratgabe unter Umständen nicht nur positive Effekte auf die Ausdauer auf, sondern regt auch *während* eines Krafttrainings die Muskelproteinsynthese an.

Nachteile einer zu hohen Proteinzufuhr

Immer wieder kommt in der Ernährungswissenschaft, der Medizin und anderen Gesundheitsberufen die Frage auf, ob ein Zuviel an Nahrungsproteinen schädlich ist. Selten findet man darauf jedoch eine wissenschaftlich fundierte Antwort, was vor allem in der eher spärlichen und teilweise widersprüchlichen Datenlage begründet ist.

Es sind in der wissenschaftlichen Literatur nur wenige Beispiele bekannt, in denen Menschen, die sich extrem proteinreich ernährt haben, unter kontrollierten Bedingungen beobachtet und untersucht wurden. Eines der wenigen ist der Fall des Vilhjálmur Stefánsson (1879–1962), eines bekannten Polarforschers und Ethnologen isländischer Abstammung. Neben seinen Expeditionen interessierte sich Stefánsson für Ernährung, insbesondere für eine stark kohlenhydratarme Kost. Er besuchte die Inuit und stellte fest, dass ihre Ernährung aus sehr viel Fisch und Fleisch bestand. Begeistert von dieser Ernährungsweise willigte er mit einem seiner Begleiter ein, an einer einjährigen Studie teilzunehmen, in der der Effekt einer reinen Fleischernährung auf den Körper untersucht werden sollte. Die Studie begann am 28. Februar 1928 und dauerte ziemlich genau ein Jahr. Die beiden Teilnehmer aßen unter kontrollierten Bedingungen in der ersten Studienphase in der Forschungseinrichtung etwa 800 g fetthaltiges Fleisch pro Tag und versuchten dann in weiterer Folge zu Hause diese Fleischzufuhrmenge beizubehalten. Am Ende des Jahres waren sie, so ein Zitat aus der Publikation, „the subjects were mentally alert, physically active, and showed no specific physical changes in any system of the body"; zusammengefasst zeigten sie also keine gesundheitlichen Beeinträchtigungen. Ähnliche Studien finden sich kaum („kaum" ist bereits übertrieben) in der wissenschaftlichen Literatur, sodass diese „Doppelfalluntersuchung" eher ein Einzelfall bleibt und eine Interpretation schwer möglich ist. Jedenfalls ist von so einem Selbstversuch dringend abzuraten, weil ein hohes Risiko für einen Mangel an gewissen essenziellen Vitaminen und Mineralstoffen gegeben ist und die Niere in Mitleidenschaft gezogen werden kann (siehe unten).

Aminosäuren werden nicht nur für die Proteinsynthese verwendet, sondern auch ständig täglich abgebaut. Dabei entsteht als Abbauprodukt Ammoniak bzw. Ammonium, das in Harnstoff überführt werden muss, da es in höheren Konzentrationen neurotoxisch wirkt. Harnstoff wird in der Leber produziert und über den Harn ausgeschieden. Die produzierte Menge an Harnstoff ist vor allem von der Proteinzufuhr über die Kost abhängig und erreicht bei sehr hohen Proteinmengen ein gewisses Sättigungsmaximum. In einer Studie von Daniel Rudman verzehrten Versuchspersonen ansteigende Mengen von verschiedenen Proteinen (Casein, Laktalbumin und Ovalbumin), und es wurde die Harnstoffausscheidung im Harn gemessen.

Dabei zeigte sich, dass sie ab etwa 3,3 g Proteinzufuhr pro Kilogramm Körpermasse einen Maximalwert erreichte. Obwohl nur wenige Untersuchungen zu dieser Fragestellung existieren, kann anlehnend an diese Resultate ein maximaler oberer Grenzwert für die Proteinzufuhr von etwa 3–3,5 g / kg Körpergewicht vermutet werden. Werden noch individuelle Unterschiede und ein Sicherheitsspielraum berücksichtigt, sind 2 g / kg Körpergewicht eine vernünftige Obergrenze, die eingehalten werden sollte. Proteinzufuhrmengen von bis zu 20 bis maximal 25 % der Gesamtenergiezufuhr führen daher wahrscheinlich zu keinen nachteiligen Wirkungen bei gesunden Menschen.

Risiken einer deutlich erhöhten Proteinzufuhr

1. Eine erhöhte Purinzufuhr vor allem durch den Verzehr von proteinreichem Fleisch und Fisch mit einem gesteigerten Risiko für eine Hyperurikämie bzw. Gicht. In einer epidemiologischen Studie bei 47.150 Männern wurde zum Beispiel beschrieben, dass diejenigen mit der höchsten Fleischaufnahme ein 41 % höheres Gichtrisiko aufwiesen als Männer mit der geringsten Fleischzufuhr. Bei Fischnahrung lag das Risiko sogar 51 % höher. Auf der anderen Seite wirkte sich jedoch ein hoher Konsum an Milchprodukten, die auch eine wichtige Proteinquelle darstellen, protektiv aus.

2. Eine Verschlechterung der Nierenfunktion – insbesondere bei einer vorgeschädigten Niere. Als Mechanismus wird die sogenannte Brenner-Hypothese herangezogen, der zufolge eine ständige Überlastung der Filtrationsprozesse in der Niere durch zu viel Protein langfristig die Nierenfunktion beeinträchtigt. In einer neueren Studie bei gesunden Männern konnte etwa gezeigt werden, dass nach einer kurzzeitigen hohen (2,4 g / kg pro Tag) vs. einer normalen (1,2 g / kg pro Tag) Proteinkost die glomeruläre Filtrationsrate sowie die Ausscheidung von Albumin im Harn signifikant zunahm. Eine erhöhte Albuminausscheidung im Harn gilt als ein Risikofaktor für Nierenerkrankungen. Auch vereinzelte tierexperimentelle Untersuchungen weisen darauf hin, dass die Niere durch zu viel Nahrungsprotein langfristig geschädigt wird. Insbesondere Personen mit eingeschränkter Nierenfunktion

sollten daher achtsam mit ihrer Proteinzufuhr umgehen und sich unbedingt ernährungsmedizinisch und diätologisch beraten lassen.

3. Eine vermehrte Säurebelastung des Körpers durch tierisches Eiweiß. Zwei Arten von Säuren sind von physiologischer Relevanz: die Kohlensäure (H_2CO_3) bzw. damit zusammenhängend Kohlendioxid (CO_2) und die nicht flüchtigen Säuren. Nicht flüchtige Säuren wie die Schwefelsäure entstehen vor allem beim Abbau von gewissen Aminosäuren wie Methionin im Proteinstoffwechsel. Aus diesem Grund wird durch den vermehrten Verzehr tierischer Lebensmittel, also Fleisch, Wurst, Fisch oder Käse, die stark protein- und auch methioninhaltig sind, relativ viel Säure im Körper gebildet. Basen hingegen entstehen in unserem Körper vor allem beim Stoffwechsel von sogenannten anionischen Aminosäuren wie Glutamat und beim Abbau von organischen Anionen wie beispielsweise Zitrat. Basenbildend sind hauptsächlich Obst und Gemüse. Die tägliche Produktion von Säure ist bei unserer üblichen Mischkost, also regelmäßig Fleisch, Fisch, aber auch Käse, höher als die Gesamtmenge der gebildeten Basen. Diese überschüssigen Wasserstoffionen („Säurebelastung") werden über die Niere ausgeschieden.

   Obwohl seit vielen Jahren multiple, nachteilige Effekte einer „Übersäuerung" in der populärwissenschaftlichen Literatur beschrieben wurden, sind jedoch nur nachteilige Wirkungen auf die Knochen und den Calciumstoffwechsel wissenschaftlich fundiert. Dabei wurde in verschiedenen Studien beschrieben, dass eine Übersäuerung zu einer vermehrten Mobilisation von Calcium aus den Knochen und zu einer erhöhten Calciumausscheidung im Harn führt. Außerdem wurde gezeigt, dass bei älteren Menschen die Abnahme der Knochendichte geringer ausfiel, wenn eine basenreiche Kost mit Früchten und Gemüse verzehrt wurde im Vergleich zu einer fleisch- und damit säurereichen Kost. Allerdings sollte dabei nicht außer Acht gelassen werden, dass Proteine sehr wichtig für die Knochengesundheit sind. Eine unzureichende Proteinzufuhr kann sich daher negativ auf die Knochen auswirken. Potenziell nachteilige Effekte auf den Calciumstoffwechsel sind wahrscheinlich nur bei sehr hohen Verzehrmengen an Fleisch & Co, in Verbindung mit einer suboptimalen Calciumzufuhr, relevant, insbesondere bei postmenopausalen Frauen mit einem höheren Osteoporose-Risiko.

4. Einbußen in der körperlichen Leistungsfähigkeit. Diese sind bei einer proteinreichen Kost dann möglich, wenn der Kohlenhydratanteil zu niedrig ist.

5. Einzelne Studien lassen ferner vermuten, dass eine proteinreiche Kost unter Umständen das Risiko für Nierensteine erhöht. Als Mechanismus wird eine vermehrte Calciumausscheidung über den Harn durch eine säurebildende fleischreiche Kost diskutiert.

- LeistungssportlerInnen haben einen Proteinbedarf zwischen 1,2 und 1,7 g / kg Körpergewicht; AusdauersportlerInnen etwas weniger als KraftsportlerInnen.
- Der Proteinbedarf von SportlerInnen kann ausschließlich über die Ernährung gedeckt werden.
- Proteine sind unmittelbar nach der Belastung (besonders nach einem Krafttraining) wichtig, um die Muskelregeneration und das Muskelwachstum anzuregen.
- Die Obergrenze für die Proteinzufuhr beträgt etwa 2 g / kg Körpergewicht und sollte nicht überschritten werden, da das Risiko für Krankheiten, insbesondere Nierenschäden, steigt.

Fette

Ernährungsphysiologische Grundlagen

Fette liefern nicht nur die meiste Energie (aus 1 g Fett können etwa 39,1 kJ oder 9,3 kcal Energie gewonnen werden), sie erfüllen auch wesentliche Funktionen im Körper, dazu gehören:

- Bildung von Zellbausteinen, vor allem der Zellmembran (äußere Hülle der Zelle).
- Bildung einer vor Kälte schützenden Isolationsschicht in der Haut.
- Bildung einer Schutzschicht für die inneren Organe, die sie vor mechanischen Einflüssen schützt.
- Bildung von biologisch wirksamen, körpereigenen Stoffen, die verschiedenste Funktionen erfüllen.
- Sensorische Funktion – Fett ist wesentlich für den Geschmack des Essens verantwortlich.

Zur großen Gruppe der Fette wird auch das fettähnliche Cholesterin gezählt. Es ist ein wichtiger Bestandteil der Zellmembran sowie die Ausgangssubstanz für Hormone wie Cortisol oder für Gallensäuren, die wichtig für die Fettverdauung sind.

Fette finden sich sowohl in tierischen als auch in pflanzlichen Lebensmitteln, wobei Letztere kein Cholesterin enthalten. Zu den wichtigen fettreichen tierischen Lebensmitteln gehören Fleisch und Fleischprodukte, Fisch, Eier, Milch und Milchprodukte wie Butter und Käse. Zu den pflanzlichen Lebensmitteln, die reichlich Fette enthalten, gehören vor allem pflanzliche Öle, aber auch Nüsse, Oliven und Avocado.

Fette als Energielieferanten

Fette sind besonders wichtig als Energielieferanten für die Muskeln. In Ruhe und bei leichten Belastungen wird ein Großteil der Energie über die Fettverbrennung zur Verfügung gestellt. Je intensiver die Belastung wird, desto mehr rückt die Kohlenhydratverbrennung in den Vordergrund. Da der Körper über große Fettspeicher verfügt, ist im Gegensatz zu Kohlenhydraten ein Mangel an Fetten, der die Leistungsfähigkeit beeinträchtigen könnte, nicht zu befürchten. Eine fettreiche Kost wird daher keine leistungssteigernde Wirkung haben, sondern eventuell sogar das Gegenteil bewirken, einerseits durch die potenzielle Verdrängung der Kohlenhydrate aus der Kost und bei längerem Verzehr auch durch das Risiko einer Gewichtszunahme.

Die *richtigen* Fette könnten jedoch unter Umständen günstige kardiovaskuläre Voraussetzungen für SportlerInnen mit sich bringen: Hier sind in erster Linie die **Omega-3-Fettsäuren** gemeint (Näheres dazu in Teil I des Buches). Sie sind nicht nur essenziell wichtig für die Entwicklung des Gehirns und für die kognitiven Funktionen, sondern auch für die Synthese von Eikosanoiden, das sind Biomoleküle wie Prostaglandine und Leukotriene, die beispielsweise die Funktion von Immunzellen, Blutplättchen und Gefäßwandmuskeln beeinflussen. Ein hoher Konsum insbesondere der Omega-3-Fettsäuren DHA und EPA (in Form von Fisch oder Fischölen) senkt das Risiko für Arteriosklerose und Herzinfarkt. Omega-3-Fettsäuren haben einen günstigen Effekt auf das Endothel (innere Schicht der Gefäßwand) und die Blutfließeigenschaften. Das könnte sich günstig bei körperlichen Belastungen auswirken, vor allem bei einer Erhöhung des Hämatokritwertes. Der Hämatokrit gibt den prozentuellen Anteil der Blutzellen am Gesamtblutvolumen wieder. Da die Erythrozyten, die roten Blutkörperchen, den Hauptteil der Blutzellen ausmachen, bezieht sich der Hämatokrit auch primär auf die Erythrozyten. Eine Erhöhung des Hämatokrits findet man entweder bei einer stärkeren Dehydratation oder bei einer Stimulation der Erythropoiese, also der Neubildung von Erythrozyten, bei einem Höhenaufenthalt (durch den niedrigen Sauerstoffpartialdruck) oder illegalerweise nach

Doping. Ein hoher Hämatokritwert erhöht die Viskosität des Blutes, was sich belastend auf das Herz-Kreislauf-System auswirkt und wiederum insbesondere für Profis im Ausdauersport von Bedeutung ist.

Obwohl Omega-3-Fettsäuren die Blutfließeigenschaften verbessern, zeigten jedoch die meisten Studien keinen leistungssteigernden Effekt nach einer Gabe von Fischöl bei Ausdauerbelastungen.

- Fette sind Energielieferanten für die Muskeln, der Fettbedarf von SportlerInnen unterscheidet sich dennoch nicht wesentlich von dem körperlich weniger aktiver Menschen.
- Auf eine ausreichende Zufuhr von Omega-3-Fettsäuren sollte geachtet werden, da sie unter anderem antientzündliche und gefäßprotektive Eigenschaften aufweisen.

Antioxidantien, Mineralstoffe und Vitamin D

Bei den Mikronährstoffen sind für SportlerInnen hinsichtlich eines potenziellen Mangels oder einer möglichen Supplementation besonders Antioxidantien, Eisen, Magnesium, Natrium(-chlorid) sowie Vitamin D / Calcium relevant und sollen daher hier genauer besprochen werden.

Antioxidantien

Ernährungsphysiologische Grundlagen

Freie Radikale sind reaktive Sauerstoffverbindungen („reactive oxygen species"), die normalerweise beim zellulären Stoffwechsel entstehen, aber auch von Immunzellen bei der Immunabwehr gebildet werden. Abseits von der körpereigenen Bildung führt vor allem das Rauchen zu einer hohen **Radikalbelastung**. Außerdem können diverse andere Umweltschadstoffe, reichlicher Alkoholkonsum, andauernder negativer Stress sowie intensive Muskelaktivitäten zu einer vermehrten Bildung dieser potenziell aggressiven Verbindungen beitragen.

Freie Radikale sind sehr reaktionsfähig und reagieren in kürzester Zeit mit Molekülen, die sich in ihrer Nähe befinden. Dadurch können Makromoleküle, aber auch das Erbgut geschädigt werden und dadurch Krankheiten wie Arteriosklerose oder Krebs entstehen. Freie Radikale werden über antioxidativ wirksame Verbindungen eliminiert. Dazu gehören körpereigene antioxidativ wirksame Enzyme, wie die Superoxid-Dismutase, das Glutathion und das Coenzym Q_{10}, sowie gewisse lebenswichtige Vitamine und gesundheitsfördernde Polyphenole aus der Nahrung. Wenn die Balance zwischen freier Radikalbildung und antioxidativer Abwehr gestört ist, kommt es zum **oxidativen Stress**. Nachfolgend wird näher auf wichtige Antioxidantien und deren potenzielle Effekte auf die körperliche Leistungsfähigkeit eingegangen.

Vitamin C

Vitamin C ist aufgrund seiner chemischen Struktur ein wichtiges **Reduktionsmittel**. Es reduziert unter anderem zellschädigende Radikale und andere prooxidative Substanzen und gilt daher neben Vitamin E und ß-Karotin als potentes Antioxidans. Außerdem ist es ein Cofaktor von Enzymen, die überdies für die Bildung des Bindegewebes wichtig sind. Vitamin C hilft auch, dass sich das Vitamin E regenerieren kann. Darüber hinaus fördert es die Eisenaufnahme im Darm und begünstigt die Bioverfügbarkeit von pflanzlichem Eisen. Schließlich stimuliert Vitamin C das Immunsystem. Daher kann eine frühzeitige Supplementation von Vitamin C (oft in Verbindung mit Zink) bei den ersten Symptomen einer banalen grippalen Infektion („Schnupfen und Ähnliches") die Krankheitsdauer verkürzen bzw. die Schwere der Erkrankung abschwächen. Ferner wurde diesbezüglich in einer Übersichtsarbeit berichtet, dass Vitamin C bei Personen, die kurzen, extremen körperlichen Belastungen ausgesetzt sind, nützlich sein könnte.

Schwere Vitamin-C-Mangelzustände, die zu Skorbut führen, sind sehr selten. Leichte Mangelerscheinungen treten viel häufiger auf, sind jedoch aufgrund der unspezifischen Symptome, etwa Müdigkeit, Leistungsschwäche und Infektionsanfälligkeit, schwieriger zu diagnostizieren. Ursachen für einen Mangel sind: schlechte, lange Lagerung und ungünstige Zubereitung der Lebensmittel, Infektionen, chronischer Stress sowie Rauchen. Die empfohlene tägliche Zufuhr an Vitamin C liegt um 100 mg. Der Bedarf ist vor allem bei RaucherInnen erhöht. Die besten Vitamin-C-Quellen sind Obst und Gemüse, dabei vor allem Sanddornbeeren, schwarze Johannisbeeren, Zitrusfrüchte, Paprika und Brokkoli.

Vitamin E

Die wichtigste physiologische Funktion von Vitamin E ist der Schutz gegen oxidativen Stress. Vitamin E verhindert die sogenannte Peroxidation von Membranlipiden, wie z. B. von LDL. LDL (Low Density Lipoprotein) gilt auch als „schlechtes" Cholesterin, weil eine erhöhte Konzentration im Blut das Risiko für Arteriosklerose steigert. Studien, in denen Vitamin E zur Verhütung von kardiovaskulären

Erkrankungen wie Herzinfarkt oder Schlaganfall, die durch Arteriosklerose hervorgerufen werden, supplementiert wurde, konnten keine präventiven Wirkungen nachweisen.

Durch die Eliminierung von reaktiven Radikalen, wie $OH^{\bullet}$, beugt Vitamin E auch der DNA-Schädigung vor und übt damit indirekt eine krebshemmende Wirkung aus. Allerdings schützt eine Nahrungsergänzung mit Vitamin E nicht vor Krebs, wie einige Studien in den letzten Jahren zeigen konnten. Grundsätzlich ist eine ausreichende Zufuhr an Vitamin E durch eine ausgewogene Ernährung sehr gut möglich, daher ist es nicht notwendig, dieses Vitamin zu ergänzen. Der tägliche Bedarf von Vitamin E für Erwachsene wird anlehnend an die D-A-CH Referenzwerte mit 11–15 mg pro Tag (abhängig von Geschlecht und Alter) angeführt. Gute Quellen für Vitamin E sind Weizenkeimöl, Sonnenblumenöl, Maiskeimöl und Rapsöl. In Lebensmitteln tierischer Herkunft ist der Gehalt an Vitamin E relativ gering.

Gesundheitsfördernde sekundäre Pflanzenstoffe

Der Vorteil von Obst und Gemüse für die Gesundheit basiert auf deren antioxidativer Kapazität. Hier spielen nicht nur Vitamin C, Vitamin E und ß-Karotin, sondern auch diverse sekundäre Pflanzenstoffe eine zentrale Rolle. Diese werden beim Stoffwechsel der Pflanzen synthetisiert und wirken zum Beispiel als farbgebende Stoffe sowie als Abwehrstoffe gegen Schädlinge und Krankheiten. Sie werden als „sekundär“ bezeichnet, da sie nicht primär für das Leben notwendig sind. Zu den sekundären Pflanzenstoffen gehören zahlreiche Verbindungen mit einem breiten Wirkungsspektrum, wobei deren krebshemmenden und antimikrobiellen Effekte im Vordergrund stehen. Zu den wichtigsten zählen die Flavonoide, aber auch die Carotinoide, Saponine und Phytosterine.

Antioxidantien im Sport

Vitamin C und Vitamin E

Eine intensive muskuläre Aktivität geht mit einer höheren Produktion von freien Radikalen einher. Diese können einen Einfluss auf Entzündungsmediatoren, wie Interleukin 6, aufweisen und die Kraftentwicklung im Muskel beeinträchtigen. Daher wird im Sport schon seit längerer Zeit immer wieder über den Einsatz bzw. die Supplementation von antioxidativ wirksamen Vitaminen diskutiert. Supplemente von Vitamin C, aber auch Vitamin E sind dabei besonders beliebt. Durch die Nahrungsergänzung erhofft man sich positive Wirkungen auf die Leistungsfähigkeit und die Regeneration, einerseits ist jedoch die wissenschaftliche Evidenzlage relativ mager, andererseits kann der Schuss auch nach hinten losgehen. Es konnten nämlich aufwendige Studien zeigen, dass durch die Gabe von Vitamin C und Vitamin E positive Effekte eines Trainings zunichtegemacht werden konnten. In einer der bekanntesten Untersuchungen von der Gruppe um Michael Ristow aus Jena bekamen gesunde junge Männer entweder einen Cocktail aus Vitamin C und Vitamin E oder gar keine Vitamine und wurden vier Wochen lang trainiert. Es ist bekannt, dass sich durch Ausdauertraining die Wirkung des Insulins verbessert, was bedeutet, dass die insulinabhängigen Organe, insbesondere die Muskulatur und das Fettgewebe, empfindlicher auf Insulin reagieren, die sogenannte Insulinsensitivität zunimmt. Die Resultate dieser Studie belegten jedoch, dass bei denjenigen Probanden, die den Antioxidantien-Cocktail bekommen hatten, keine Verbesserung der Insulinsensitivität im Vergleich zur Kontrollgruppe messbar war.

Untersuchungen aus den letzten Jahren lassen mittlerweile annehmen, dass freie Radikale, neben ihrer Funktion in der Immunabwehr, auch andere metabolische Aufgaben erfüllen und beispielsweise als Signalstoffe in der Zelle agieren. Über diesen Mechanismus können sie etwa die Bildung von wichtigen funktionellen Muskelproteinen anregen und somit auch zur Verbesserung der Insulinwirkung nach einem Training beitragen. Dennoch beschrieben nicht alle Studien nachteilige Wirkungen einer Gabe von Vitamin C und Vitamin E auf die Insulinsensitivität bei einem Ausdauertraining. Was auch gegen eine Supplementation von Vitamin C und Vitamin E spricht, ist die Tatsache, dass normalerweise über eine einigermaßen ausgeglichene Kost genug von diesen Antioxidantien aufgenommen wird.

Des Weiteren sollte man bedenken, dass eine Supplementation von hohen Mengen an Vitamin C über einen längeren Zeitraum das Risiko für Nierensteine, insbesondere bei Männern, steigert. Bei einer chronisch hochdosierten Vitamin-E-Zufuhr vermutet man sogar eine Erhöhung des Sterblichkeitsrisikos. Höherdosierte β-Karotin-Gaben bei RaucherInnen sind aufgrund eines höheren Lungenkrebsrisikos ebenfalls nicht empfehlenswert. Generell konnten verschiedenste Untersuchungen in den letzten 10–15 Jahren zeigen, dass eine länger andauernde Supplementation von hohen Mengen an gewissen Vitaminen und Mineralstoffen zu Nebenwirkungen führte. Daher sollten bei Gesunden, die sich einigermaßen ausgewogen ernähren, Supplemente, wenn überhaupt, nur über einen bestimmten Zeitraum eingenommen und eventuell Rücksprache mit dem Arzt gehalten werden. Eine Ausnahme hinsichtlich Supplementation bildet Vitamin D (siehe „Vitamin D").

Bei der Supplementation sollte auch die **Bioverfügbarkeit** bedacht werden. Ab einer Menge von etwa 400 mg Vitamin C zum Beispiel kommt es zu einem Sättigungseffekt der Vitamin-C-Aufnahme im Darm, so dass hohe Einzeldosen wahrscheinlich keinen weiteren Nutzen bringen werden.

Flavonoide

Die größte Gruppe der gesundheitsfördernden Pflanzenstoffe bzw. Polyphenole bilden die Flavonoide. Flavonoide kommen in fast allen Pflanzen vor, besonders reichlich in Grünkohl, Brokkoli, Zwiebeln, dunkler Schokolade, schwarzem und grünem Tee und Äpfeln. Sie befinden sich hauptsächlich in den Randschichten sowie den äußeren Blättern der Pflanzen, sodass es zum Beispiel besser ist, Äpfel nicht zu schälen. Neben allgemeinen günstigen antioxidativen, entzündungshemmenden und immunstimulatorischen Wirkungen der Flavonoide untersuchten tierexperimentelle und humane Studien auch den Einfluss von flavonoidreichen Extrakten und Produkten auf die körperliche Leistungsfähigkeit sowie insbesondere auf den durch Sport induzierten oxidativen Stress und die Entzündungsaktivität.

Eine Zusammenfassung dieser Studien kommt unter anderem zu folgenden Ergebnissen:

- Gewisse leistungssteigernde Wirkungen durch Grüntee-Extrakte (Epigallocatechin-3-Gallate), durch das Flavonol Quercetin sowie Apfel-Polyphenolen.
- Reduktion von verzögerter Muskelkater- / Entzündungsreaktion durch Kirschsaftgemisch, schwarze Johannisbeere-Extrakt, Grüntee- und Granatapfel-Extrakte und Apfel-Polyphenole.
- Reduktion von trainingsinduziertem oxidativen Stress durch verschiedenste Polyphenole.

Zu diesen Wirkungen existieren jedoch zum Großteil nur Einzelstudien, sodass die wissenschaftliche Evidenzstufe insbesondere für die ersten beiden Punkte als nicht hoch gereiht werden kann.

Eisen

Ernährungsphysiologische Grundlagen

Der Eisengehalt eines Erwachsenen beträgt etwa 3–5 g (ca. 45–55 mg / kg Körpermasse). Der Hauptanteil von Eisen (ca. 60–70 %) befindet sich im roten Blutfarbstoff Hämoglobin. Etwa weitere 10 % kommen im Myoglobin im Muskel sowie in eisenhaltigen Enzymen vor. Die restlichen 20–30 % werden vor allem als Ferritin gespeichert. Aus diesem Grund gilt die Bestimmung der Ferritinkonzentration im Blut als der Standardparameter für die Bestimmung des Eisenstatus beim Menschen.

Die wichtigste Funktion von Eisen ist es, als Bestandteil des Hämoglobins im Blut Sauerstoff zu transportieren. Bei einem schwer wiegenden Eisenmangel ist die Bildung des Hämoglobins vermindert, sodass eine **Anämie** (Blutarmut) entsteht. Dabei nimmt die Sauerstofftransportkapazität des Blutes ab, was zu Einbußen in der körperlichen Leistungsfähigkeit führt. Eisen ist ferner Bestandteil verschiedener zellulärer Enzyme, unter anderem der Cytochrome, die für die Entgiftung und Verstoffwechselung von Medikamenten und Umweltgiften wichtig sind. Außerdem sind Cytochrome bei der zellulären Energieproduktion und ATP-Bildung beteiligt. Folglich kann bereits ein Eisenmangel ohne begleitende Anämie die Leistungsfähigkeit beeinträchtigen.

Daneben spielt Eisen eine lebenswichtige Rolle bei der Synthese von DNA, RNA und Proteinen und damit verbunden beim Zellwachstum und der Genexpression. Aus diesem Grund ist eine gute Eisenversorgung besonders wichtig in der Wachstumsphase. Diäten, wo weniger Eisen im Darm aufgenommen wird, z. B. bei veganer Kost, sind daher bei Kindern und Jugendlichen abzulehnen. Außerdem ist Eisen bedeutsam für die Bildung von Myelin und Dendriten in den Nervenzellen. Eine adäquate Eisenversorgung ist daher essenziell für eine normale Funktion des Gehirns und vor allem für kognitive Prozesse wie Lernen und das Gedächtnis. Schließlich ist Eisen in die antioxidative Abwehr involviert, andererseits kann Eisen in hohen Mengen auch oxidativen Stress verursachen.

Vorkommen

Eisen kommt sowohl in tierischen als auch in pflanzlichen Lebensmitteln vor. In pflanzlichen Lebensmittel ist jedoch die Bioverfügbarkeit, der prozentuelle Anteil aus der Nahrung, der absorbiert wird, aufgrund von Hemmstoffen, wie Phytin- und Oxalsäure sowie Polyphenole, in der Nahrung deutlich niedriger als in Fleisch. Vitamin-C-Quellen zum Essen (Zitronensaft) oder vitamin-c-reiche Gemüse (z. B. Kohl) können die Bioverfügbarkeit von pflanzlichem Eisen bis zu einem bestimmten Grad verbessern.

Eisenbedarf

Im Vergleich zu einigen anderen Spurenelementen kann der menschliche Organismus nur eine bestimmte Menge an Eisen pro Tag ausscheiden. Männer und nicht menstruierende Frauen verlieren täglich etwa 1–2 mg Eisen insbesondere über den Darm und die Haut. Bei einer Zufuhr von etwa 10–15 mg und einer angenommenen Bioverfügbarkeit von im Mittel 10–15 % bei einer ausgewogenen Kost ist die Eisenbilanz von Absorption und Ausscheidung ausgeglichen.

Eisenmangel bei Sportlerinnen

Durch die Regelblutung geht relativ viel Eisen verloren, sodass Sportlerinnen im gebärfähigen Alter ein höheres Risiko für einen Eisenmangel aufweisen. Es wurde beschrieben, dass die täglichen Eisenverluste bei Sportlerinnen bis zu 2,3 mg betragen im Vergleich zu menstruierenden, nicht übermäßig Sport treibenden Frauen, wo die Verluste bei etwa 1,4 mg pro Tag lagen.

Zu den wichtigen Gründen für einen Eisenmangel bei Leistungssportlerinnen werden im Allgemeinen gezählt:

- Verminderte Zufuhr von (gut bioverfügbarem) Eisen über die Nahrung
- Eisenverluste über die Menstruationsblutung
- Blutverluste über den Magen-Darm-Trakt
- Vermehrte Eisenverluste über den Schweiß
- Vermehrte Eisenverluste über den Harn

Außerdem könnten Entzündungsmediatoren wie Interleukin 6, die vor allem bei intensiven Belastungen freigesetzt werden, indirekt die Eisenaufnahme im Darm hemmen. Der Mechanismus ist eine Freisetzung des Hepcidins, eines Regulatorstoffes aus der Leber, der die Eisenaufnahme im Darm bremst und damit normalerweise den Körper vor einer Eisenüberladung schützt. Weiters besteht bei Leistungssportlerinnen möglicherweise auch ein vermehrter Umsatz von roten Blutkörperchen im Blut. Blutungen im Magen-Darm-Trakt sind ein weiterer wichtiger Grund für Eisenverluste bei Sportlerinnen, wobei das Risiko insbesondere bei der Einnahme von Aspirin oder ähnlich wirksamen Schmerzmitteln steigt. Aus den genannten Gründen weisen Sportlerinnen des Öfteren einen höheren Eisenbedarf auf. Athletinnen, insbesondere diejenigen mit starker Menstruationsblutung, sollten daher darauf achten, eine Kost mit gut bioverfügbarem Eisen zu verzehren. Die Eisenverluste über den Schweiß sollten ebenfalls berücksichtigt werden.

Um darüber hinaus dem höheren Risiko für einen Eisenmangel zu begegnen, werden häufig Supplemente verschrieben. Es ist erwiesen, dass eine Eisentherapie die Leistungsfähigkeit von anämischen

Sportlerinnen verbessert und mit niedrigen Herzfrequenzen und Blutlaktatspiegeln während der Belastung einhergeht. Eine Eisensupplementation kann aber auch bei nicht anämischen Sportlerinnen mit einem bestehenden Eisenmangel vorteilhaft sein. Eine Zusammenfassung und Metaanalyse von Sant-Rayn Pasricha zu Studien, die den Effekt einer Eisensupplementation bei Frauen im gebärfähigen Alter untersuchte, kam zu diesem Ergebnis. Dabei wurden 22 Studien inkludiert, in denen die meisten eisensupplementierten Frauen zwar niedrige Eisenspeicher, aber keine Anämie aufwiesen. Es zeigte sich, dass eine Eisensupplementation die maximale (gemessen durch die höhere VO_2max) und submaximale (gemessen durch eine niedrigere Herzfrequenz) sportliche Leistungsfähigkeit verbesserte. Die günstigen Effekte waren jedoch hauptsächlich bei trainierten Frauen zu sehen.

Körperliche Leistungsfähigkeit

Verschiedene Studien konnten zeigen, dass eine Eisenmangelanämie die Ausdauerleistung beeinträchtigt, die durch eine Korrektur der Hämoglobinkonzentration (bzw. der Anämie) wieder hergestellt werden kann. Die Verminderung der Ausdauerleistung ist abhängig vom Schweregrad der Anämie und geht mit deutlichen Abnahmen der VO_2max einher.

Eine Eisenmangelanämie erschwert jedoch nicht nur sportliche Leistungen, sondern allgemein die körperliche Produktivität. Eine Untersuchung bei 92 indonesischen Arbeiterinnen einer Jutefabrik ergab bei anämischen Frauen eine um 5,3 % reduzierte Performance im Job. Außerdem leisteten die Frauen 6,5 Stunden weniger Hausarbeit pro Woche. In einer Studie bei chinesischen Arbeiterinnen einer Baumwollspinnerei mit Eisenmangel zeigte sich, dass die Frauen nach einer Eisensupplementation täglich etwa 30 Minuten länger körperlich aktiv waren.

Nachteile von zu viel Eisen

Bedacht werden sollten unbedingt auch die nachteiligen Wirkungen von zu viel Eisen bzw. einer unkritischen Eisensupplementation.

Zahlreiche epidemiologische Studien, vor allem aus den letzten zwei Jahrzehnten, beschrieben, dass höhere Eisenspeicher mit einem gesteigerten Risiko für die koronare Herzkrankheit oder auch für Diabetes einhergingen. Dieser Zusammenhang basiert vor allem auf der Eigenschaft von (freiem) Eisen, durch die Bildung von freien Radikalen oxidativen Stress zu induzieren. Das Hydroxyl-Radikal ($OH^{\bullet}$-Radikal) ist hier besonders reaktiv und kann DNA, Lipide und Proteine schädigen sowie die Zellteilung beeinträchtigen. Daher versucht der Körper, die freie Eisenmenge durch Bindung an Proteine, wie Ferritin und Transferrin, so niedrig wie möglich zu halten.

Magnesium

Ernährungsphysiologische Grundlagen

Der Mineralstoff Magnesium kommt vorwiegend in Knochen, Muskelzellen, Weichteilen und in geringeren Mengen im Blutserum und in den roten Blutkörperchen vor. Es ist bei über 300 Stoffwechselreaktionen im Körper beteiligt und wichtig für Funktionen von Nerven und Muskeln, die Energiebereitstellung, das Wachstum, verschiedenste Zellfunktionen und den Knochenaufbau. Die derzeit empfohlenen Zufuhrmengen für Magnesium liegen – angelehnt an die deutsche, österreichische und schweizerische Gesellschaft für Ernährung (D-A-CH) – bei 300–400 mg pro Tag in Abhängigkeit von Geschlecht und Alter. Magnesium kommt in höheren Mengen in vielen Gemüsearten vor. Weitere gute **Magnesiumquellen** sind Vollkorngetreideprodukte sowie Nüsse. Milch und Milchprodukte haben einen mittleren, raffinierte Weißmehlprodukte einen geringen Magnesiumgehalt. Sesam, Sojabohnen, Nüsse, Haferflocken, Linsen und Naturreis sind die typischen magnesiumreichen Lebensmittel.

Ein alimentär bedingter Magnesiummangel ist bei uns eher selten im Vergleich zu einem Mangel, der in Verbindung mit verschiedenen Krankheiten (z. B. Magen-Darm-Erkrankungen, Niereninsuffizienz, Diabetes) auftritt. Zu den Ausnahmen gehören hier in erster Linie AlkoholikerInnen, die relativ viel Magnesium über den Harn verlieren und weniger über die Kost aufnehmen. Aber auch LeistungssportlerInnen, die ihre Magnesiumverluste über den Schweiß nicht durch eine magnesiumhaltige Kost ausgleichen, können gefährdet sein. Ein schwerer **Magnesiummangel** kann zu Muskelkrämpfen, Bluthochdruck, Herzrhythmusstörungen sowie zu Beeinträchtigungen des Elektrolyt- und Zuckerhaushalts führen.

Magnesium wird auch als Therapeutikum eingesetzt, insbesondere bei gewissen schweren Herzrhythmusstörungen, aber auch bei Präeklampsie und Eklampsie, einer Erkrankung, die im letzten Drittel der Schwangerschaft auftreten kann und mit Bluthochdruck und Krämpfen einhergeht. Zu weiteren potenziellen Einsatzgebieten von Magnesium in der Medizin gehören die Dyspepsie (Oberbauchbeschwerden beispielsweise durch eine Gastritis) und die Migräne.

Körperliche Leistungsfähigkeit

Vor allem bei längeren körperlichen Belastungen kann es zu nennenswerten Magnesiumverlusten über den Schweiß und den Harn kommen, insbesondere auch dann, wenn gleichzeitig eine magnesiumarme Kost verzehrt wird. Ein Magnesiummangel ist dabei mit Einbußen der körperlichen Leistungsfähigkeit verbunden. In einer aktuellen Studie der Universität von Padova in Italien konnte gezeigt werden, dass eine zwölfwöchige Magnesiumsupplementation (300 mg pro Tag) bei älteren Frauen, die gleichzeitig ein leichtes Fitnessprogramm absolvierten, im Vergleich zu einer Placebogabe die körperliche Leistungsfähigkeit verbesserte. Die positiven Effekte waren jedoch vor allem bei Frauen mit einer geringeren Magnesiumzufuhr messbar.

Grundsätzlich hat daher eine Magnesiumsupplementation bei einem normalen Magnesiumstatus und einer guten Magnesiumzufuhr über die Kost wahrscheinlich keinen Einfluss auf die körperliche Fitness. Da ein mittel- bis hochgradiger Magnesiummangel in der breiten Bevölkerung eher selten vorkommt, wird vermutet, dass eine Supplementation vor allem im Breiten- und Hobbysport nicht viel Erfolg haben wird. Magnesium wird auch oft vorbeugend zur Verhinderung von Muskelkrämpfen supplementiert. Eine kritische Analyse von Studien kommt jedoch zu dem Schluss, dass für insbesondere ältere Erwachsene eine Magnesiumsupplementation wahrscheinlich keine klinisch wirksame Prophylaxe gegen Muskelkrämpfe bietet. Zur Verhinderung von belastungsunabhängigen Muskelkrämpfen bei Schwangeren scheint aber ein gewisser Nutzen zu bestehen.

Natrium / Kochsalz

Ernährungsphysiologische Grundlagen

Natrium ist mit einer Konzentration von etwa 135–145 mmol / l Blut das mengenmäßig wichtigste Kation des Extrazellulärraums. Neben seiner Funktion, Nerven- und Muskelzellen zu erregen, ist Natrium vor allem eng mit dem Wasserhaushalt verbunden, wo es für die Aufrechterhaltung der Blutosmolarität von essenzieller Bedeutung ist. Dadurch werden starke Flüssigkeitsverschiebungen zwischen dem Intra- und Extrazellulärraum verhindert, die zu einem Anschwellen oder Austrocknen von Zellen (klinisch relevant sind besonders die Hirnzellen) führen könnten.

Körperliche Leistungsfähigkeit

Die Zufuhr von geringen Mengen an Natrium bzw. Kochsalz, oft in einem (Sportler-)Getränk enthalten, ist insbesondere bei länger andauernden Belastungen aus drei Gründen sinnvoll:

- Natriumverluste über den Schweiß; diese betragen geschätzte 1 g / l Schweiß (obwohl es starke Schwankungen gibt).
- Um das Risiko einer gefährlichen Hyponatriämie zu reduzieren; wie bereits im Abschnitt „Wasserhaushalt und Flüssigkeitsbedarf" erwähnt kann zum Beispiel bei LangstreckenläuferInnen, die zu viel (vor allem hypotone Flüssigkeiten) trinken, eine Hyponatriämie zu einem ernsthaften Problem werden. Eine schwere Hyponatriämie begünstigt die Entstehung eines Hirnödems und

damit assoziierten Symptomen, die von Übelkeit und Erbrechen bis zu starken Beeinträchtigung des mentalen Status gehen.

- Natrium ist von wesentlicher Bedeutung für die Aufrechterhaltung der extrazellulären Osmolarität. Ihr Anstieg über den Normalwert hinaus regt im Gehirn ein Durstgefühl an, sodass durch die Zufuhr von Natrium dieses möglicherweise früher ausgelöst wird.

Zu viel Salz und Bluthochdruck

Eine Zufuhr von Kochsalz während und kurz nach prolongierten Belastungen mit hohen Schweißsekretionsraten ist zwar ratsam, generell sollte jedoch die Salzzufuhr auf maximal 5–6 g pro Tag beschränkt werden. Ein hoher Kochsalzkonsum, wie er weltweit üblich ist, ist mit einem höheren Risiko für Bluthochdruck assoziiert. Bluthochdruck wiederum ist ein primärer Risikofaktor für Herzinfarkt und Schlaganfälle. Außerdem werden durch zu viel Salz unsere Nieren belastet, was, in Verbindung mit Bluthochdruck, mittel- bis langfristig sehr ungünstig ist. Eine Reduktion der Salzaufnahme führt vor allem bei PatientInnen mit Bluthochdruck, aber auch in einem geringeren Ausmaß bei normotensiven Personen zu einer Senkung des Blutdrucks. Allerdings spricht der Blutdruck nicht bei jedem gleichermaßen auf eine Salzreduktion an. Es wird geschätzt, dass etwa 30 % der Normotoniker und bis zu 60 % der Hypertoniker salzsensitiv sind.

Von der Evolution her betrachtet ist unser Körper nicht für eine so hohe Salzzufuhr programmiert. Unsere Vorfahren aßen eine Kost, die weniger als 2 g Kochsalz enthielt, dafür aber sehr viel Kalium. Heutzutage hat sich das Verhältnis von Natrium zu Kalium umgekehrt. Seitdem sich der Mensch vor etwa 100.000 Jahren aus Ostafrika über die Erde ausbreitete, kam es wahrscheinlich zu nur wenigen genetischen Anpassungen, wie z. B. die Spaltung des Milchzuckers im erwachsenen Alter. Genetische Adaptationen, die unseren Körper vor einem hohen Kochsalzkonsum schützen, werden aber, wenn überhaupt, noch lange auf sich warten lassen.

Zusammengefasst sollten wir alle darauf achten, unsere Kochsalzzufuhr zu reduzieren. Dazu müssen wir wissen, wo viel Kochsalz enthalten ist und außerdem gewisse Umstellungen bei den Essgewohnheiten vornehmen. Zu den kochsalzreichen Lebensmitteln, deren Konsum man ohne große Bedenken reduzieren könnte, gehören vor allem **Wurst, Wurstwaren** und **Fertiggerichte**. Stattdessen wäre es gut, mehr frisches Obst und Gemüse verzehren. Dadurch wird nicht nur weniger Salz, sondern auch mehr Kalium aufgenommen, was sich insgesamt günstig auf den Blutdruck auswirkt. Klarerweise ist es empfehlenswert, Kochsalz bei Tisch wegzulassen und weniger Salz beim Zubereiten von Speisen zu verwenden. Stattdessen bieten sich zum Würzen Kräuter und Gewürze an.

Vitamin D

Ernährungsphysiologische Grundlagen

Im Gegensatz zu anderen Vitaminen sind wir grundsätzlich nicht auf eine Zufuhr von Vitamin D über die Nahrung angewiesen, da Vitamin D im Körper selbst gebildet wird. Die alimentäre Zufuhr deckt normalerweise nur etwa 10–20% unseres täglichen Gesamtbedarfs, sodass die Hauptversorgung mit Vitamin D grundsätzlich über die **körpereigene Synthese** erfolgt, an der verschiedene Organsysteme beteiligt sind. Dabei entsteht in einem ersten Schritt, unter dem Einfluss der UVB-Strahlung, im Wellenlängenbereich von 290 bis 315 nm in der Haut aus 7-Dehydrocholesterol Vitamin D_3. Vitamin D_3 und exogen durch die Nahrung oder durch Supplemente zugeführtes Vitamin D werden zur Leber transportiert, wo sie zu 25(OH)Vitamin D hydroxyliert (Einführung einer OH-Gruppe in das Molekül) werden. Das 25(OH)Vitamin D gelangt dann in weiterer Folge zur Niere, wo es durch das Enzym 1α-Hydroxylase in das aktive 1,25-Dihydroxyvitamin D, auch Calcitriol genannt, umgewandelt wird. Aufgrund der langen Halbwertszeit dient das 25(OH) Vitamin D als Statusindikator für die Vitamin-D-Versorgung. Seit einigen Jahren ist bekannt, dass neben der Niere auch zahlreiche andere Zellen, wie z. B. Immunzellen, eine 1α-Hydroxylase-Aktivität besitzen und daher Calcitriol synthetisieren können. Calcitriol bindet sich in der Zelle an den Vitamin-D-Rezeptor, wodurch wiederum die Genexpression aktiviert und damit die Bildung von Proteinen eingeleitet wird. Aufgrund dieses hormonähnlichen Wirkungsmechanismus wird Vitamin D auch als Vitamin-D-Hormon bezeichnet.

Reguliert wird die Synthese des Calcitriols vor allem über das Parathormon, das aus den Epithelkörperchen, die neben der Schilddrüse lokalisiert sind, freigesetzt wird und den Calciumspiegel im Blut erhöht. Daneben spielt auch der Calcium- und Phosphatspiegel im Blut sowie der Fibroblasten-Wachstumsfaktor 23 aus dem Knochen eine regulatorische Rolle bei der Vitamin-D-Synthese. Da Vitamin D fettlöslich ist, kann es bis zu einigen Monaten im Fettgewebe, teilweise auch in der Muskulatur, gespeichert werden.

Die Vitamin-D-Synthese in der Haut ist abhängig von verschiedensten Faktoren, insbesondere von Breitengrad, Jahreszeit, Sonnenzenitwinkel bzw. Tageszeit, Wetter- und Ozonlage sowie von individuellen Faktoren, etwa dem Hauttyp (Melaningehalt) und dem Lebensalter. Nördlich ca. des 40. Breitengrads (Wien liegt am 48. Breitengrad) wird im Winter kaum bis gar kein Vitamin D produziert, sodass man insbesondere im Winter auf die Vitamin-D-Speicher angewiesen ist. Aus diesem Grund ist bei uns von etwa Dezember/Januar bis März/April eine Supplementation mit Vitamin D durchaus sinnvoll, insbesondere bei Risikogruppen wie älteren Menschen, aber auch Personen, die eine geringere Sonnenexposition über das Jahr aufweisen. Grundsätzlich sollten Menschen mit einem niedrigen Vitamin-D-Status supplementiert werden.

Der wahrscheinlich bekannteste Vitamin-D-Forscher unserer Zeit, Michael F. Holick, führte in einer Übersichtsarbeit im New England Journal of Medicine an, dass eine Sonnenexposition der Arme und Beine für 5–30 Minuten (in Abhängigkeit von Tageszeit, Jahreszeit, Breitengrad und Hauttyp) zwischen 10 und 15 Uhr zweimal die Woche oft ausreichend ist, um genügend Vitamin D zu bilden. Erschwerend kommt heutzutage natürlich hinzu, dass aufgrund des hohen Hautkrebsrisikos ein entsprechender Sonnen(UV-)Schutz gewährleistet sein sollte. Bei Adipositas scheint die Bioverfügbarkeit und körpereigene

Synthese von Vitamin D beeinträchtigt zu sein. Ob dabei auch ein erhöhter Bedarf besteht, ist noch Gegenstand von Untersuchungen.

Funktionen und Krankheiten

Die Hauptfunktion von Vitamin D liegt im **Calciumstoffwechsel**. Vitamin D stimuliert die Aufnahme von Calcium im oberen Dünndarm durch die Bildung von Proteinen, die die Absorption und das Durchschleusen von Calcium durch die Darmepithelzellen fördern. Ohne Vitamin D würden nur ca. 15–20 % des Calciums zwischen den Darmepithelzellen aufgenommen werden mit der Folge eines massiven Calciummangels und damit einer Beeinträchtigung der Knochendichte und -stabilität. Neben dieser Funktion stimuliert Vitamin D auch das Immunsystem und möglicherweise auch die Insulinabgabe aus der Bauchspeicheldrüse, fördert die normale Skelettmuskelentwicklung und ist wichtig für die Muskelfunktion.

Ein schwerer **Vitamin-D-Mangel** führt bei Kindern zur Rachitis und bei Erwachsenen zur Osteomalazie. Andererseits zeigen Metaanalysen, dass eine Supplementation mit Vitamin D günstige Wirkungen auf die Sturzneigung und das Frakturrisiko vor allem bei älteren Menschen aufweist. Neben diesen bekannten Effekten auf Knochen und Muskulatur senkt eine gute (im Vergleich zu einer schlechten) Vitamin-D-Versorgung auch das Risiko für Dickdarmkrebs. In einer Übersichtsarbeit konnte diesbezüglich beobachtet werden, dass Personen mit hohem vs. niedrigem Vitamin-D-Status ein etwa 33 % geringeres relatives Risiko für Dickdarmkrebs aufwiesen. Des Weiteren ist ein guter Vitamin-D-Status mit einem geringeren Risiko für Typ-2-Diabetes assoziiert. Darüber hinaus ist Vitamin D wichtig für das Immunsystem, wobei ein niedriger Status im Vergleich zu einem hohen mit einem gesteigerten Risiko für (banale) respiratorische Infektionen einherzugehen scheint. Auch bei Multipler Sklerose gibt es Hinweise, dass ein Vitamin-D-Mangel die Progression der Erkrankung begünstigt. Schließlich zeigte eine Metaanalyse von prospektiven Studien, dass ein hoher 25(OH)Vitamin-D-Spiegel im Vergleich zu einem niedrigen mit einem signifikant geringeren Sterblichkeitsrisiko verbunden war.

Körperliche Leistungsfähigkeit

Die besondere Bedeutung von Vitamin D für unsere körperliche Leistungsfähigkeit und Mobilität lässt sich aus der aktuellen Analyse der Deutschen Gesellschaft für Ernährung ableiten. Diese kommt zu folgendem Schluss: „Mit überzeugender Evidenz geht eine Supplementation von Vitamin D bzw. ein guter Vitamin-D-Status bei Älteren mit einem verringerten Risiko für Stürze und Frakturen einher." Außerdem wird beobachtet, dass mit wahrscheinlicher Evidenz eine gute Vitamin-D-Versorgung bei Älteren das Risiko für Funktionseinbußen des Bewegungsapparats verringert. Dazu gehören die Muskelkraft, die Mobilität und das Gleichgewicht. TeilnehmerInnen (älter als 65 Jahre) einer Altersstudie aus Amsterdam mit einem niedrigen Vitamin-D-Status zeigten eine schlechtere körperliche Leistungsfähigkeit als diejenigen, die höhere 25(OH)Vitamin-D-Spiegel aufwiesen. Darüber hinaus hatten sie ein höheres Risiko für einen Abfall der Leistungsfähigkeit über die Beobachtungsdauer von drei Jahren. In einer anderen Studie mit TeilnehmerInnen aus zwei italienischen Städten wurde beschrieben, dass ein niedriger Vitamin-D-Status bei älteren Männern mit Gebrechlichkeit einhergeht. Außerdem zeigten ältere Menschen mit dem höchsten Vitamin-D-Status eine schnellere Gehgeschwindigkeit als diejenigen mit dem niedrigsten Status. Cédric Annweiler fasste Studien zusammen zum Einfluss des Vitamin-D-Status oder einer Supplementation mit Vitamin D auf die körperliche Leistungsfähigkeit von Personen älter als 65 Jahre. Dabei zeigten sich sowohl positive Effekte einer guten Vitamin-D-Versorgung als auch gar keine Einflüsse.

Eine aktuelle Pilotstudie, wo bei 21 Seniorinnen Muskelbiopsien durchgeführt wurden, zeigte ferner, dass durch eine Vitamin-D-Supplementation bei unzureichendem Status die Muskelfaserdicke erhöht werden konnte. Interessant ist, dass insbesondere die schnell zuckenden Muskelfasern vom Typ II auf die Vitamin-D-Supplementation reagierten.

Im Sport wurde die Bedeutung von Vitamin D früh erkannt. Russische und deutsche AthletInnen führten in den 1930er- und 1940er-Jahren UV-Bestrahlungen durch, um ihre Leistungsfähigkeit zu steigern. Verschiedenste positive Effekte wurden dabei beschrieben, unter anderem bessere 100-Meter-Laufzeiten, weniger Schmerzen bei Sportverletzungen, verbesserte Kraft, Reaktionszeiten, Schnelligkeit und Ausdauer, und das alles teilweise sogar nach nur einer einzigen Bestrahlung.

Bei jungen Frauen korrelierte die VO_2max als wichtiger Indikator der körperlichen Ausdauerleistungsfähigkeit mit dem Vitamin-D-Status. Auch eine weitere Untersuchung bei Frauen und Männern im Alter zwischen 20 und 73 Jahren bestätigte den Zusammenhang zwischen VO_2max und 25(OH)Vitamin-D-Spiegeln.

Aufgrund der wichtigen Bedeutung von Vitamin D auf die Knochen besteht möglicherweise auch ein gewisser Zusammenhang zwischen einem Vitamin-D-Mangel und **Stressfrakturen**. Diese werden auch als Ermüdungsbrüche bezeichnet und sind Überlastungsschäden des Knochens, die hauptsächlich in den unteren Extremitäten bei wiederholten und stereotypischen Beanspruchungen auftreten. Sie gehören zu den häufigen Verletzungen von SportlerInnen und können sowohl bei gesunden Knochen als auch bei einer reduzierten Knochendichte auftreten. Eine Studie bei Marinerekrutinnen wies beispielsweise einen Zusammenhang nach zwischen den 25(OH)Vitamin-D-Spiegeln im Blut und dem Auftreten von Stressfrakturen. Frauen mit den höchsten Vitamin-D-Spiegeln wiesen dabei nur halb so viele Stressfrakturen auf wie diejenigen mit dem geringsten Vitamin-D-Status.

Calcium

Bedeutung für den Knochen

Der Mineralstoff Calcium ist direkt mit dem Vitamin D verbunden, da wie bereits erwähnt die Calciumaufnahme im Darm hauptsächlich vom Vitamin D abhängig ist. Calcium ist bei verschiedenen Funktionen im Körper beteiligt, dazu gehören die Kraftentwicklung in allen Muskelfasern, die Blutgerinnung sowie der zelluläre Informationsaustausch. Eine zentrale Rolle spielt Calcium aber im Knochen. Ein stabiler Knochen bietet einen wichtigen Schutz vor Frakturen nach Stürzen, sowohl im täglichen Leben als auch im Sport.

Grundsätzlich besteht der Knochen aus anorganischen und organischen Bestandteilen sowie Wasser. Den Hauptanteil der organischen Bestandteile bildet **Kollagen**, das das Strukturprotein des Bindegewebes ist. Kollagen zeichnet sich durch eine enorme Zugfestigkeit und eine extrem hohe Dehnbarkeit aus. Die Stabilität des Knochens beruht jedoch auf der Einlagerung von anorganischen Bestandteilen in die organische Matrix, die den Knochen vor verschiedenen physikalischen Einflüssen wie Zug, Druck, Biegung und Torsion (Drehung um sich selbst) schützen. Hydroxylapatit, ein Molekül, das aus Calcium und Phosphor zusammengesetzt ist, ist dabei der wichtigste anorganische Bestandteil, der die Kollagenfasern stabilisiert. Ohne Calcium verliert der Knochen daher seine Stabilität und Festigkeit.

Im Laufe des Lebens vollzieht sich ein ständiger Auf- und Abbau von Knochensubstanz. Im Kindes- und Jugendalter überwiegt der Knochenaufbau, wobei die höchstmögliche Knochendichte (= peak bone mass, die sogenannte Spitzenknochenmasse) zwischen dem zwanzigsten und dreißigsten Lebensjahr erreicht wird. Nach dem vierzigsten Lebensjahr kommt es dann zu einem zunehmenden Verlust der Knochenmasse. Nach der Menopause zeigen Frauen einen höheren Knochenabbau als Männer insbesondere aufgrund der fehlenden günstigen Wirkungen der Östrogene auf die Knochen.

Calcium ist die wichtigste Grundsubstanz im Knochen und von entscheidender Bedeutung für die Knochenstruktur bzw. **Knochendichte**. Aus diesem Grund verbessert eine gute Calciumversorgung im ersten Lebensabschnitt die Knochendichte und vermindert das Risiko für Osteoporose. Da Calcium in reichlichen Mengen fast ausschließlich in Milch und Milchprodukten vorkommt, sollten diese täglich verzehrt werden. Zusätzlich zu Calcium und Vitamin D sind auch die Vitamine A, C und K sowie die Mineralstoffe Phosphor, Kalium, Magnesium, Fluor wichtig für den Knochen.

Osteoporose

Eine unzureichende Calciumversorgung begünstigt die Entstehung der Osteoporose. Osteoporose (griechisch: *osteo* „Knochen“, *porós*

„Loch") ist charakterisiert durch eine Abnahme der Knochenmasse und eine Zerstörung der Mikroarchitektur des Knochens. Dadurch ist der Knochen weniger belastbar und das Risiko für Knochenbrüche und Knochendeformierungen steigt. Fast jeder zehnte Österreicher ist davon betroffen, davon Frauen häufiger, weil insbesondere in der Menopause die schützende Wirkung der Östrogene wegfällt. Diagnostiziert wird die Erkrankung durch die Bestimmung der Knochendichte üblicherweise mit einer DXA-Knochendichtemessung (dual energy X-ray absorptiometry oder auch Dual-Röntgen-Absorptiometrie). Neben einer calciumarmen Kost und einem Vitamin-D-Mangel als Hauptursachen existieren noch andere Risikofaktoren für Osteoporose, dazu gehören:

- Genetische Disposition – hat einen hohen Stellenwert als Risikofaktor.
- Chronischer Bewegungsmangel – klassischerweise ist bekannt, dass durch eine Immobilisierung (z. B. nach einer Gipsbehandlung) Muskeln, aber auch Knochenmasse verloren geht. Andererseits verbessert eine regelmäßige körperliche Aktivität die Mineralisierung und Stabilität des Knochens.
- Hormonmangel – da Östrogene günstige Effekte auf die Knochendichte haben, steigt das Risiko für Osteoporose bei Frauen ab der Menopause.
- Rauchen – neben diversesten Nachteilen, die mittlerweile jedem bekannt sein sollten, kann Rauchen auch den Hormonhaushalt beeinträchtigen und somit einen negativen Einfluss auf die Knochen ausüben.
- Medikamente – insbesondere eine länger andauernde Therapie mit Glukokortikoiden (Kortison) kann den Knochenabbau begünstigen. Dadurch steigt das Risiko für Frakturen.
- Untergewicht – durch eine geringere Energiezufuhr in jungen Jahren wird auch weniger Calcium (und andere Nährstoffe, die für den Knochen wichtig sind) aufgenommen. In Verbindung meist mit Bewegungsarmut steigt das Risiko für Osteoporose im Alter.

- Alkohol – bei chronischem Alkoholmissbrauch steigt das Risiko für Osteoporose, weil weniger Calcium und andere Nährstoffe zugeführt werden. Zusätzlich führt eine schwere Leberstörung zur verminderten Vitamin-D-Synthese.

Calciumzufuhr und -supplementation

Der mehrfache, regelmäßige und tägliche Verzehr von Milch und Milchprodukten gewährleistet eine gute Calciumversorgung und ist daher vor allem für die Knochengesundheit wichtig. Bei einer Milchzuckerunverträglichkeit kann zu laktosefreien Milchprodukten gegriffen werden. Ist die Calciumzufuhr über die Kost zu niedrig, kann eine Supplementation in Erwägung gezogen werden. Dabei sollten sowohl die Bioverfügbarkeit als auch potenzielle Nachteile einer zu hohen Zufuhr beachtet werden. Hinsichtlich der **Bioverfügbarkeit** wird angenommen, dass ab einer Einzeldosis von etwa 500 mg die Aufnahme von Calcium im Darm ein Plateau erreicht, sodass höhere Einzelmengen keine weiteren Vorteile bringen. Daher ist es günstiger, die Calciumration auf den Tag zu verteilen. Was die potenziellen Nachteile angeht, wird in den letzten Jahren auch der Zusammenhang zwischen einer hohen Calciumzufuhr durch Supplemente und einem erhöhten **Risiko für Herz-Kreislauf-Erkrankungen** diskutiert.

Dabei zeigten genauere Analysen der Daten, dass das kardiovaskuläre Risiko durch eine Calciumsupplementation insbesondere bei gleichzeitig vorliegender normaler bis hoher Zufuhr durch die Kost erhöht ist. In diesem Fall werden nämlich möglicherweise die oberen tolerablen Zufuhrgrenzen (Tolerable Upper Intake Level, kurz UL) für den betroffenen Nährstoff überschritten. Diese geben den höchsten Zufuhrwert täglicher und langfristiger Aufnahme aus allen Quellen an, bei dem nicht mit einem Risiko für nachteilige Wirkungen gerechnet werden muss. Werden die UL überschritten, steigt sukzessive das Risiko für Nebenwirkungen an.

- Eine Supplementation von Antioxidantien im Sport ist nicht notwendig, wenn viel Obst und Gemüse, die reich an antioxidativ wirksamen Vitaminen und Polyphenolen sind, verzehrt werden.
- Sportlerinnen im gebährfähigen Alter weisen ein höheres Risiko für einen Eisenmangel auf, der die Leistungsfähigkeit beeinträchtigen kann.
- Eine adäquate Magnesiumversorgung ist wichtig für eine gute körperliche Leistungsfähigkeit.
- Während prolongierten körperlichen / sportlichen Belastungen mit hohen Schweißverlusten ist eine Zufuhr von Natrium / Kochsalz sinnvoll.
- Vitamin D ist besonders wichtig für den Knochen, aber auch für die Muskulatur.
- Ein guter Vitamin-D-Status reduziert das Risiko für Stürze und Frakturen bei älteren Menschen und scheint allgemein wichtig für die körperliche Leistungsfähigkeit zu sein.
- Eine unzureichende Calciumversorgung führt langfristig zum Knochenschwund und steigert daher das Frakturrisiko.

Ergogen wirksame Substanzen für SportlerInnen

Der Markt an Supplementen für körperlich Aktive, insbesondere SportlerInnen, ist inzwischen unüberschaubar groß. Dabei werden zwar alle an Sport interessierten Menschen angesprochen, relevant sind die Stoffe jedoch vor allem für LeistungssportlerInnen. Im Folgenden werden Koffein, Kreatin, Beta-Hydroxy-beta-Methylbutyrat (HMB) und Natriumbicarbonat behandelt, bei denen in der wissenschaftlichen Literatur eindeutige bzw. wahrscheinliche leistungs(kraft-)steigernde Wirkungen beschrieben worden sind. Bei anderen proklamierten Substanzen, die ergogen wirken sollen, wie Coenzym Q_{10}, L-Carnitin oder auch Inosin, besteht kaum eine Evidenz für einen gesicherten, leistungssteigernden Effekt bei gesunden Menschen.

Koffein

Koffein ist die am meisten konsumierte psychomotorisch stimulierende Substanz auf der Welt. Das meiste Koffein wird durch Getränke, vor allem Kaffee, Tee und Coladrinks, aufgenommen. Zusätzlich sind seit einigen Jahren auch Energydrinks eine nicht unerhebliche Koffeinquelle, insbesondere bei jüngeren Menschen. **Kaffee** hat im Vergleich zu Cola- und Energydrinks jedoch den Vorteil, dass es zusätzlich zum Koffein eine Vielzahl anderer, natürlich vorkommender Wirksubstanzen enthält. Zu diesen gehören Mineralstoffe, hier vor allem Magnesium und Kalium, B-Vitamine und auch Antioxidantien, die freie Radikale eliminieren (siehe „Antioxidantien, Mineralstoffe und Vitamin D"). Aufgrund dieser günstigen Zusammensetzung scheint Kaffee zum Beispiel vor der Entstehung des Typ-2-Diabetes (Alters- oder Wohlstandsdiabetes) zu schützen. Außerdem enthält Kaffee so gut wie keine Kalorien und wirkt sich daher im Vergleich zu reichlich gezuckerten Energydrinks deutlich günstiger auf den Energiestoffwechsel aus.

Koffein wirkt über die **Hemmung der Adenosinwirkung**. Adenosin ist eine körpereigene Substanz, die die Ausschüttung von stimulierenden Botenstoffen, wie Dopamin oder Noradrenalin, bremst. Durch Koffein wird die ruhigstellende Wirkung des Adenosins unterdrückt, sodass vermehrt anregend wirkende Überträgersubstanzen an den Nervenzellen freigesetzt werden. Koffein weist ferner eine analgetische, das heißt schmerzstillende Wirkung auf. Koffein ist in verschiedenen Schmerzmitteln enthalten, und experimentelle Studien zeigten, dass es die Aktivierung jener Nervenfasern, die Schmerzreize weiterleiten, hemmen kann. Koffein hat eine Halbwertszeit (die Zeit, in der noch die Hälfte der Substanz vorhanden ist) von etwa fünf Stunden und erreicht etwa 30–90 Minuten nach der Zufuhr den maximalen Blutspiegel. Daher ist es etwa wenig sinnvoll, kurze Zeit (ca. 2–3 Stunden) nach einem starken Kaffee wieder zu einer Koffeinquelle zu greifen, da keine zusätzlichen pushenden Wirkungen zu erwarten sind.

Koffein und körperliche Leistungsfähigkeit

Eine der ersten Studien, die den Einfluss von Koffein auf die körperliche Performance und den Stoffwechsel während sportlichen Belastungen untersuchte, wurde von Dr. Costill und Kollegen 1978 publiziert. Die Versuchspersonen in ihrer Studie konsumierten eine Stunde vor einer sportlichen Belastung (Radfahren) entweder entkoffeinierten Kaffee oder entkoffeinierten Kaffee mit zusätzlich 330 mg reinem Koffein. Dabei zeigte sich, dass die Zeit bis zur Erschöpfung durch die Gabe von Koffein deutlich hinausgezögert wurde (90,2 Minuten mit Koffein vs. 75,5 Minuten ohne Koffein). Nach dieser bahnbrechenden Untersuchung konnten in weiterer Folge zahlreiche andere Studien den ergogenen Effekt des Koffeins nachweisen. Dieses scheint sich dabei vor allem positiv auf die Trainingskapazität auszuwirken, das heißt darauf, wie lange eine sportliche (Ausdauer-) Belastung mit bestimmter Intensität durchgehalten werden kann (die Zeit bis zur Erschöpfung).

Möglicherweise wird bei gewissen sportlichen Belastungen auch die Performance in einer vorgegebenen Zeit verbessert, obwohl zu diesem Effekt weniger Studien vorliegen. Vorteilhafte Wirkungen auf die Ausdauerleistungsfähigkeit wurden für verschiedene Sportarten, wie Laufen oder Radfahren, beschrieben. In den meisten Studien wurde Koffein in einer Dosis von 3 bis 6 mg/kg Körpergewicht eine Stunde vor der Belastung zugeführt. Neuere Studien lassen aber vermuten, dass auch geringere Koffeinmengen, von 1–3 mg/kg Körpergewicht, leistungssteigernd sein können.

Mechanismen der Koffeinwirkung

Zu den Mechanismen für die ergogene Wirkung des Koffeins werden eine vermehrte Mobilisation von Fett und die Freisetzung von freien Fettsäuren ins Blut gezählt. Dadurch kann Glykogen eingespart werden, was hauptsächlich bei Belastungen über 45–60 Minuten von praktischer Relevanz ist. Auch die zentralnervösen und schmerzhemmenden Effekte des Koffeins werden als mögliche Gründe für seine Leistungssteigerung diskutiert. So reduzierte zum Beispiel eine Koffeingabe Beinmuskelschmerzen während eines 30-minütigen Radfahrens bei 60% der VO_2max. Die Schmerzhemmung ist aber auch beim Krafttraining von Bedeutung. Schmerzen scheinen die Aktivierung von motorischen Einheiten (das ist ein Nerv mit den dazugehörigen Muskelfasern) zu reduzieren und können über diesen Weg die Leistung und Kraft beeinträchtigen.

Neben diesen Mechanismen verbessert Koffein wohl auch die muskuläre Erregung durch Stimulation der Na^+/K^+-Pumpe, die für die Wiederherstellung von Elektrolytgradienten zwischen dem intra- und extrazellulären Raum verantwortlich ist. Außerdem wird durch Koffein möglicherweise auch die Calciumfreisetzung aus den muskulären Speichern gesteigert. Da Calcium den zentralen Angelpunkt bei der Kraftentwicklung im Muskel bildet, wird diese durch eine prolongierte Calciumfreisetzung verbessert.

Ein Positionspapier der International Society of Sports Nutrition aus dem Jahr 2010 zu Koffein und Performance kommt zu folgenden Schlüssen:

- Koffein wirkt stärker in Form von Kapseln / Tabletten oder Pulver als in Kaffee.
- In den meisten Studien wurde 60 Minuten vor der Belastung Koffein gegeben, um die Aufnahme im Darm zu optimieren. Dennoch gibt es Hinweise, dass auch eine Konsumation 15–30 Minuten vor dem Training die körperliche Leistungsfähigkeit verbessert.
- Koffein ist wirksam in Dosen von ca. 3 bis 6 mg / kg Körpergewicht. Es gibt keinen Hinweis auf weitere Vorteile höherer Mengen (≥ 9 mg / kg Körpergewicht).
- Während Phasen des Schlafentzugs kann Koffein die Aufmerksamkeit und Vigilanz steigern.
- Koffein ist eine effektive ergogene Substanz für maximale Ausdaueraktivitäten.
- Koffein ist vorteilhaft bei hochintensiven, länger andauernden Belastungen (z. B. in Teamsportarten wie Fußball). Die leistungssteigernde Wirkung ist aber speziell bei konditionierten Sportlern zu sehen.
- Hinsichtlich leistungssteigernder Effekte beim Kraftsport ist die Literatur widersprüchlich.
- Es liegen wenige wissenschaftliche Untersuchungen vor, die ausschließlich bei Frauen durchgeführt wurden. Allerdings scheint Koffein auch bei Sportlerinnen wirksam zu sein.
- Koffein wirkt sich nicht negativ auf den Wasserhaushalt (Diurese, Schweißrate, Wasserverluste) während sportlicher Belastungen aus.

Kreatin

Kreatin ist eine körpereigene Substanz, die aus den Aminosäuren Glycin, Methionin, Arginin synthetisiert wird und hauptsächlich im Skelettmuskel vorkommt. Hier spielt Kreatin eine wichtige Rolle bei der **Bereitstellung von ATP**. Wie eingangs besprochen bezieht der Muskel das ATP hauptsächlich über die aerobe Verbrennung von Kohlenhydraten und Fetten, bei intensiven Belastungen auch zunehmend anaerob über den Abbau von Glukose zu Milchsäure. Zusätzlich steht ATP über Kreatin zur Verfügung nach der Formel:

Kreatinphosphat + ADP (Adenosindiphosphat) →
Kreatin + ATP (Adenosintriphosphat).

Das ATP aus dem Kreatinphosphat stellt einen wichtigen, jedoch nur sehr kurz wirksamen Energiespeicher dar. Es ermöglicht körperliche Maximalleistungen für einige Sekunden. Die tägliche körpereigene Synthese von Kreatin beträgt zwischen 1 und 2 g, vor allem durch Fleisch und Fisch werden dem Körper zusätzlich in etwa 1 g geliefert. Der tägliche Bedarf eines durchschnittlichen Menschen beträgt 2–3 g, sodass diese Menge durch die körpereigene Bildung und die Zufuhr über die Nahrung abgedeckt wird.

Durch eine Supplementation von Kreatin kann der Spiegel des Kreatinphosphats in der Muskulatur erhöht werden. Damit stehen größere Energiespeicher für kurzzeitige körperliche Leistungen zur Verfügung. Da Kreatin vor allem in einem Zeitfenster von 2 bis etwa 10 Sekunden nach Beginn einer körperlichen Belastung effizient ATP liefert, ist es besonders für Sportarten relevant, die kurzfristig eine hohe Performance erfordern; dazu gehören sowohl Kurzstreckenläufe als auch wiederholte kürzere, intensive Anstrengungen mit eingeschobenen Pausen wie etwa Ringen oder Squash. Zur Steigerung des Kreatingehalts der Muskulatur werden zunächst während maximal einer Woche höhere Mengen zugeführt und daran anschließend eine tägliche Erhaltungsdosis eingenommen, damit sich die gefüllten Speicher nicht entleeren. Wichtig ist, und das gilt für alle Supplemente, dass auch Kreatin nur über einen begrenzten Zeitraum von höchstens 6–8 Wochen ergänzt werden sollte. Ungünstig könnte sich beim Kreatin seine Wasserbindungskapazität auswirken, die zu einer Gewichtszunahme führen kann.

Die International Society of Sports Nutrition hat 2007 die aktuelle Studien- und Evidenzlage zur Kreatinsupplementation beim Sport zusammengefasst. Folgende Punkte sind dabei von besonderem Interesse:

- Kreatin (in Form von Kreatin-Monohydrat) ist hinsichtlich der Steigerung der Kapazität bei hochintensiven sportlichen Tätigkeiten und der Magermasse während eines Trainings(programms) derzeit das effektivste ergogen wirksame Nahrungsergänzungsmittel, das für Sportler zur Verfügung steht.
- Kreatin-Monohydrat ist in den empfohlenen Mengen nicht nur sicher, sondern möglicherweise auch vorteilhaft hinsichtlich der Verhinderung von Verletzungen.
- Es gibt keinen Hinweis, dass eine kurz- und langfristige Supplementation von Kreatin-Monohydrat nachteilige Wirkungen auf gesunde Menschen aufweist.
- Unter der Voraussetzung, dass Vorsichtsmaßnahmen und eine (professionelle, Anm.) Betreuung gewährleistet sind, ist eine Supplementation bei jungen Sportlern akzeptabel und bietet eine Ernährungsalternative zu den potenziell gefährlichen Anabolika.
- Die Zugabe von Kohlenhydraten oder Kohlenhydraten zusammen mit Protein zum Kreatinsupplement scheint die muskuläre Speicherung von Kreatin zu verbessern. Hinsichtlich der Leistungssteigerung scheint es jedoch keine Unterschiede zu geben.
- Die schnellste Methode, die muskulären Kreatinspeicher zu erhöhen, ist etwa 0,3 g/kg Körpergewicht pro Tag für mindestens drei Tage und danach 3–5 g/kg Körpergewicht pro Tag (als Erhaltungsdosis) einzunehmen.

Beta-Hydroxy-beta-Methylbutyrat (HMB)

HMB ist eine kurzkettige Fettsäure, die aus der essenziellen Aminosäure Leucin im Körper gebildet wird und auch in geringen Mengen in einigen proteinreichen Lebensmitteln vorkommt, wie etwa Fisch und Milch. Als Mechanismen für die Wirkung von HMB werden eine Verhinderung des Muskelabbaus und die Stimulation der Proteinsynthese im Muskel angeführt. Erstmalig 1996 konnte Nissen zeigen, dass eine Supplementation mit HMB den Muskelabbau nach einem Krafttraining reduzierte sowie dosisabhängig die Kraft verbesserte und die fettfreie Körpermasse erhöhte. Seitdem sind einige Studien zu den Wirkungen von HMB im Sport durchgeführt worden.

Aufgrund seiner anabolen Wirkung könnten KrebspatientInnen, die einen vermehrten Muskelabbau aufweisen, aber auch Untrainierte von einer Supplementation mit HMB profitieren.

Ein aktuelles Positionspapier der International Society of Sports Nutrition aus 2013 zu den Wirkungen von HMB im Sport kommt zu folgenden Schlüssen:

- HMB kann bei Trainierten und Untrainierten verwendet werden, um die Regeneration des Muskels durch die Reduktion von sportabhängigen Muskelschäden zu verbessern.
- Der Sportler wird von HMB profitieren, wenn er das Supplement in zeitlicher Nähe zu seinem Work-out verwendet.
- HMB scheint am effektivsten zu sein, wenn es für zwei Wochen vor einem sportlichen Wettkampf eingenommen wird.
- Es wurde gezeigt, dass eine tägliche Dosis von 38 mg/kg Körpergewicht das Muskelwachstum, die Muskelstärke und -power bei Untrainierten und Trainierten verbesserte, wenn ein angemessenes Trainingsprogramm absolviert wurde.
- Derzeit werden die an Calcium gebundene oder die freie Säureform von HMB verwendet. Letztere scheint von der Bioverfügbarkeit her günstiger zu sein, obwohl dazu weitere Studien notwendig sind.
- Es wurde gezeigt, dass HMB die fettfreie Körpermasse und Funktionalität bei wenig körperlich aktiven Älteren verbesserte.
- Der Verzehr von HMB in Verbindung mit einem strukturierten Trainingsprogramm könnte zu einer höheren Reduktion der Fettmasse führen.
- Der Wirkungsmechanismus von HMB inkludiert eine Hemmung des Proteinabbaus und eine Stimulation der Proteinsynthese.
- Eine länger andauernde Konsumation von HMB ist sowohl bei jüngeren als auch bei älteren Menschen sicher.

Natriumbicarbonat

Hydrogencarbonat ist eine Base und Zitrat ist das Salz der Zitronensäure, aus dem im Körper Basen gebildet werden. Generell ist eine Säure ein Stoff/Molekül, das Wasserstoffionen (H^+-Ionen) abgibt, wohingegen Basen Wasserstoffionen aufnehmen. Typische Säuren sind die Kohlensäure (H_2CO_3) und die Salzsäure (HCl). Nach Abgabe der Wasserstoffionen werden aus diesen Säuren Basen, das heißt Hydrogencarbonat (HCO_3^-) und Chlorid (Cl^-). Die Konzentration der freien Wasserstoffionen in einer Lösung determiniert deren Säuregehalt oder auch pH-Wert. Der pH-Wert ist ein dimensionsloser Wert und als negativ-dekadischer (Zehnerpotenz) Logarithmus der H^+-Ionenkonzentration ($-\log_{10} H^+$) definiert. Der pH-Wert im arteriellen Blut beträgt normalerweise 7,40 (intrazellulär ist er ein wenig niedriger) und muss immer in einem Bereich zwischen 7,36 und 7,44 gehalten werden, da sowohl eine Verminderung, in der Fachsprache Azidose genannt (Übersäuerung), als auch eine Erhöhung, eine Alkalose (von alkalisch = basisch, laugenhaft), mit Störungen diversester Systeme im Körper einhergeht, wie Aktivitäten von Enzymen, der Öffnung von Transportkanälen an Zellmembranen oder auch der Erregung der Muskulatur.

An der Konstanthaltung des pH-Wertes sind verschiedene Systeme beteiligt, dazu gehören die Nieren, die Lungen und Puffer wie Proteine, Phosphate und Kohlensäure/Hydrogencarbonat. Hydrogencarbonat ist sehr effizient, da nach dem Abfangen von H^+-Ionen das entstandene CO_2 schnell über die Lungen abgeatmet wird. Nachdem im Muskel, insbesondere während intensiveren Belastungen, leistungsbegrenzende Milchsäure entsteht, könnte die Gabe dieser Base günstige Wirkungen auf die körperliche Leistungsfähigkeit haben.

Hydrogencarbonat und andere Puffer sind seit Jahren unter den AnhängerInnen der Übersäuerungstheorie sehr beliebt. Wie bereits im Abschnitt „Proteine“ angeführt, sind nachteilige Effekte einer potenziellen Übersäuerung durch schlechte Ernährung vor allem im Calcium-Knochenstoffwechsel beschrieben worden. Grundsätzlich verfügt ein gesunder Mensch über effiziente Systeme, um den pH-Wert bei akuten Abweichungen wieder in den Normalbereich zurückzuführen. Trotzdem können „Basenpulver" unter gewissen Umständen von Vorteil sein, insbesondere zur Neutralisation von Magensäure bei Sodbrennen und Gastritis, möglicherweise auch für Personen, die sich stark „säurereich" und calciumarm ernähren, also sehr viel Fleisch und wenig Milch und Milchprodukte verzehren.

Hinsichtlich der körperlichen Leistungsfähigkeit konnten Studien auch beobachten, dass die Gabe von hohen Mengen an Basen, hier vor allem Natriumbicarbonat, aber auch teilweise Zitrat, vor einer sportlichen Belastung die Leistungsfähigkeit und Ausdauer verbessern konnten. Mechanistisch wird durch die Zufuhr von Basen ein leistungsbegrenzender pH-Abfall während intensiverer Belastungen abgeschwächt oder verhindert. Feldstudien beschrieben zum Beispiel, dass eine Gabe von Natriumbicarbonat die Performance bei 400- und 800-Meter-Läufen verbesserte. Eine optimale Dosis wurde noch nicht definiert, es scheint jedoch, dass 0,3 g / kg Körpergewicht, etwa 1,5–2 Stunden vor einem Wettkampf zugeführt, wirksam sind bei hochintensiven Kurzzeitsprints (z. B. Laufen, Schwimmen) von etwa einer Minute Dauer. Allerdings ist der leistungssteigernde Effekt von Natriumbicarbonat eher gering und bewegt sich in einem Bereich um die 1–1,5 %. Für (normal ambitionierte) HobbysportlerInnen ist das irrelevant, aber möglicherweise für LeistungssportlerInnen von Bedeutung. Außerdem müssen, um eine gewisse Wirksamkeit zu zeigen, sehr hohe Mengen zugeführt werden, die nicht selten Magen-Darm-Beschwerden hervorrufen können.

- Koffein wirkt sich positiv auf die körperliche (Ausdauer-)Leistungsfähigkeit aus, insbesondere die Zeit bis zur Erschöpfung, wenn es ca. eine Stunde vor einem Wettkampf zugeführt wird.
- Kreatin wirkt leistungssteigernd, vor allem bei Kurzzeitbelastungen bzw. Sprintsportarten.
- Es gibt Hinweise, dass HMB die Regeneration des Muskels und das Muskelwachstum anregt.
- Die Zufuhr von Natriumbicarbonat vor einem Wettkampf scheint leistungssteigernd bei Kurzzeitbelastungen zu sein; der Effekt ist jedoch gering.

Spezielle Ernährungsformen und körperliche Fitness

Reduzierte Energiezufuhr

Kalorienrestriktion

Eine unfreiwillig niedrige tägliche Energiezufuhr ist vor allem in Krisenzeiten von Bedeutung. Eine Energie- bzw. Kalorienrestriktion (auch bekannt unter „caloric restriction") aus eigenem Antrieb wird heutzutage am häufigsten im Rahmen von Abnehmdiäten praktiziert. Ein weiterer populärer Bereich der Kalorienrestriktion ist Anti-Aging. Hier ist das Dinner Cancelling weit bekannt, bei dem am Abend wenig bis gar nichts gegessen wird.

Clive McCay von der Cornell University in den USA hat 1935 bei Ratten erstmalig beschrieben, dass eine Kalorienrestriktion den Alterungsprozess verzögert und die maximale Lebensdauer verlängert. Zahlreiche Studien folgten, vor allem bei Nagern und verschiedenen Modellorganismen wie Taufliegen und Fadenwürmer. Auch beim Menschen liegen zum Einfluss der energiereduzierten Ernährung einige Interventionsstudien vor. In den einzelnen Untersuchungen, die sechs oder zwölf Monate dauerten, bekamen Versuchspersonen eine Kost, die zwischen 20 und 25 % weniger Energie lieferte. Die Ergebnisse zeigten eine Abnahme des Körperfettanteils und in einigen Studien zusätzlich auch eine Verminderung der Insulin- und T_3-Konzentration (T_3 ist das biologisch aktive Schilddrüsenhormon) oder auch geringere Konzentrationen von entzündungsfördernden Stoffen im Blut.

Ein ungewöhnliches wissenschaftliches Projekt in der Geschichte, in dem unfreiwillig eine energiereduzierte Kost verzehrt werden musste, ist das Projekt Biosphäre 2. Dafür wurde in Arizona Ende der 1980er-Jahre unter einem Kuppelbau aus Glas ein geschlossenes Ökosystem geschaffen, das nahezu alle ökologischen Bedingungen auf der Erde, von der Wüste bis zum Regenwald, simulierte. Der Name Biosphäre 2 wurde in Anspielung auf Biosphäre 1, unsere Erde, gewählt. Das Experiment sollte zeigen, dass Leben langfristig in einem abgeschlossenen Ökosystem möglich ist. Ein weiteres Ziel war es, zu untersuchen, ob vielleicht in ferner Zukunft Langzeitreisen im Weltraum oder ein Leben in Weltraumkolonien möglich sein könnten. Am 26.09.1991 begann das Experiment: Vier Männer und vier Frauen lebten bis zum 26.09.1993 vollkommen abgeschlossen von der Umwelt (elektrische Energie und Sonnenlicht waren ausgenommen) in dem Ökosystem. Die acht Personen waren ganz auf sich allein gestellt und mussten ihre Lebensmittel selbst anpflanzen, was jedoch nicht in ausreichender Menge gelang. So kam es zu einer verminderten Verfügbarkeit von Nahrung, sodass die „Robinsonianer" zwangsläufig mit einer energiereduzierten Kost auskommen mussten. Ihre Kalorienzufuhr reduzierte sich um etwa 20%. Verbunden mit der relativ anstrengenden Tätigkeit in dem künstlichen Lebensraum nahm ihr Body-Mass-Index von 23 auf 19 ab. Die energiereduzierte Kost bewirkte außerdem eine deutliche Abnahme des Blutdrucks, der Insulin- und T_3-Spiegel sowie der Blutfettwerte. Verschiedene Mechanismen werden für den potenziell lebensverlängernden Effekt einer Kalorienrestriktion diskutiert:

- Verminderung von oxidativem Stress – durch Reduktion der Bildung von freien Radikalen bzw. Verbesserung der antioxidativen Abwehr, in Anlehnung an die Freie-Radikal-Theorie des Alterns.
- Dämpfung des Energiestoffwechsels – durch eine verminderte Bildung von Schilddrüsenhormonen und eine reduzierte Aktivität des Stressnervensystems (Sympathikus). Langlebige Tiere, wie z. B. der Elefant, weisen eine geringere Stoffwechselaktivität (bezogen auf Kilogramm Körpermasse) auf als kurzlebige Tiere, wie die Maus.
- Reduzierte Entzündungsaktivität – durch verminderte Bildung von entzündungsfördernden Stoffen.
- Verbesserung der Immunfunktionen.
- Zellschutz – erhöhte Bildung von Stoffen, die in zelluläre Reparatur- und Schutzmechanismen sowie die Stressabwehr involviert sind, wie das Genom schützende Sir2-Protein. Sir2 wird auch über Resveratrol (hohe Mengen im Rotwein) stimuliert.
- Effizienterer Glukosestoffwechsel – durch eine verbesserte Insulinwirkung und Verwendung von Glukose.

Die „caloric-restriction“-Theorie gilt allerdings nicht für unterernährte Menschen in der Dritten Welt, die wegen unzureichender Aufnahme an Energie eine kürzere Lebenserwartung haben. Dabei spielt das Fehlen von hochwertigen Proteinen und essenziellen Mikronährstoffen eine zentrale Rolle.

Kalorienrestriktion und körperliche Leistungsfähigkeit

In früheren Studien wurde berichtet, dass eine energiereduzierte Kost bei Soldaten, aber auch bei Industriearbeitern mit Einbußen in der Leistungsfähigkeit und Müdigkeit einherging. Hehir beschrieb zum Beispiel die Auswirkungen von reduzierten Essrationen auf britische und indische Soldaten während der einige Monate andauernden Belagerung von Kut in den Jahren 1915/16 durch die türkische Armee. Er beobachtete unter anderem, dass die Soldaten beim Ausheben von Schützengräben nach 10 Minuten ermüdeten oder beim Tragen von Lasten etwa alle 100 yards (1 yard = 0,914 m) eine Pause einlegen mussten. Die wahrscheinlich erste kontrollierte Studie, die Auswirkungen einer prolongierten Energierestriktion auf die körperliche Leistungsfähigkeit untersuchte, wurde von Keys in den 1950er-Jahren publiziert. Hierbei wurden 32 Männer über 24 Wochen auf eine energiereduzierte Kost gesetzt (1600 vs. 3500 kcal pro Tag). Dies führte nicht nur zu einer etwa 24%igen Gewichtsabnahme, sondern auch zu einer deutlichen Reduktion der körperlichen Fitness, der Muskelkraft und der VO_2max im Vergleich zu Kontrollbedingungen.

In einer Untersuchung von Consolazio wurde der Effekt einer energiereduzierten Kost auf die körperliche Performance von 80 Soldaten untersucht, die an einem zehntägigen Manöver teilnahmen. Sie bekamen entweder eine Kost mit 600 kcal, 1000 kcal, 1500 kcal oder 3500 kcal pro Tag. Es zeigte sich unter anderem, dass die Dauer für einen 15-Meilen-Marsch invers mit der zugeführten täglichen Energiemenge zusammenzuhängen schien, wobei die 600-kcal-Gruppe etwa 14 Minuten länger brauchte als die 1500-kcal-Gruppe. Ende der 1960er-Jahre führte die Britische Armee ähnliche Studien mit Soldaten durch, die täglich etwa eine um 50 % energiereduzierte Kost bekamen. Dabei zeigte sich zwar kein deutlicher Unterschied hinsichtlich Ausdauer und Kraftleistungen zwischen Versuchs- und

Kontrollbedingungen, jedoch berichteten die Autoren der Studie, dass die Soldaten gegen Ende des Experiments weniger kooperativ, stärker irritierbar und eher lethargisch waren. Diese Verhaltensänderungen könnten prinzipiell die körperliche Leistungsfähigkeit beeinträchtigen, vor allem bei Tätigkeiten, die eine vermehrte Aufmerksamkeit und Konzentration erfordern.

Abnehmdiäten

Aus dem vorangehenden Kapitel ist zu schließen, dass ein hochgradiges Energiedefizit mit Leistungseinbußen einhergehen kann. Bei körperlicher Aktivität wird vermehrt Energie benötigt und, wie bereits im Kapitel Kohlenhydrate erwähnt, sind insbesondere die Kohlenhydratspeicher in Form von Glykogen begrenzt, sodass eine reduzierte Kohlenhydratzufuhr mit einer suboptimalen Performance einhergehen kann. Zusätzlich könnte sich bei einem Energiemangel auch eine gesteigerte Verbrennung von Proteinen und damit gekoppelt ein Muskelabbau leistungsbegrenzend auswirken, folglich nicht nur die Ausdauer, sondern auch die Kraft beeinträchtigt sein. Diesbezüglich zeigte beispielsweise Nair, dass nach einem dreitägigen Fasten die Aminosäureoxidation gesteigert war. Da Proteine diverseste lebenswichtige Funktionen erfüllen, versucht der Körper jedoch bei längerem Fasten Proteine bzw. Aminosäuren zu sparen.

Vereinzelte Studien sind dem Einfluss von Proteinen im Rahmen einer Energierestriktion nachgegangen. Wycherley untersuchte etwa den Effekt einer zwölfwöchigen, energiereduzierten Low-Fat-Kost (25 %) mit entweder einem hohen Proteinanteil (35 % Protein, 40 % Kohlenhydrate) oder einem normalen Proteinanteil (17 % Protein, 58 % Kohlenhydrate) auf die körperliche Leistungsfähigkeit bei 42 fettleibigen Männern. Am Ende der Untersuchung zeigte sich, neben der zu erwartenden deutlichen Gewichtsabnahme in beiden Gruppen, kein signifikanter Unterschied bei der maximalen Sauerstoffaufnahme oder bei Krafttests zwischen den beiden Kostformen. Auch andere, ähnlich konzipierte Studien belegten keine relevanten Unterschiede bei einem Vergleich von energiereduzierten und fett- / kohlenhydrat- / proteinmodifizierten Kostformen auf die körperliche Fitness und die Kraft von normalgewichtigen und adipösen Personen.

Im Allgemeinen kann daher vermutet werden, dass eine energiereduzierte Diät, die über einige Wochen eingehalten wird, zu keiner nennenswerten Einschränkung der körperlichen Leistungsfähigkeit führt. Es wurde sogar teilweise eine geringfügige Verbesserung der auf die Kilogramm Körpermasse korrigierte VO_2max beschrieben, ein Indikator der aeroben Leistungsfähigkeit. Diesbezüglich zeigte außerdem eine Analyse von verschiedenen Studien, dass regelmäßige Bewegung bei einer Energierestriktion, hauptsächlich zum Abnehmen, die Muskelkraft und die aerobe Kapazität bei normal- und übergewichtigen Menschen verbessert. Günstige Effekte zeigten sich bereits bei 30 Minuten Bewegung dreimal die Woche.

Allerdings sollte unbedingt bedacht werden, dass vor allem LeistungssportlerInnen, aber auch Personen, die beruflich starken körperlichen Beanspruchungen ausgesetzt sind, genügend Energie zuführen müssen, damit ihre Leistungskurve nicht einbricht. Eine professionelle Betreuung ist daher gerade im Profisport wichtig, um auch bezüglich des Energiestoffwechsels die individuellen Bedürfnisse anzupassen.

Ein paar Worte zum intermittierenden Fasten

Zu den derzeit populären Abnehmdiäten gehört auch eine, die jeden zweiten Tag das Fasten propagiert, also quasi Null-Kalorien-Tage. Dabei sind hinsichtlich Leistungsfähigkeit grundsätzlich potenziell negative Auswirkungen eher nur für *intensivere* körperliche / sportliche Belastungen an den Fastentagen zu befürchten. Limitierend wirken sich nämlich vor allem die Kohlenhydrate bzw. das Muskelglykogen aus. Da die Glykogenspeicher im Muskel nach 24 Stunden deutlich aufgebraucht sind, kann vermutet werden, dass bereits am Nachmittag / Abend des Fastentags ein Energiedefizit für *extreme* Belastungen vorliegt. Sportliche Wettkämpfe werden daher an Fastentagen eventuell nicht den erwünschten Erfolg bringen, auch weil bekanntermaßen gerade bei sportlichen Tätigkeiten, die über

45–60 Minuten andauern, die Zufuhr von Kohlenhydraten die Ausdauerleistung steigert (siehe „Kohlenhydrate").

Eine besondere Form des intermittierenden Fastens wird jährlich in der islamischen Welt im Rahmen des Fastenmonats **Ramadan** praktiziert. In diesen 29–30 Tagen dürfen MuslimInnen beginnend von vor Einbruch der Dämmerung bis zum Sonnenuntergang nicht essen, trinken, rauchen und Geschlechtsverkehr haben. Nach Sonnenuntergang sind das Essen und Trinken ohne Beschränkung erlaubt. Neben religiösen und ethischen Aspekten liegen zahlreiche Studien zu den potenziell vorteilhaften Wirkungen des Fastens im Ramadan auf den Stoffwechsel vor. Immer wieder wird aber diskutiert, ob diese Art des Fastens die körperliche Leistungsfähigkeit insbesondere von AthletInnen während Wettkämpfen beeinträchtigt. Dabei spielt nicht nur das Defizit an Kohlenhydraten während prolongierten Wettkämpfen, sondern vor allem auch der Flüssigkeitsmangel eine Rolle. Im Jahr 2009 nahm das Internationale Olympische Komitee Stellung zu dem Thema – Fasten und Sport. Man kam zu dem Ergebnis, dass kurzzeitiges oder intermittierendes Fasten im Allgemeinen keine oder nur geringe nachteilige Wirkungen auf die Performance von den meisten AthletInnen aufweist. Auch Fasten im Ramadan weist nur geringe nachteilige Wirkungen auf die Performance auf. Eine aktuelle Analyse von Roy J. Shepherd in der Zeitschrift Sports Medicine kommt zu einem ähnlichen Schluss. Dennoch kann eine geringe Einschränkung der Leistungsfähigkeit im Profisport bereits eine Medaille kosten.

Trotz möglicherweise bedingten Auswirkungen auf die Performance sollten Personen, die beruflich *intensiven* körperlichen Belastungen ausgesetzt sind (z. B. Bauarbeiter), an Fastentagen vorsichtig sein, da nicht nur die Performance, sondern auch die Aufmerksamkeit und Konzentration beeinträchtigt sein könnten (siehe Teil I, „Untergewicht"). Hinsichtlich der Kohlenhydratversorgung und der Glykogenspeicher wäre daher eine besonders ungünstige Kombination: Fasten plus eine kohlenhydratarme Diät an den „Esstagen".

Fast Food, Übergewicht und Adipositas

Übergewicht und Fettleibigkeit (Adipositas) sind rund um den Globus zu einem massiven Problem geworden. Weltweit gab es einem Bericht der WHO zufolge 2008 mehr als 1,4 Milliarden übergewichtige Erwachsene im Alter von über 20 Jahren, über 500 Millionen davon waren fettleibig. Auch bei Schulkindern ist ein alarmierender Trend bemerkbar. Neben der familiären bzw. genetischen Disposition und Krankheiten (z. B. Schilddrüsenunterfunktion) liegt die Hauptursache für Adipositas in Bewegungsarmut und Fehlernährung, vielmehr einer über dem Bedarf liegenden Energiezufuhr. Der Grund für die mangelhafte körperliche Aktivität liegt nicht unbedingt nur bei einem selbst, sondern wird vor allem durch die enorme Technisierung und Urbanisierung unserer Umwelt in gewisser Weise „unfreiwillig" begünstigt.

Vor vielen Jahrtausenden mussten sich unsere Vorfahren ordentlich anstrengen, um Essen zu beschaffen, und lebten energiemäßig „in den Tag hinein". Dann wurde der Mensch sesshaft, betrieb Agrarwirtschaft und verbesserte dadurch sein Nahrungsangebot. Da er seine Felder bewirtschaften musste und ihm für häusliche Arbeiten keine Maschinen zur Verfügung standen, setzte er aber immer noch sehr viel Energie um, sodass damals Übergewicht kein Thema war. Dramatisch wurde es dann ab dem Zeitalter der Industrialisierung und Technisierung. Mit dem Fließband, dem Auto, dem Kühlschrank, dem Staubsauger und vielen anderen Dingen, die einem das Leben (aber nicht den Körper) „leichter machten", war gewollt oder ungewollt eine Abnahme der körperlichen Aktivität vorprogrammiert. Hinzu kam noch die reichhaltige Verfügbarkeit von Nahrung; in den letzten Jahrzehnten insbesondere energiedichtes Essen.

Die Leistungs- und Spaßgesellschaft verlangte dabei nach schnellem, billigem Essen, das weniger unsere Sinne als vielmehr unser Bedürfnis nach rascher und kurzfristiger Sättigung befriedigen sollte – Fast Food war geboren. Darunter fallen heutzutage nicht nur die traditionellen Burger und Pommes frites, die massenhaft in den pilzartig aus dem Boden geschossenen, klassischen Fast-Food-Lokalen angeboten werden, sondern auch die aus der deutschsprachigen Esskultur nicht wegzudenkenden Würstel sowie Kebap & Co.

Der Hauptnachteil einer klassischen Fast-Food-Mahlzeit ist der **hohe Energiegehalt** bzw. die hohe Energiedichte. Diese liegt für ein gesundes Essen bei etwa 150 kcal / 100 g, wohingegen ein Schnellimbiss in der Regel deutlich mehr aufweist. In Kombination mit über die letzten Jahrzehnte großteils explodierenden Portionsgrößen („XXL-Portion für einen XS-Preis") und „magerer" körperlicher Aktivität wird die Entstehung von Übergewicht und Fettleibigkeit gefördert. Neben dem „gewichtigen" Energiehalt ist auch die höhere glykämische Last (vor allem Zucker in Softdrinks und Nachspeisen, Pommes frites), die höhere Belastung mit Transfettsäuren, die sich ungünstig auf den Fettstoffwechsel auswirken sowie der relativ hohe Salzgehalt bei einem regelmäßigen Konsum problematisch (siehe „Natrium / Kochsalz"). Außerdem kommt noch dazu, dass durch Fast Food gesundes Essen vom Speiseplan verdrängt wird, sodass eine suboptimale Versorgung mit gesundheitsfördernden Mikronährstoffen entstehen kann.

Ein regelmäßiger Fast Food-Konsum begünstigt nicht nur Übergewicht und einen großen Bauchumfang (der einen wichtigen Risikofaktor für kardiovaskuläre Erkrankungen darstellt), sondern hat auch andere Nachteile, wie Fast-Food-Studien aus Schweden beschrieben haben. Dabei wurden, in Anlehnung an den Film „Super Size Me" von Morgan Spurlock, 18 junge, gesunde Freiwillige bei wenig körperlicher Aktivität auf eine vierwöchige energiereiche „Fast-Food-Kur" gesetzt. Durch diese Intervention nahmen die ProbandInnen nicht nur an Körpergewicht zu, sondern es wurde auch die Leber in Mitleidenschaft gezogen. Darüber hinaus gab es Hinweise für eine erhöhte Entzündungsaktivität, die unter anderem das kardiovaskuläre Risiko steigert.

Im Gegensatz dazu weiß man mittlerweile sehr genau, dass die Ernährung eine zentrale Rolle für unsere Gesundheit spielt. Eindrucksvoll zeigte dies die Global Burden of Disease Study (Globale Krankheitslast-Studie), in die Daten aus 187 Ländern einflossen. Unter 67 Risikofaktoren für sogenannte DALYs (Konzept der disability-adjusted life years, bei dem die Lebenserwartung und

Krankheiten erfasst werden) befinden sich unter den Top 20 sechs rein ernährungsabhängige. Zu diesen gehören wenig Obst, zu viel Salz, wenig Nüsse und Samen, wenig Vollkornprodukte, wenig Gemüse sowie wenig Omega-3-Fettsäuren (aus Fisch / Meeresfrüchten). Außerdem inkludiert die Liste Bluthochdruck (Risikofaktor Nr. 1) und klassische Risikofaktoren für Zivilisationskrankheiten wie ein hoher Body-Mass-Index, hohe Nüchternblutzuckerspiegel und hohe Cholesterinspiegel. Sie alle könnten, zumindest teilweise, durch eine gesunde Ernährung günstig beeinflusst werden.

Übergewicht, Adipositas und körperliche Leistungsfähigkeit

Übergewicht, insbesondere Adipositas, kann direkt oder indirekt die körperliche Leistungsfähigkeit beeinträchtigen. Indirekt bezieht sich auf Krankheiten, die mit Leistungseinbußen einhergehen. Generell erhöht Übergewicht bzw. Adipositas das Risiko für Arteriosklerose und damit assoziiert für die koronare Herzkrankheit, Bluthochdruck, Fettstoffwechselstörungen und Fettleber, Typ-2-Diabetes, Gallensteine, Tumorerkrankungen, Schlafstörungen, Störungen der Atemwege und auch für Erkrankungen des Bewegungsapparats wie Arthrosen. Dabei sind vor allem Letztere, aber auch Erkrankungen des Herz-Kreislauf-Lungen-Systems unter Umständen mit einer eingeschränkten körperlichen Leistungsfähigkeit verbunden.

Direkte Einflüsse der Fettleibigkeit auf die körperliche Fitness beziehen sich vor allem auf Veränderungen in der **Lungenphysiologie**. Zu respiratorischen Veränderungen bei Adipositas gehören eine Verminderung des Atemzugvolumens, eine Erhöhung der Atemfrequenz, eine Verminderung des Ausatemflusses während einer Belastung sowie eine geringere Reservekapazität bei maximaler Ausatmung. Außerdem zeigen fettleibige Menschen eine auf das Kilogramm Körpergewicht korrigierte reduzierte VO_2max, die einen wichtigen Indikator der aeroben Leistungsfähigkeit darstellt. Generell scheint die Atemarbeit während einer Belastung bei adipösen Menschen erhöht zu sein und damit eventuell ein höheres Risiko für subjektiv empfundene Atemnot während einer Aktivität zu bestehen.

Vegetarische Kostformen

Vegetarische Kostformen erfreuen sich zunehmender Beliebtheit in der Bevölkerung. Hier spielen neben ethischen und ökologischen vor allem gesundheitliche Gründe eine Rolle. Zahlreiche Studien konnten nachweisen, dass zum Beispiel durch einen höheren Verzehr von verarbeitetem Fleisch, wie Wurst und Wurstwaren, aber auch rotem Fleisch, das Risiko insbesondere für Diabetes, aber auch für Herz-Kreislauf-Erkrankungen und Krebserkrankungen des Magen-Darm-Traktes signifikant erhöht wird. Auf der anderen Seite schützen viel Gemüse und Obst vor Hypertonie, der koronaren Herzkrankheit und vor Schlaganfall.

Zu den Mechanismen der krankheitspräventiven Wirkungen vegetarischer Kost gehören ein guter antioxidativer Schutz, ein hoher Ballaststoffanteil, weniger gesättigtes Fett, Transfettsäuren und Cholesterin, weniger tierisches Eisen aus dem Blutfarbstoff Hämoglobin, weniger Salz (Wurst!) sowie eine geringere Belastung durch kanzerogene Substanzen, die beispielsweise beim Grillen entstehen.

Der Effekt einer vegetarischen Kost im Vergleich zu einer nicht vegetarischen Kontrollkost auf die physische Leistungsfähigkeit wurde in einigen Studien untersucht. Dabei waren keine nennenswerten Unterschiede in der Ausdauerleistungsfähigkeit und der Kraft messbar. Insbesondere Leistungssportlerinnen, die sich vegetarisch ernähren, sollten jedoch in regelmäßigen Abständen ihren Eisenstatus überprüfen lassen. Außerdem wäre es von Vorteil, Proteinquellen mit einer hohen biologischen Wertigkeit zu bevorzugen, wie z. B. Hülsenfrüchte, da der Proteinbedarf von vegetarischen SportlerInnen möglicherweise ein wenig höher liegt als der von NichtvegetarierInnen. Neben Eisen, Proteinen, aber auch Vitamin B_{12} und Vitamin B_2 sollten insbesondere VeganerInnen zusätzlich auf ihre Calciumzufuhr achten. Eine unzureichende Calciumzufuhr wirkt sich negativ auf die Knochenmineralisierung aus, sodass das Risiko für Knochenschwund und damit verbundenen Frakturen steigt.

VegetarierInnen weisen häufiger auch niedrigere Kreatinspiegel auf, was sich auf intensive Kurzzeitbelastungen auswirken könnte. Schließlich könnte sich eine vegetarische Kost mit einem hohen

Anteil an Ballaststoffen auch negativ auf die Energiebilanz auswirken. Das Körpergewicht und die Körperzusammensetzung (vor allem Fettmasse und fettfreie Körpermasse) sollten daher bei LeistungssportlerInnen, die sich vegetarisch ernähren, regelmäßig kontrolliert werden, speziell in Phasen intensiveren Trainings. Eine negative Energiebilanz kann zu Muskelabbau, Müdigkeit, Krankheiten, prolongierten Erholungsphasen führen und sich ungünstig auf die Knochen auswirken.

Nach dem nächtlichen Fasten – das Frühstück

Das Frühstück ist nicht nur besonders wichtig für eine gute kognitive, sondern auch für die körperliche Leistungsfähigkeit. Über die Nacht, wenn keine Nahrungsaufnahme erfolgt, wird der Blutzuckerspiegel über den Glykogenabbau in der Leber und die Glukoneogenese, die Neubildung von Glukose in der Leber, auf einem Mindestniveau gehalten. Priorität hat dabei das Gehirn, das nur Zucker und in Hungerperioden zusätzlich auch Ketonkörper verbrennen kann. Das Glykogen in der Leber reicht für maximal 12–24 Stunden, sodass, angenommen dass üblicherweise nach etwa 21 Uhr nichts mehr gegessen und getrunken wird, am nächsten Morgen mit nicht nur geringeren Glykogenspeichern in der Leber, sondern auch einer gewissen Dehydratation zu rechnen ist. Die **Flüssigkeitsverluste** über 24 Stunden bewegen sich in einem Bereich von etwa 2,5 l, folglich kann, ohne große Berechnungen, davon ausgegangen werden, dass nach etwa 10–12 Stunden Nachtruhe ein Defizit von etwa 0,8–1 l vorliegt (unter der Annahme eines konzentrierten Harns und Verlusten über die Verdunstung). Das entspricht mehr als 1 % der Körpermasse eines normalgewichtigen Erwachsenen, was laut Studien bereits mit Leistungseinbußen einhergehen kann (siehe „Wasserhaushalt und Flüssigkeitsbedarf"). Da Kohlenhydrate und Flüssigkeit die Fundamente für eine gute körperliche Fitness bilden, sollte man daher wenn möglich nicht ohne Frühstück und ausreichendem Trinken aus dem Haus gehen.

Eine Untersuchung bei britischen Jugendlichen zeigte etwa, dass diejenigen, die sich am Wochenende mehr bewegten, auch öfters gefrühstückt hatten. In einer anderen Studie wurde bei japanischen Arbeitern ein signifikanter Zusammenhang zwischen der Frühstücksfrequenz pro Woche und der Greifkraft beschrieben. Dabei wiesen diejenigen, die öfters gefrühstückt hatten, eine höhere Greifkraft auf.

- Eine geringe, tägliche Kalorienrestriktion hat keine negativen Auswirkungen auf die körperliche Leistungsfähigkeit.
- Eine deutlich energiereduzierte Kost ist insbesondere für LeistungssportlerInnen und bei anstrengenderen beruflichen Tätigkeiten ungünstig und auf längere Sicht leistungsbegrenzend.
- Bei den üblichen Abnehmdiäten wird die körperliche Leistungsfähigkeit sehr wahrscheinlich nicht beeinträchtigt.
- Adipositas geht mit Veränderungen der Lungenphysiologie einher, was sich auf die körperliche Leistungsfähigkeit auswirken kann.
- Vegetarische Ernährung scheint im Allgemeinen nicht die körperliche Leistungsfähigkeit zu beeinträchtigen. Auf eine hohe Proteinqualität und Nährstoffe, wie Eisen und Calcium, sollten insbesondere SportlerInnen achten.
- Nach dem nächtlichen Fasten sind ausreichende Trinkmengen und kohlenhydratreiche Mahlzeiten wichtig für die körperliche Leistungsfähigkeit.

Körperliche Leistungsfähigkeit im Alter

Im Alter kommt es zu charakteristischen physiologischen Veränderungen von Organfunktionen, die sich auf die körperliche Leistungsfähigkeit auswirken können. Dazu gehören eine Abnahme von Muskelkraft, Ausdauerleistungsfähigkeit, maximaler Herzfrequenz und maximaler Sauerstoffaufnahme sowie Beeinträchtigungen in der Schrittgeschwindigkeit, der Reaktionszeit und der Beweglichkeit. Die wichtigsten Veränderungen, die zu Einbußen der körperlichen Performance im Alter führen, sind dabei eine Abnahme der Muskelmasse und der Sauerstoffaufnahmefähigkeit, die primär die Ausdauerleistung determiniert. Eine eingeschränkte Ausdauer äußert sich schon bei geringsten Belastungen durch Atemnot. Die Muskelmasse bestimmt die Muskelkraft, die nicht nur wichtig ist, um zum Beispiel etwas zu tragen, sondern auch, um sein eigenes Körpergewicht stabil gegen die Erdanziehung im Raum zu halten.

Mit zunehmendem Alter erhöht sich im Körper das prozentuelle Verhältnis von Fett- zu Muskelanteil, wobei sich der Verlust der Muskelmasse ab dem dreißigsten bis vierzigsten Lebensjahr um die 3–8 % pro Dekade bewegt. Eine deutliche Verminderung der Muskelmasse wird **Sarkopenie** genannt und ist generell assoziiert mit einem verminderten Energieumsatz, einer Abnahme der Muskelkraft, erhöhtem Sturz- und Frakturrisiko sowie erhöhter Morbidität und einem Verlust der Selbstständigkeit.

Zu den Ursachen der Sarkopenie zählen:

- Ein Absterben von motorischen Nerven, die den Muskel erregen, mit dem Resultat einer Abnahme der Muskelfaseranzahl.
- Eine Reduktion der Muskelfaserdicke durch Veränderungen des Lebensstils (weniger Bewegung, Nährstoffmangel, z. B. Vitamin D).
- Hormonelle Veränderungen (Reduktion der Synthese von Wachstumshormon, Testosteron beim Mann und Östrogene bei der Frau).
- Entzündungsfaktoren, die sich negativ auf den Muskel auswirken können.

Um diesen Veränderungen, die mit deutlichen Leistungseinbußen und späteren Behinderungen einhergehen, entgegenzuwirken, sollte man frühzeitig seinen Lebensstil optimieren, sich also mehr bewegen und auf eine gesunde Ernährung achten. Durch starke Muskeln können die behinderungsfreien Jahre im Alter deutlich verlängert werden (siehe Abb.), und wenn es gut läuft, fällt man nicht unter den Bereich der Behinderungsschwelle.

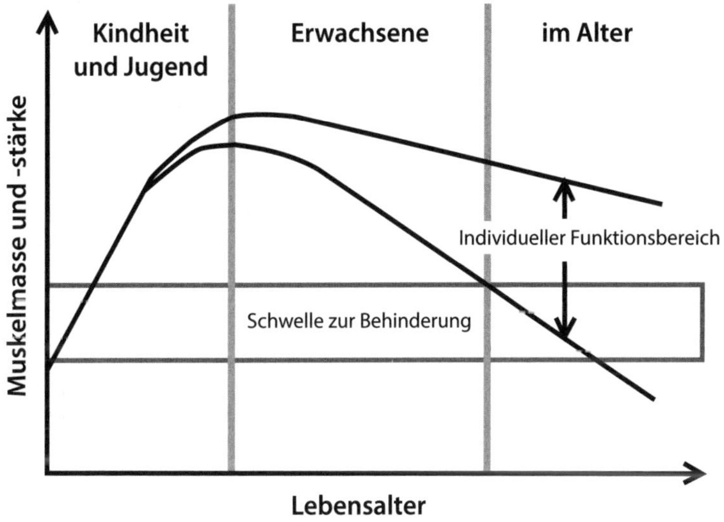

(Quelle: adaptiert und modifiziert aus: Mithal 2013, angelehnt an: WHO 2002; http://whqlibdoc.who.int/hq/2002/WHO_NMH_NPH_02.8.pdf)

Regelmäßige körperliche Bewegung schützt vor einer Vielzahl von Erkrankungen, die vor allem im Alter gehäuft auftreten; dazu gehören die koronare Herzkrankheit, Diabetes, Brust- und Dickdarmkrebs sowie Osteoporose und Schlaganfall.

Weitere Vorteile sind:
- Höheres Wohlbefinden
- Verbesserung der körperlichen und intellektuellen Leistungsfähigkeit
- Verminderung des Risikos von Stürzen und Knochenbrüchen durch Stärkung der Muskelkraft
- Senkung eines zu hohen Blutdrucks, Blutzuckerspiegels und Blutfettspiegels
- Verbesserung der Insulinwirkung an der Zelle
- Stärkung des Knochens
- Psychosoziale Vorteile, wie Schutz vor Einsamkeit

Regelmäßige Bewegung und Krafttraining sind zusammengefasst besonders wichtig, um den Alltag gut zu meistern – sei es das Tragen der Einkaufstasche, das Hochheben schwerer Gegenstände oder auch grundlegende Dinge wie Anziehen, Gehen, Baden und Ähnliches. Regelmäßige Bewegung kann die Kraft, die Ausdauer, die Flexibilität und das Gleichgewicht verbessern, wodurch besonders das Risiko für Stürze reduziert wird. Die Darmtätigkeit wird durch die Aktivierung der Bauchmuskulatur verbessert, Arthrosesymptome gehen zurück, aber auch der Schlaf wird besser. Außerdem können depressive Symptome abklingen und Aktivitäten in einem Verein oder mit Freunden vor sozialer Isolation schützen.

Ein Positionspapier des American College of Sports Medicine zur körperlichen Fitness älterer Menschen kommt u. a. zu folgenden Schlüssen:

- Regelmäßige körperliche Aktivität reduziert das Risiko für viele chronische Krankheiten.
- Regelmäßige körperliche Aktivität erhöht die durchschnittliche Lebenserwartung durch Einfluss auf die Krankheitsentwicklung und die altersabhängigen biologischen Veränderungen.
- Regelmäßige körperliche Aktivität ist wichtig für den Erhalt der funktionellen Kapazität (der Organe). Im Alter kommt es zu einer Abnahme der Reserveleistung der Organe. In jungen Jahren weisen die Organe und Organsysteme eines Menschen eine erhebliche

Reserve auf. Die eigentliche Kapazität liegt, in Abhängigkeit vom Organsystem, etwa zwei- bis zehnmal höher, als zum Aufrechterhalten der normalen Organfunktionen notwendig wäre. Diese Reserve ist wichtig, damit der Organismus auch unter Extrembedingungen adäquat funktionieren kann. Ein Beispiel wäre das Blutvolumen, das pro Minute vom Herzen in den Kreislauf ausgeworfen wird. Dieses beträgt unter Ruhebedingungen etwa 5 l pro Minute. Bei maximaler körperlicher Belastung steigt der Wert auf das Vier- bis Fünffache an, um die Sauerstoffversorgung der beanspruchten Organe, vor allem der Muskulatur, aufrechtzuerhalten. In Ruhe sind die Funktionswerte zwischen Alt und Jung normalerweise gleich, nur unter Belastung macht sich die eingeschränkte Reserve beim älteren Menschen bemerkbar. Die stetige Reduktion der Reserveleistung beginnt bereits etwa ab dem dreißigsten Lebensjahr. Der Körper ist dann zunehmend weniger anpassungsfähig an verschiedene Arten von Stressoren. Durch Training kann die kardiovaskuläre Reserve verbessert werden, sodass man weniger stressanfällig ist.
- Durch ein angemessenes Ausdauertraining kann die maximale Sauerstoffaufnahme von gesunden älteren Menschen verbessert werden.
- Ausdauertraining kann effektiv der altersbedingten Abnahme der Knochendichte bei postmenopausalen Frauen entgegenwirken.
- Ältere Menschen können nach einem Krafttraining deutlich ihre Kraft verbessern.
- Im Vergleich zu einer bewegungsarmen Lebensweise erhält Krafttraining die Knochendichte bzw. wirkt einem Knochenabbau entgegen.

Wichtige konkrete (Trainings-)Empfehlungen der amerikanischen Gesellschaft für Sportmedizin und der amerikanischen Heart Association lauten:

- Um die Gesundheit zu verbessern bzw. zu erhalten, sollten sich ältere Menschen an fünf Tagen pro Woche für mindestens 30 Minuten in einer moderaten (Ausdauer-)Intensität körperlich

bewegen. Als Alternative sind auch an drei Tagen für mindestens 20 Minuten anstrengendere körperliche Tätigkeiten möglich. Eine moderate Ausdauerleistung bedeutet eine merkbare Zunahme der Herzfrequenz und Atemtätigkeit. Die Intensität sollte also so gewählt werden, dass man zwar leicht ins Schwitzen, aber nicht außer Atem kommt und ermüdet. Eine anstrengendere Tätigkeit geht mit höheren Herzfrequenzen und höherer Atemtätigkeit einher.
- Um die Gesundheit und körperliche Unabhängigkeit zu bewahren, wird Krafttraining empfohlen. 8–10 Übungen an zwei oder mehr (nicht aufeinanderfolgenden) Tagen pro Woche mit einer Wiederholungsfrequenz von 10- bis 15-mal.
- Empfohlen wird auch, mit fachmännischer Beratung einen Wochen-Aktivitäts-Plan oder ein Trainingsprogramm zu erstellen. Dieses Programm sollte den Trainingszustand und vorliegende Krankheiten bzw. Beeinträchtigungen berücksichtigen.

Generell ist eine ärztliche Konsultation empfehlenswert, bevor man mit einem Trainingsprogramm beginnt.

Ernährung und körperliche Leistungsfähigkeit

Neben der Bewegung ist auch die Ernährung von wesentlicher Bedeutung für die körperliche Fitness im Alter. Wie auch bei den Jüngeren sollte eine ausgewogene Kost bevorzugt werden, wobei ältere Menschen möglicherweise einen etwas höheren Proteinbedarf haben. Studien zeigten teilweise, dass im Alter höhere Mengen vor allem an unentbehrlichen Aminosäuren notwendig sind, um die muskuläre Proteinsynthese zu optimieren. Dies wurde hauptsächlich für die Aminosäure Leucin nachgewiesen. Aus diesem Grund sollten hochwertige Proteinquellen, wie Fleisch, Fisch, Milch und Milchprodukte, nicht auf dem Speiseplan fehlen. Auch auf eine ausreichende Zufuhr von Vitamin B_{12} und Calcium (insbesondere Seniorinnen) sollte im Alter geachtet werden. Da schließlich das Risiko für einen Vitamin-D-Mangel erhöht (siehe „Vitamin D“) ist, sind eine Statusbestimmung und gegebenenfalls Supplementation ratsam, um die Knochengesundheit zu erhalten und das Sturz- und Frakturrisiko zu reduzieren.

- Regelmäßige körperliche Bewegung und Krafttraining sind im Alter wichtig, um die körperliche Leistungsfähigkeit zu erhalten und die Unabhängigkeit zu bewahren.
- Auf eine ausreichende Zufuhr von hochwertigen Proteinquellen, Calcium, Vitamin B_{12} und Vitamin D sollte geachtet werden.

Bibliografie

I Geistige Leistungsfähigkeit

Auswirkungen der Ernährung auf das Gehirn

Abargouei AS, Kalantari N, Omidvar N, Rashidkhani B, Rad AH et al. (2012). Refined carbohydrate intake in relation to non-verbal intelligence among tehrani schoolchildren. Public Health Nutr 15:1925-1931. PubMed: 22153053.

AGES. Verbraucherinformation zu Energy Drinks. www.ages.at.

Agrawal R, Gomez-Pinilla F (2012). Metabolic syndrome' in the brain: Deficiency in omega-3 fatty acid exacerbates dysfunctions in insulin receptor signalling and cognition. J Physiol 590:2485-2499. PubMed: 22473784.

Awad N, Gagnon M, Messier C. The relationship between impaired glucose tolerance, type 2 diabetes, and cognitive function. J Clin Exp Neuropsychol. 2004 Nov;26(8):1044-80.

Borota D, Murray E, Keceli G, Chang A, Watabe JM, Ly M, Toscano JP, Yassa MA. Post-study caffeine administration enhances memory consolidation in humans. Nat Neurosci. 2014 Feb;17(2):201-3. doi: 10.1038/nn.3623. Epub 2014 Jan 12.

Bourre JM. Effects of nutrients (in food) on the structure and function of the nervous system: update on dietary requirements for brain. Part 1: micronutrients. J Nutr Health Aging. 2006 Sep-Oct;10(5):377-85.

Bray GA, Popkin BM. Calorie-sweetened beverages and fructose: what have we learned 10 years later. Pediatr Obes. 2013 Aug;8(4):242-8. doi: 10.1111/j.2047-6310.2013.00171.x. Epub 2013 Apr.

Brewer GJ. Alzheimer's disease causation by copper toxicity and treatment with zinc. Front Aging Neurosci. 2014 May 16;6:92. doi: 10.3389/fnagi.2014.00092. eCollection 2014.

Crichton GE, Bryan J, Murphy KJ. Dietary antioxidants, cognitive function and dementia--a systematic review. Plant Foods Hum Nutr. 2013 Sep;68(3):279-92. doi: 10.1007/s11130-013-0370-0.

Cserjési R, Luminet O, Poncelet AS, Lénárd L (2009). Altered executive function in obesity. Exploration of the role of affective states on cognitive abilities. Appetite 52: 535-539. PubMed: 19260167.

Denis I, Potier B, Vancassel S, Heberden C, Lavialle M. Omega-3 fatty acids and brain resistance to ageing and stress: body of evidence and possible mechanisms. Ageing Res Rev. 2013 Mar;12(2): 579-94. doi: 10.1016/j.arr.2013.01.007. Epub 2013 Feb 6.

Devore EE, Stampfer MJ, Breteler MM, Rosner B, Kang JH, Okereke O, Hu FB, Grodstein F. Dietary fat intake and cognitive decline in women with type 2 diabetes. Diabetes Care. 2009 Apr;32(4):635-40. doi: 10.2337/dc08-1741.

Edefonti V, Rosato V, Parpinel M, Nebbia G, Fiorica L, Fossali E, Ferraroni M, Decarli A, Agostoni C. The effect of breakfast composition and energy contribution on cognitive and academic performance: a systematic review. Am J Clin Nutr.

Elias MF, Elias PK, Sullivan LM, Wolf PA, D'Agostino RB (2005). Obesity, diabetes and cognitive deficit: The Framingham heart study. Neurobiol Aging 26: S11-S16. PubMed: 16223549.

Elmenhorst D, Meyer PT, Matusch A, Winz OH, Bauer A. Caffeine occupancy of human cerebral A1 adenosine receptors: in vivo quantification with 18F-CPFPX and PET. J Nucl Med. 2012 Nov;53(11):1723-9. doi: 10.2967/jnumed.112.105114. Epub 2012 Sep 10.

Fergenbaum JH, Bruce S, Lou W, Hanley AJG, Greenwood C et al. (2009). Obesity and lowered cognitive performance in a Canadian first nations population. Obesity 17: 1957-1963. PubMed: 19478788.

Gibson EL, Barr S, Jeanes YM. Habitual fat intake predicts memory function in younger women. Front Hum Neurosci. 2013 Dec 11;7:838. doi:

10.3389/fnhum.2013.00838. eCollection 2013.

Haagensen AM, Klein AB, Ettrup A, Matthews LR, Sørensen DB. Cognitive performance of Göttingen minipigs is affected by diet in a spatial hole-board discrimination test. PLoS One. 2013 Nov 5;8(11):e79429. doi: 10.1371/journal.pone.0079429. eCollection 2013.

Haast RA, Kiliaan AJ. Impact of fatty acids on brain circulation, structure and function. Prostaglandins Leukot Essent Fatty Acids. 2014 Jan 15. pii: S0952-3278(14)00005-2. doi: 10.1016/j.plefa.2014.01.002. [Epub ahead of print]

Hashimoto M. Omega-3 fatty acids and cognition. Nihon Rinsho. 2014 Apr;72(4):648-56.

Helk O, Widhalm K. Vitaminsupplemente für Jedermann – nützlich oder schädlich? Journal für Ernährungsmedizin 2012;14(2),8-12.

Jarrard LE (1995). What does the hippocampus really do? Behav Brain Res 71:1-10. PubMed: 847170.

Kanoski SE, Zhang Y, Zheng W, Davidson TL (2010). The effects of high-energy diet on hippocampal function and blood-brain barrier integrity in the rat. J Alzheimers Dis 21:207-219. PubMed: 20413889.

Keenan EK, Tiplady B, Priestley CM, Rogers PJ. Naturalistic Effects of Five Days of Bedtime Caffeine Use on Sleep, Next-Day Cognitive Performance, and Mood. J Caffeine Res. 2014 Mar 1;4(1):13-20.

Kendig MD. Cognitive and behavioural effects of sugar consumption in rodents. A review. Appetite. 2014 May 6. pii: S0195-6663(14)00200-1. doi: 10.1016/j.appet.2014.04.028. [Epub ahead of print].

Kennedy DO, Veasey RC, Watson AW, Dodd FL, Jones EK, Tiplady B, Haskell CF. Vitamins and psychological functioning: a mobile phone assessment of the effects of a B vitamin complex, vitamin C and minerals on cognitive performance and subjective mood and energy. Hum Psychopharmacol. 2011 Jun-Jul; 26(4-5):338-47. doi: 10.1002/hup.1216. Epub 2011 Jul 12.

Kerti L, Witte AV, Winkler A, Grittner U, Rujescu D, Flöel A. Higher glucose levels associated with lower memory and reduced hippocampal microstructure. Neurology. 2013 Nov 12; 81(20): 1746-52. doi: 10.1212/01.wnl.0000435561.00234.ee. Epub 2013 Oct 23.

Kerti L, Witte AV, Winkler A, Grittner U, Rujescu D, Flöel A. Higher glucose levels associated with lower memory and reduced hippocampal microstructure. Neurology. 2013 Nov 12;81(20):1746-52. doi: 10.1212/01.wnl.0000435561.00234.ee. Epub 2013 Oct 23.

Kuchinke L, Lux V. Caffeine improves left hemisphere processing of positive words. PLoS One. 2012;7(11):e48487. doi: 10.1371/journal.pone.0048487. Epub 2012 Nov 7.

Lara DR. Caffeine, mental health, and psychiatric disorders. J Alzheimers Dis. 2010;20 Suppl 1:S239-48. doi: 10.3233/JAD-2010-1378.

Lieberman HR, Bathalon GP, Falco CM, Kramer FM, Morgan CA, III, Niro P. Severe decrements in cognition function and mood induced by sleep loss, heat, dehydration, and undernutrition during simulated combat. Biol. Psychiatry. 2005;57:422-429. doi: 10.1016/j.biopsych.2004.11.014.

Lieberman HR. Hydration and cognition: a critical review and recommendations for future research. J Am Coll Nutr. 2007 Oct;26(5 Suppl):555S-561S.

Lim WS, Gammack JK, van Niekerk J, Dangour AD. Omega 3 fatty acid for the prevention of dementia. Cochrane Database Syst Rev. 2006 Jan 25;(1):CD005379.

Lindseth PD, Lindseth GN, Petros TV, Jensen WC, Caspers J. Effects of hydration on cognitive function of pilots. Mil Med. 2013;178(7):792-8. doi: 10.7205/MILMED-D-13-00013.

Liu S, Manson JE, Buring JE, Stampfer MJ, Willett WC et al. (2002). Relation between a diet with a high glycemic load and plasma concentrations of high-sensitivity C-reactive protein in middle-aged women. Am J Clin Nutr 75:492-498. PubMed: 11864854.

Loef M, Walach H. The omega-6/omega-3 ratio and dementia or cognitive decline: a systematic review on human studies and biological evidence. J Nutr Gerontol Geriatr. 2013;32(1):1-23. doi: 10.1080/21551197.2012.752335.

Malouf R, Grimley Evans J. The effect of vitamin B6 on cognition. Cochrane Database Syst Rev. 2003;(4):CD004393.

Masento NA, Golightly M, Field DT, Butler LT, van Reekum CM. Effects of hydration status on cognitive performance and mood. Br J Nutr. 2014 May 28;111(10):1841-52. doi: 10.1017/S0007114513004455. Epub 2014 Jan 30.

Molteni R, Barnard RJ, Ying Z, Roberts CK, Gómez-Pinilla F (2002). A high-fat, refined sugar diet reduces hippocampal brain-derived neurotrophic factor, neuronal plasticity, and learning. Neuroscience 112:803-814. PubMed: 12088740.

Molteni R, Wu A, Vaynman S, Ying Z, Barnard RJ et al. (2004). Exercise reverses the harmful effects of consumption of a high-fat diet on synaptic and behavioral plasticity associated to the action of brain-derived neurotrophic factor. Neuroscience 123:429-440. PubMed:14698750.

Moreira PI. High-sugar diets, type 2 diabetes and Alzheimer's disease. Curr Opin Clin Nutr Metab Care. 2013 Jul;16(4):440-5. doi: 10.1097/MCO.0b013e328361c7d1.

Morris MC, Evans DA, Bienias JL, Tangney CC, Wilson RS. Dietary fat intake and 6-year cognitive change in an older biracial community population. Neurology. 2004 May 11;62(9):1573-9. Full.

Mortby ME, Janke AL, Anstey KJ, Sachdev PS, Cherbuin N. High "normal" blood glucose is associated with decreased brain volume and cognitive performance in the 60s: the PATH through life study. PLoS One. 2013 Sep 4;8(9):e73697. doi: 10.1371/journal.pone.0073697. eCollection 2013.

Northstone K, Joinson C, Emmett P, Ness A, Paus T (2012). Are dietary patterns in childhood associated with IQ at 8 years of age? A population-based cohort study. J Epidemiol Community Health 66: 624-628. PubMed: 21300993.

Okereke OI, Rosner BA, Kim DH, Kang JH, Cook NR, Manson JE, Buring JE, Willett WC, Grodstein F. Dietary fat types and 4-year cognitive change in community-dwelling older women. Ann Neurol. 2012 Jul;72(1):124-34. doi: 10.1002/ana.23593. Epub 2012 May 18.

Okereke OI, Rosner BA, Kim DH, Kang JH, Cook NR, Manson JE, Buring JE, Willett WC, Grodstein F. Dietary fat types and 4-year cognitive change in community-dwelling older women. Ann Neurol. 2012 Jul;72(1):124-34. doi: 10.1002/ana.23593. Epub 2012 May 18.

Ooi CP, Loke SC, Yassin Z, Hamid TA. Carbohydrates for improving the cognitive performance of independent-living older adults with normal cognition or mild cognitive impairment. Cochrane Database Syst Rev. 2011 Apr 13;(4):CD007220. doi: 10.1002/14651858.CD007220.pub2.

Parrott MD, Greenwood CE. Dietary influences on cognitive function with aging: from high-fat diets to healthful eating. Ann N Y Acad Sci. 2007 Oct;1114:389-97.

Pasinetti GM, Eberstein JA (2008). Metabolic syndrome and the role of dietary lifestyles in Alzheimer's disease. J Neurochem 106: 1503-1514. PubMed: 18466323.

Perlmuter LC, Nathan DM, Goldfinger SH, Russo PA, Yates J et al. (1988). Triglyceride levels affect cognitive function in noninsulin-dependent diabetics. J Diabet Complications 2: 210-213. PubMed: 2976765

Philippou E, Constantinou M. The influence of glycemic index on cognitive functioning: a systematic review of the evidence. Adv Nutr. 2014 Mar 1;5(2):119-30. doi: 10.3945/an.113.004960.

Rafnsson SB, Dilis V, Trichopoulou A. Antioxidant nutrients and age-related cognitive decline: a systematic review of population-based cohort studies. Eur J Nutr. 2013 Sep;52(6):1553-67. doi: 10.1007/s00394-013-0541-7. Epub 2013 Jun 7.

Ross AP, Bartness TJ, Mielke JG, Parent MB (2009). A high fructose diet impairs spatial memory in male rats. Neurobiol Learn Mem 92:410-416. PubMed: 19500683.

Smith AD. The worldwide challenge of the dementias: A role for B vitamins and homocysteine? Food Nutr Bull 2008; 29 (2):S143-72.

Solfrizzi V, Capurso C, D'Introno A, Colacicco AM, Frisardi V, Santamato A, Ranieri M, Fiore P, Vendemiale G, Seripa D, Pilotto A, Capurso A, Panza F. Dietary fatty acids, age-related cognitive decline, and mild cognitive impairment. J Nutr Health Aging. 2008 Jun-Jul;12(6):82-6.

Solfrizzi V, Panza F, Capurso A. The role of diet in cognitive decline. J Neural Transm 2003;110:95-110.

Solfrizzi V, Capurso C, D'Introno A, Colacicco AM, Frisardi V, Santamato A, Ranieri M, Fiore P, Vendemiale G, Seripa D, Pilotto A, Capurso A, Panza F. Dietary fatty acids, age-related cognitive decline, and mild cognitive impairment. J Nutr Health Aging. 2008 Jun-Jul;12(6):382-6.

Solfrizzi V, Frisardi V, Capurso C, D'Introno A, Colacicco AM, Vendemiale G, Capurso A, Panza F. Dietary fatty acids in dementia and predementia syndromes: epidemiological evidence and possible underlying mechanisms. Ageing Res Rev. 2010 Apr;9(2):184-99. doi: 10.1016/j.arr.2009.07.005. Epub 2009 Jul 28.

Soni M, Kos K, Lang IA, Jones K, Melzer D, Llewellyn DJ. Vitamin D and cognitive function. Scand J Clin Lab Invest Suppl. 2012

Apr;243:79-82. doi: 10.3109/00365513.2012.681969.

Sydenham E, Dangour AD, Lim WS. Omega 3 fatty acid for the prevention of cognitive decline and dementia. Cochrane Database Syst Rev. 2012 Jun 13;6:CD005379. doi: 10.1002/14651858.CD005379.pub3.

Tolu-Kendir O, Kiriş N, Temiz F, Gürbüz F, Onenli-Mungan N, Topaloğlu AK, Yüksel B. Relationship between metabolic control and neurocognitive functions in children diagnosed with type I diabetes mellitus before and after 5 years of age. Turk J Pediatr. 2012 Jul-Aug; 54(4):352-61.1.

Winocur G, Greenwood CE. Studies of the effects of high fat diets on cognitive function in a rat model. Neurobiol Aging 2005;26(suppl):46-9.

Winocur G, Greenwood CE. Studies of the effects of high fat diets on cognitive function in a rat model. Neurobiol Aging. 2005 Dec;26 Suppl 1:46-9. Epub 2005 Oct 10.

Wolraich ML, Lindgren SD, Stumbo PJ, Stegink LD, Appelbaum MI et al. (1994). Effects of diets high in sucrose or aspartame on the behavior and cognitive performance of children. N Engl J Med 330:301-307. PubMed: 827795.

Yaffe K, Falvey C, Hamilton N, Schwartz AV, Simonsick EM, Satterfield S, Cauley JA, Rosano C, Launer LJ, Strotmeyer ES, Harris TB. Diabetes, glucose control, and 9-year cognitive decline among older adults without dementia. Arch Neurol. 2012 Sep;69(9):1170-5. doi: 10.1001/archneurol.2012.1117.

Brainfood – Lebensmittel für das Gehirn

Abe K, Saito H. Effects of saffron extract and its constituent crocin on learning behaviour and long-term potentiation. Phytother Res. 2000 May;14(3):149-52.

Carey AN, Gomes SM, Shukitt-Hale B. Blueberry Supplementation Improves Memory in Middle-Aged Mice Fed a High-Fat Diet. J Agric Food Chem. 2014 Jan 30. [Epub ahead of print]

Chauhan NB, Sandoval J. Amelioration of early cognitive deficits by aged garlic extract in Alzheimer's transgenic mice. Phytother Res. 2007 Jul;21(7):629-40.

Crichton GE, Bryan J, Murphy KJ. Dietary antioxidants, cognitive function and dementia-a systematic review. Plant Foods Hum Nutr. 2013 Sep;68(3):279-92. doi: 10.1007/s11130-013-0370-0.

Feldman EB. The scientific evidence for a beneficial health relationship between walnuts and coronary heart disease. J Nutr. 2002 May;132(5):1062S-1101S.

Gomez-Pinilla F. The combined effects of exercise and foods in prevention neurological and cognitive disorders. Prev Med 2011;52(1):S75-85.

Haider S, Naz N, Khaliq S, Perveen T, Haleem DJ. Repeated administration of fresh garlic increases memory retention in rats. J Med Food. 2008 Dec;11(4):675-9. doi: 10.1089/jmf.2006.0229.

Hamaguchi T, Ono K, Yamada M. REVIEW: Curcumin and Alzheimer's disease. CNS Neurosci Ther. 2010 Oct;16(5):285-97. doi: 10.1111/j.1755-5949.2010.00147.x.

Hosseinzadeh H, Sadeghnia HR, Ghaeni FA, Motamedshariaty VS, Mohajeri SA. Effects of saffron (Crocus sativus L.) and its active constituent, crocin, on recognition and spatial memory after chronic cerebral hypoperfusion in rats. Phytother Res. 2012 Mar;26(3):381-6. doi: 10.1002/ptr.3566. Epub 2011 Jul 19.

Kesse-Guyot E, Andreeva VA, Ducros V, Jeandel C, Julia C, Hercberg S, Galan P. Carotenoid-rich dietary patterns during midlife and subsequent cognitive function. Br J Nutr. 2014 Mar 14;111(5):915-23. doi: 10.1017/S0007114513003188. Epub 2013 Sep 27.

Krikorian R, Shidler MD, Nash TA, Kalt W, Vinqvist-Tymchuk MR, Shukitt-Hale B, Joseph JA. Blueberry supplementation improves memory in older adults. J Agric Food Chem. 2010 Apr 14;58(7):3996-4000. doi: 10.1021/jf9029332.

Lee YB, Lee HJ, Sohn HS. Soy isoflavones and cognitive function. J Nutr Biochem. 2005 Nov;16(11):641-9. Epub 2005 Aug 10.

Malin DH, Lee DR, Goyarzu P, Chang YH, Ennis LJ, Beckett E, Shukitt-Hale B, Joseph JA. Short-term blueberry-enriched diet prevents and reverses object recognition memory loss in aging rats. Nutrition. 2011 Mar;27(3):338-42. doi: 10.1016/j.nut.2010.05.001. Epub 2010 Dec 18.

Moshiri M, Vahabzadeh M, Hosseinzadeh H. Clinical Applications of Saffron (Crocus sativus) and its Constituents: A Review. Drug Res (Stuttg). 2014 May 21. [Epub ahead of print]

Mukherjee D, Banerjee S. Learning and memory promoting effects of crude garlic extract. Indian J Exp Biol. 2013 Dec;51(12):1094-100.

Muthaiyah B, Essa MM, Lee M, Chauhan V, Kaur K, Chauhan A. Dietary Supplementation of Walnuts Improves Memory Deficits and Learning Skills in Transgenic Mouse Model of Alzheimer's Disease. J Alzheimers Dis. 2014 Jul 11. [Epub ahead of print]

Nehlig A. The neuroprotective effects of cocoa flavanol and its influence on cognitive performance. Br J Clin Pharmacol. 2013 Mar;75(3): 716-27. doi: 10.1111/j.1365-2125.2012.04378.x.

Ng TP, Chiam PC, Lee T, Chua HC, Lim L, Kua EH. Curry consumption and cognitive function in the elderly. Am J Epidemiol. 2006; 164 (9): 898-906

O'Neil CE, Nicklas TA, Zanovec M, Cho S. Whole-grain consumption is associated with diet quality and nutrient intake in adults: the National Health and Nutrition Examination Survey, 1999-2004. J Am Diet Assoc. 2010 Oct;110(10):1461-8. doi: 10.1016/j.jada.2010.07.012.

Polidori MC, Praticó D, Mangialasche F, Mariani E, Aust O, Anlasik T, Mang N, Pientka L, Stahl W, Sies H, Mecocci P, Nelles G. High fruit and vegetable intake is positively correlated with antioxidant status and cognitive performance in healthy subjects. J Alzheimers Dis. 2009; 17(4):921-7. doi: 10.3233/JAD-2009-1114.

Pribis P, Shukitt-Hale B. Cognition: the new frontier for nuts and berries. Am J Clin Nutr. 2014 May 28. pii: ajcn.071506. [Epub ahead of print]

Pribis P, Bailey RN, Russell AA, Kilsby MA, Hernandez M, Craig WJ, Grajales T, Shavlik DJ, Sabatè J. Effects of walnut consumption on cognitive performance in young adults. Br J Nutr. 2012 May;107(9):1393-401. doi: 10.1017/S0007114511004302. Epub 2011 Sep 19.

Ray B, Chauhan NB, Lahiri DK. The "aged garlic extract:" (AGE) and one of its active ingredients S-allyl-L-cysteine (SAC) as potential preventive and therapeutic agents for Alzheimer's disease (AD). Curr Med Chem. 2011;18(22):3306-13.

Russo P, Frustaci A, Del Bufalo A, Fini M, Cesario A. Multitarget drugs of plants origin acting on Alzheimer's disease. Curr Med Chem. 2013;20(13):1686-93.

Scholey A, Owen L. Effects of chocolate on cognitive function and mood: a systematic review. Nutr Rev. 2013 Oct;71(10):665-81. doi: 10.1111/nure.12065.

Smith AP, Wilds A. Effects of cereal bars for breakfast and mid-morning snacks on mood and memory. Int J Food Sci Nutr. 2009;60 Suppl 4:63-9. doi: 10.1080/09637480802438305.

Spencer JP. The impact of fruit flavonoids on memory and cognition. Br J Nutr. 2010 Oct;104 Suppl 3:S40-7. doi: 10.1017/S0007114510003934.

Watzl B, Leitzmann C. Bioaktive Substanzen in Lebensmitteln. Stuttgart: Hippokrates Verlag, 1999.

Wengreen H1, Munger RG, Cutler A, Quach A, Bowles A, Corcoran C, Tschanz JT, Norton MC, Welsh-Bohmer KA. Prospective study of Dietary Approaches to Stop Hypertension- and Mediterranean-style dietary patterns and age-related cognitive change: the Cache County Study on Memory, Health and Aging. Am J Clin Nutr. 2013 Nov;98(5):1263-71. doi: 10.3945/ajcn.112.051276. Epub 2013 Sep 18.

Sonstige ergogene Stoffe

Birks J, Grimley Evans J. Ginkgo biloba for cognitive impairment and dementia. Cochrane Database Syst Rev. 2009;1:CD003120.

Birks J, Grimley Evans J. Ginkgo biloba for cognitive impairment and dementia. Cochrane Database Syst Rev. 2009 Jan 21;(1):CD003120. doi: 10.1002/14651858.CD003120.pub3.

Geng J, Dong J, Ni H, Lee MS, Wu T, Jiang K, Wang G, Zhou AL, Malouf R. Ginseng for cognition. Cochrane Database Syst Rev. 2010 Dec 8;(12):CD007769. doi: 10.1002/14651858.CD007769.pub2.

Gestuvo M, Hung W. Common dietary supplements for cognitive health. Aging health. 2012 Feb;8(1):89-97.

Gestuvo M, Hung W. Common dietary supplements for cognitive health. Aging health. 2012 Feb;8(1):89-97.

Higgins JP, Flicker L. Lecithin for dementia and cognitive impairment. Cochrane Database Syst Rev. 2003;(3):CD001015.

Pieter A. Cohen MD. Hazards of Hindsight – Monitoring the Safety of Nutritional Supplements. NEngJMed 2014; 370:13,1277-1278.

Snitz BE, O'Meara ES, Carlson MC et al. Ginkgo biloba for preventing cognitive decline in older adults: a randomized trial. JAMA. 2009;302(24): 2663-2670.

Wie wirken Mahlzeiten auf die geistige Fitness?

Eskelinen MH, Ngandu T, Helkala EL, Tuomilehto J, Nissinen A, Soininen H et al. (2008). Fat intake at midlife and cognitive impairment later in life: a population-based CAIDE study. Int. J. Geriatr. Psychiatry 23 741-747 10.1002/gps.1969.

Fischer K, Colombani PC, Langhans W, Wenk C. Carbohydrate to protein ratio in food and cognitive performance in the morning. Physiol Behav. 2002 Mar;75(3):411-23.

Gibson EL, Barr S, Jeanes YM. Habitual fat intake predicts memory function in younger women. Front Hum Neurosci. 2013 Dec 11;7:838. doi: 10.3389/fnhum.2013.00838. eCollection 2013.

Hagger-Johnson G, Sabia S, Brunner EJ, Shipley M, Bobak M, Marmot M, Kivimaki M, Singh-Manoux A. Combined impact of smoking and heavy alcohol use on cognitive decline in early old age: Whitehall II prospective cohort study. Br J Psychiatry. 2013 Aug;203(2):120-5. doi: 10.1192/bjp.bp.112.122960. Epub 2013 Jul 11.

Kanarek R. Psychological effects of snacks and altered meal frequency. Br J Nutr. 1997 Apr;77 Suppl 1:S105-18; discussion 118-20.

Lemaire JB, Wallace JE, Dinsmore K, Lewin AM, Ghali WA, Roberts D. Physician nutrition and cognition during work hours: effect of a nutrition based intervention. BMC Health Serv Res. 2010 Aug 17;10:241. doi: 10.1186/1472-6963-10-241.

Lloyd HM, Green MW, Rogers PJ. Mood and cognitive performance effects of isocaloric lunches differing in fat and carbohydrate content. Physiol Behav. 1994 Jul;56(1):51-7.

Rusanen M, Kivipelto M, Quesenberry CP Jr, Zhou J, Whitmer RA. Heavy smoking in midlife and long-term risk of Alzheimer disease and vascular dementia. Arch Intern Med. 2011 Feb 28;171(4):333-9. doi: 10.1001/archinternmed.2010.393. Epub 2010 Oct 25.

Sabia S, Elbaz A, Dugravot A, Head J, Shipley M, Hagger-Johnson G, Kivimaki M, Singh-Manoux A. Impact of smoking on cognitive decline in early old age: the Whitehall II cohort study. Arch Gen Psychiatry. 2012 Jun;69(6):627-35. doi: 10.1001/archgenpsychiatry.2011.2016.

Singh-Manoux A, Kivimaki M, Glymour MM, Elbaz A, Berr C, Ebmeier KP, Ferrie JE, Dugravot A. Timing of onset of cognitive decline: results from Whitehall II prospective cohort study. BMJ. 2012 Jan 5;344:d7622. doi: 10.1136/bmj.d7622.

Sommer W, Stürmer B, Shmuilovich O, Martin-Loeches M, Schacht A. How about lunch? Consequences of the meal context on cognition and emotion. PLoS One. 2013 Jul 31;8(7):e70314. doi: 10.1371/journal.pone.0070314. Print 2013.

Spezielle Ernährungsformen

Burkert NR, Mukenhuber J, Großschädl F, Rasky E, Feidl W. Nutrition and health – the association between eating behaviour and various health parameters: A matched sample. Plos One 2014; 9:e88278.

Cheung BH, Ho IC, Chan RS, Sea MM, Woo J. Current evidence on dietary pattern and cognitive function. Adv Food Nutr Res. 2014;71:137-63. doi: 10.1016/B978-0-12-800270-4.00004-3.

Colman RJ, Anderson RM, Johnson SC, Kastman EK, Kosmatka KJ et al. (2009). Caloric restriction delays disease onset and mortality in rhesus monkeys. Science 325: 201-204.

Crichton GE, Bryan J, Hodgson JM, Murphy KJ. Mediterranean diet adherence and self-reported psychological functioning in an Australian sample. Appetite. 2013 Nov;70:53-9. doi: 10.1016/j.appet.2013.06.088. Epub 2013 Jul 2.

Féart C, Samieri C, Barberger-Gateau P. Mediterranean diet and cognitive function in older adults. Curr Opin Clin Nutr Metab Care. 2010 Jan; 13(1):14-8. doi:10.1097/MCO.0b013e3283331fe4.

Kadri N, Tilane A, El Batal M, Taltit Y, Tahiri SM, Moussaoui D. Irritability during the month of Ramadan. Psychosom. Med., 2000, 62: 280-285.

Kant AK. Dietary patterns and health outcomes. J Am Diet Assoc. 2004;104:615-35.

Kesse-Guyot E, Andreeva VA, Lassale C, Ferry M, Jeandel C, Hercberg S, Galan P; SU.VI.MAX 2 Research Group. Mediterranean diet and cognitive function: a French study. Am J Clin Nutr. 2013 Feb;97(2):369-76. doi: 10.3945/ajcn.112.047993. Epub 2013 Jan 2.

Kuhla A, Lange S, Holzmann C, Maass F, Petersen J, Vollmar B, Wree A. Lifelong caloric restriction increases working memory in mice. PLoS One. 2013 Jul 10;8(7):e68778. doi: 10.1371/journal.pone.0068778. Print 2013.

Li L, Wang Z, Zuo Z. Chronic intermittent fasting improves cognitive functions and brain structures in mice. PLoS One. 2013 Jun 3;8(6):e66069. doi: 10.1371/journal.pone.0066069. Print 2013.

Maalouf M, Rho JM, Mattson MP. The neuroprotective properties of calorie restriction, the ketogenic diet, and ketone bodies. Brain Res Rev. 2009 Mar;59(2):293-315. doi: 10.1016/j.brainresrev.2008.09.002. Epub 2008 Sep 25.

Martínez-Lapiscina EH, Clavero P, Toledo E, Estruch R, Salas-Salvadó J, San Julián B, Sanchez-Tainta A, Ros E, Valls-Pedret C, Martinez-Gonzalez MÁ. Mediterranean diet improves cognition: the PREDIMED-NAVARRA randomised trial. J Neurol Neurosurg Psychiatry. 2013 Dec;84(12):1318-25. doi: 10.1136/jnnp-2012-304792. Epub 2013 May 13.

Nyaradi A, Foster JK, Hickling S, Li J, Ambrosini GL, Jacques A, Oddy WH. Prospective associations between dietary patterns and cognitive performance during adolescence. J Child Psychol Psychiatry. 2014 Feb 13. doi: 10.1111/jcpp.12209. [Epub ahead of print]

Parrott MD, Greenwood CE. Dietary influences on cognitive function with aging: from high-fat diets to healthful eating. Ann N Y Acad Sci. 2007 Oct;1114:389-97.

Roky R, Chapotot F, Benchekroun MT, Benaji B, Hakkou F, Elkhalifi H, Buguet A. Daytime sleepiness during Ramadan intermittent fasting: polysomnographic and quantitative waking EEG study. J Sleep Res. 2003 Jun;12(2):95-101.

Roky R, Iraki L, HajKhlifa R, Lakhdar Ghazal N, Hakkou F. Daytime alertness, mood, psychomotor performances, and oral temperature during Ramadan intermittent fasting. Ann Nutr Metab. 2000;44(3):101-7.

Shanks NJ, Ansari M, Al-Kalai D. Road traffic accident in Saudi Arabia. Public Health, 1994, 108: 27-34.

Simopoulos AP. Dietary omega-3 fatty acid deficiency and high fructose intake in the development of metabolic syndrome, brain metabolic abnormalities, and non-alcoholic fatty liver disease. Nutrients. 2013 Jul 26;5(8):2901-23. doi: 10.3390/nu5082901.

Solfrizzi V, Panza F, Frisardi V, Seripa D, Logroscino G, Imbimbo BP, Pilotto A. Diet and Alzheimer's disease risk factors or prevention: the current evidence. Expert Rev Neurother. 2011 May;11(5):677-708. doi: 10.1586/ern.11.56.

Speakman JR, Mitchell SE. Caloric restriction. Mol Aspects Med. 2011 Jun;32(3):159-221. doi: 10.1016/j.mam.2011.07.001. Epub 2011 Aug 10.

Tian HH, Aziz AR, Png W, Wahid MF, Yeo D, Constance Png AL. Effects of fasting during ramadan month on cognitive function in muslim athletes. Asian J Sports Med. 2011 Sep;2(3):145-53.

van Winckel M, Vande Velde S, De Bruyne R, van Biervliet S. Clinical practice: vegetarian infant and child nutrition. Eur J Pediatr. 2011 Dec;170(12):1489-94. doi: 10.1007/s00431-011-1547-x. Epub 2011 Sep 13.

Vercambre MN1, Grodstein F, Berr C, Kang JH Mediterranean diet and cognitive decline in women with cardiovascular disease or risk factors. J Acad Nutr Diet. 2012 Jun;112(6):816-23. doi: 10.1016/j.jand.2012.02.023.

Körpergewicht und geistige Leistungsfähigkeit

Alosco ML, Galioto R, Spitznagel MB, Strain G, Devlin M, Cohen R, Crosby RD, Mitchell JE, Gunstad J. Cognitive function after bariatric surgery: evidence for improvement 3 years after surgery. Am J Surg. 2013 Oct 10. pii: S0002-9610(13)00514-X. doi: 10.1016/j.amjsurg.2013.05.018. [Epub ahead of print]

Alosco ML, Spitznagel MB, Strain G, Devlin M, Cohen R, Paul R, Crosby RD, Mitchell JE, Gunstad J. Improved memory function two years after bariatric surgery. Obesity (Silver Spring). 2013 Apr 27. doi: 10.1002/oby.20494. [Epub ahead of print]

Anstey KJ, Cherbuin N, Budge M, Young J. Body mass index in midlife and late-life as a risk factor for dementia: a meta-analysis of prospective studies. Obes Rev. 2011 May;12(5):e426-37. doi: 10.1111/j.1467-789X.2010.00825.x. Epub 2011 Feb 23.

Brinkworth GD, Buckley JD, Noakes M, Clifton PM, Wilson CJ. Long-term effects of a very low-carbohydrate diet and a low-fat diet on mood and cognitive function. Arch Intern Med. 2009 Nov 9;169(20):1873-80. doi: 10.1001/archinternmed.2009.329.

Bryan J, Tiggemann M. The effect of weight-loss dieting on cognitive performance and psychological well-being in overweight women. Appetite 2001;36: 147-156.

Buchman AS, Schneider JA, Wilson RS, Bienias JL, Bennett DA. Body mass index in older persons is associated with Alzheimer disease pathology. Neurology 2006;67:1949-54.

Christine E. Blake, James R. Hébert, Duck-chul Lee, Swann A. Adams, Susan E. Steck, Xuemei Sui, Jennifer L. Kuk, Meghan Baruth, Steven N. Blair. Adults with Greater Weight Satisfaction Report More Positive Health Behaviors and Have Better Health Status Regardless of BMI. Journal of Obesity Volume 2013 (2013), http://dx.doi.org/10.1155/2013/291371.

Cournot M, Marquie JC, Ansiau D et al. Relation between body mass index and cognitive function in healthy middle-aged men and women. Neurology 2006;67:1208-14.

D'Anci KE, Watts KL, Kanarek RB, Taylor HA. Low-carbohydrate weight-loss diets. Effects on cognition and mood. Appetite. 2009 Feb;52(1):96-103. doi: 10.1016/j.appet.2008.08.009. Epub 2008 Aug 29.

Elias MF, Elias PK, Sullivan LM, Wolf PA, D'Agostino RB. Obesity, diabetes and cognitive deficit: the Framingham Heart Study. Neurobiol Aging 2005;26(suppl 1):11-6.

Gulías-González R, Martínez-Vizcaíno V, García-Prieto JC, Díez-Fernández A, Olivas-Bravo A, Sánchez-López M. Excess of weight, but not underweight, is associated with poor physical fitness in children and adolescents from Castilla-La Mancha, Spain. Eur J Pediatr. 2013 Dec 11.

Gustafson D, Rothenberg E, Blennow K, Steen B, Skoog I. An 18-year follow-up of overweight and risk of Alzheimer disease. Arch Intern Med 2003;163:1524-8.

Gustafson D. Adiposity indices and dementia. Lancet Neurol 2006;5:713-20.

Halyburton AK, Brinkworth GD, Wilson CJ, Noakes M, Buckley JD, Keogh JB

Hardy R, Cooper R, Aihie Sayer A, Ben-Shlomo Y, Cooper C, Deary IJ, Demakakos P, Gallacher J, Martin RM, McNeill G, Starr JM, Steptoe A, Syddall H, Kuh D; HALCyon study team. Body mass index, muscle strength and physical performance in older adults from eight cohort studies: the HALCyon programme. PLoS One. 2013;8(2):e56483. doi: 10.1371/journal.pone.0056483. Epub 2013 Feb 20.

Kivipelto M, Ngandu T, Fratiglioni L et al. Obesity and vascular risk factors at midlife and the risk of dementia and Alzheimer disease. Arch Neurol 2005;62:1556-60.

Kretsch MJ, Green MW, Fong AKH, Elliman NA, Johnson HL. Cognitive effects of a long-term weight reducing diet. Int J Obes Relat Metab Disord 1997;21:14-21.

Krombholz H. Motor and cognitive performance of overweight preschool children. Percept Mot Skills. 2013 Feb;116(1):40-57.

Kulmala J, Nykänen I, Mänty M, Hartikainen S. Association between Frailty and Dementia: A Population-Based Study. Gerontology. 2014;60(1):16-21. doi: 10.1159/000353859. Epub 2013 Aug 17.

Kuo HK, Jones RN, Milberg WP et al. Cognitive function in normal-weight, overweight, and obese older adults: an analysis of the Advanced Cognitive Training for Independent and Vital Elderly cohort. J Am Geriatr Soc 2006;54:97-103.

Makris A, Darcey VL, Rosenbaum DL, Komaroff E, Vander Veur SS, Collins BN, Klein S, Wyatt HR, Foster GD. Similar effects on cognitive performance during high- and low-carbohydrate obesity treatment. Nutr Diabetes. 2013 Sep 23;3:e89. doi: 10.1038/nutd.2013.29.

Martin CK, Anton SD, Han HM, York-Crowe E, Redman LM, Ravussin E et al. Examination of cognitive function during six months of calorie restriction: results of a randomized controlled trial. Rejuvenation Res 2007;10: 179-189.

Miller LA, Crosby RD, Galioto R, Strain G, Devlin MJ, Wing R, Cohen RA, Paul RH, Mitchell JE, Gunstad J. Bariatric surgery patients exhibit improved memory function 12 months postoperatively. Obes Surg. 2013 Oct;23(10):1527-35. doi: 10.1007/s11695-013-0970-7.

Morris MC, Evans DA, Bienias JL, Tangney CC, Wilson RS. Dietaryfat intake and 6-year cognitive change in an older biracial community population. Neurology 2004;62:1573-9.

Niederer I, Kriemler S, Gut J, Hartmann T, Schindler C, Barral J, Puder JJ. Relationship of aerobic fitness and motor skills with memory and attention in preschoolers (Ballabeina): a cross-sectional and longitudinal study. BMC Pediatr. 2011 May 11;11:34. doi: 10.1186/1471-2431-11-34.

Niederer I, Kriemler S, Zahner L, Bürgi F, Ebenegger V, Marques P, Puder JJ. BMI group-related differences in physical fitness and physical activity in preschool-age children: a cross-sectional analysis. Res Q Exerc Sport. 2012 Mar;83(1):12-9.

Nourhashemi F, Deschamps V, Larrieu S, Letenneur L, Dartigues JF, Barberger-Gateau P. Body mass index and incidence of dementia: the PAQUID study. Neurology 2003;60:117-9.

Rosengren A, Skoog I, Gustafson D, Wilhelmsen L. Body mass index, other cardiovascular risk factors, and hospitalization for dementia. Arch Intern Med 2005;165:321-6.

Sabia S, Kivimaki M, Shipley MJ, Marmot MG, Singh-Manoux A. Body mass index over the adult life course and cognition in late midlife: the Whitehall II Cohort Study. Am J Clin Nutr. 2009 Feb;89(2):601-7. doi: 10.3945/ajcn.2008.26482. Epub 2008 Dec 10.

Siervo M, Nasti G, Stephan BC, Papa A, Muscariello E, Wells JC, Prado CM, Colantuoni A. Effects of intentional weight loss on physical and cognitive function in middle-aged and older obese participants: a pilot study. J Am Coll Nutr. 2012 Apr;31(2):79-86.

Singh-Manoux A, Czernichow S, Elbaz A, Dugravot A, Sabia S, Hagger-Johnson G, Kaffashian S, Zins M, Brunner EJ, Nabi H, Kivimäki M. Obesity phenotypes in midlife and cognition in early old age: the Whitehall II cohort study. Neurology. 2012 Aug 21;79(8):755-62. doi: 10.1212/WNL.0b013e3182661f63.

Vameghi R, Shams A, Shamsipour Dehkordi P. The effect of age, sex and obesity on fundamental motor skills among 4 to 6 years-old children. Pak J Med Sci. 2013 Apr;29(2):586-9.

Veena SR, Hegde BG, Ramachandraiah S, Krishnaveni GV, Fall CH, Srinivasan K. Relationship between adiposity and cognitive performance in 9-10-year-old children in South India. Arch Dis Child. 2013 Oct 21. doi: 10.1136/archdischild-2013-304478.

Whitmer RA, Gunderson EP, Barrett-Connor E, Quesenberry CP Jr., Yaffe K. Obesity in middle age and future risk of dementia: a 27 year longitudinal population based study. BMJ 2005;330:1360.

Wing RR, Vazquez JA, Ryan CM. Cognitive effects of ketogenic weight-reducing diets. Int J Obes Relat Metab Disord. 1995 Nov;19(11):811-6.

Wolf PA, Beiser A, Elias MF, Au R, Vasan RS, Seshadri S. Relation of obesity to cognitive function: importance of central obesity and synergistic influence of concomitant hypertension. The Framingham Heart Study. Curr Alzheimer Res 2007;4:111-6.

Welchen Einfluss hat die Ernährung in den verschiedenen Lebensaltern?

Adolphus K, Lawton CL, Dye L. The effects of breakfast on behavior and academic performance in children and adolescents. Front Hum Neurosci. 2013 Aug 8;7:425. doi: 10.3389/fnhum.2013.00425. eCollection 2013.

Annweiler C, Beauchet O. Vitamin D in Older Adults: The Need to Specify Standard Values with Respect to Cognition. Front Aging Neurosci. 2014 Apr 15;6:72. eCollection 2014.

Annweiler C, Montero-Odasso M, Llewellyn DJ, Richard-Devantoy S, Duque G, Beauchet O. Meta-analysis of memory and executive dysfunctions in relation to vitamin D. J Alzheimers Dis. 2013;37(1):147-71. doi: 10.3233/JAD-130452.

Balion C, Griffith LE, Strifler L, Henderson M, Patterson C, Heckman G, Llewellyn DJ, Raina P. Vitamin D, cognition, and dementia: a systematic review and meta-analysis. Neurology. 2012 Sep 25;79(13):1397-405.

Bartley PC, Rezvani AH. Alcohol and cognition - consideration of age of initiation, usage patterns and gender: a brief review. Curr Drug Abuse Rev. 2012 Jun;5(2):87-97.

Baumgartner J, Smuts CM, Malan L, Kvalsvig J, van Stuijvenberg ME, Hurrell RF, Zimmermann MB. Effects of iron and n-3 fatty acid supplementation, alone and in combination, on cognition in school children: a randomized, double-blind, placebo-controlled intervention in South Africa. Am J Clin Nutr. 2012 Dec;96(6):1327-38. doi: 10.3945/ajcn.112.041004. Epub 2012 Oct 24.

Benton D, Jarvis M. The role of breakfast and a mid-morning snack on the ability of children to concentrate at school. Physiol Behav. 2007 Feb 28;90(2-3):382-5. Epub 2006 Oct 31.

Brewer GJ. Alzheimer's disease causation by copper toxicity and treatment with zinc. Front Aging Neurosci. 2014 May 16;6:92. doi: 10.3389/fnagi.2014.00092. eCollection 2014.

Brindal E, Baird D, Slater A, Danthiir V, Wilson C, Bowen J, Noakes M. The effect of beverages varying in glycaemic load on postprandial glucose responses, appetite and cognition in 10-12-year-old school children. Br J Nutr. 2013 Aug 28;110(3):529-37. doi: 10.1017/S0007114512005296. Epub 2012 Dec 17.

Chugani HT (1998). A critical period of brain development: studies of cerebral glucose utilization with PET. Prev. Med. 27, 184-188. 10.1006/pmed.1998.0274.

Clausen TD, Mortensen EL, Schmidt L, Mathiesen ER, Hansen T, Jensen DM, Damm P. Cognitive function in adult offspring of women with gestational diabetes-the role of glucose and other factors. PLoS One. 2013 Jun 28;8(6):e67107. doi: 10.1371/journal.pone.0067107. Print 2013.

Colom R, Lluis-Font JM, Andres-Pueyo A. The generational intelligence gains are caused by

de Jager CA, Oulhaj A, Jacoby R, Refsum H, Smith AD. Cognitive and clinical outcomes of homocysteine-lowering B-vitamin treatment in mild cognitive impairment: a randomized controlled trial. Int J Geriatr Psychiatry. 2012 Jun;27(6):592-600. doi: 10.1002/gps.2758.

de Rooij SR1, Wouters H, Yonker JE, Painter RC, Roseboom TJ. Prenatal undernutrition and cognitive function in late adulthood. Proc Natl Acad Sci U S A. 2010 Sep 28;107(39):16881-6. doi: 10.1073/pnas.1009459107. Epub 2010 Sep 13.

decreasing variance in the lower half of the distribution: Supporting evidence for the nutrition hypothesis. Intelligence 2005; 33: 83-91.

Defeyter MA, Russo R. The effect of breakfast cereal consumption on adolescents' cognitive performance and mood. Front Hum Neurosci. 2013 Nov 20;7:789. doi: 10.3389/fnhum.2013.00789. eCollection 2013.

Dufour MC, Archer L, Gordis E. Alcohol and the elderly. Clin Geriatr Med. 1992 Feb;8(1):127-41.

Fadda R, Rapinett G, Grathwohl D, Parisi M, Fanari R, Calò CM, Schmitt J. Effects of drinking supplementary water at school on cognitive performance in children. Appetite. 2012 Dec;59(3):730-7. doi: 10.1016/j.appet.2012.07.005. Epub 2012 Jul 24.

Fotuhi M, Mohassel P, Yaffe K. Fish consumption, long-chain omega-3 fatty acids and risk of cognitive decline or Alzheimer disease: a complex association. Nat Clin Pract Neurol. 2009 Mar;5(3):140-52. doi: 10.1038/ncpneuro1044.

Gaysina D, Gardner MP, Richards M, Ben-Shlomo Y. Cortisol and cognitive function in midlife: The role of childhood cognition and educational attainment. Psychoneuroendocrinology. 2014 Sep;47:189-98. doi: 10.1016/j.psyneuen.2014.05.018. Epub 2014 May 29.

Genz U. Steigerung der mentalen Leistung durch richtiges Frühstück. Geistig fit 2007; Nr. 6:3-5.

Geoffroy MC, Hertzman C, Li L, Power C. Morning salivary cortisol and cognitive function in mid-life: evidence from a population-based birth cohort. Psychol Med. 2012 Aug;42(8): 1763-73. doi: 10.1017/S0033291711002704. Epub 2011 Dec 1.

Golley RK, Smithers LG, Mittinty MN, Emmett P, Northstone K, Lynch JW. Diet quality of U.K. infants is associated with dietary, adiposity, cardiovascular, and cognitive outcomes measured at 7-8 years of age. J Nutr. 2013 Oct;143(10): 1611-7. doi: 10.3945/jn.112.170605. Epub 2013 Aug 14.

Granzotto A, Zatta P. Resveratrol and Alzheimer's disease: message in a bottle on red wine and cognition. Front Aging Neurosci. 2014 May 14;6:95. eCollection 2014.

He FJ1 Nowson CA, MacGregor GA. Fruit and vegetable consumption and stroke: meta-analysis of cohort studies. Lancet. 2006 Jan 28;367(9507):320-6.

Hepper PG, Wells DL, Dornan JC, Lynch C. Long-term flavor recognition in humans with prenatal garlic experience. Dev Psychobiol. 2013 Jul;55(5):568-74. doi: 10.1002/dev.21059. Epub 2012 Jul 2.

Ingwersen J, Defeyter M, Kennedy D et al. A low glycaemic index breakfast cereal preferentially prevents children's cognitive performance from declining throughout the morning. Appetite 2007; 49: 240-244.

Kaplan RJ, Greenwood CE, Winocur G, Wolever TM. Dietary protein, carbohydrate, and fat enhance memory performance in the healthy elderly. Am J Clin Nutr. 2001 Nov;74(5):687-93.

Kontogianni MD, Panagiotakos DB. Dietary patterns and stroke: A systematic review and remeta-analysis. Maturitas. 2014 Jun 28. pii: S0378-5122(14)00210-2. doi: 10.1016/j.maturitas.2014.06.014. [Epub ahead of print]

Kuratko CN, Barrett EC, Nelson EB, Salem N Jr. The relationship of docosahexaenoic acid (DHA) with learning and behavior in healthy children: a review. Nutrients. 2013 Jul 19;5(7):2777-810. doi: 10.3390/nu5072777.

Loef M, Walach H. Fruit, vegetables and prevention of cognitive decline or dementia: a systematic review of cohort studies. J Nutr Health Aging. 2012 Jul;16(7):626-30.

Loef M, Walach H. Fruit, vegetables and prevention of cognitive decline or dementia: a systematic review of cohort studies. J Nutr Health Aging. 2012 Jul;16(7):626-30.

Mahoney CR, Taylor HA, Kanarek RB, Samuel P. Effect of breakfast composition on cognitive processes in elementary school children. Physiol Behav. 2005 Aug 7;85(5):635-45.

Morris MC, Evans DA, Bienias JL, Tangney CC, Hebert LE, Scherr PA, Schneider JA. Dietary folate and vitamin B12 intake and cognitive decline among community-dwelling older persons. Arch Neurol. 2005 Apr;62(4):641-5.

Morris MC, Evans DA, Tangney CC, Bienias JL, Wilson RS. Associations of vegetable and fruit consumption with age-related cognitive change. Neurology. 2006 Oct 24;67(8):1370-6.

Müller K, Libuda L, Gawehn N, Drossard C, Bolzenius K, Kunz C, Kersting M. Effects of lunch on children's short-term cognitive functioning: a randomized crossover study. Eur J Clin Nutr. 2013 Feb;67(2):185-9. doi: 10.1038/ejcn.2012.209.

Muthayya S, Thomas T, Srinivasan K, Rao K, Kurpad AV, van Klinken JW, Owen G, de Bruin EA. Consumption of a mid-morning snack improves memory but not attention in school children. Physiol Behav. 2007 Jan 30;90(1):142-50. Epub 2006 Nov 1.

Naqvi AZ, Harty B, Mukamal KJ, Stoddard AM, Vitolins M, Dunn JE. Monounsaturated, trans, and saturated Fatty acids and cognitive decline in women. Am Geriatr Soc. 2011 May;59(5):837-43. doi: 10.1111/j.1532-5415.2011.03402.x.

Nilsson A, Tovar J, Johansson M, Radeborg K, Björck I. A diet based on multiple functional concepts improves cognitive performance in healthy subjects. Nutr Metab (Lond). 2013 Jul 15;10:49. doi: 10.1186/1743-7075-10-49. eCollection 2013.

Nooyens AC, Bueno-de-Mesquita HB, van Boxtel MP, van Gelder BM, Verhagen H, Verschuren WM. Fruit and vegetable intake and cognitive decline in middle-aged men and women: the Doetinchem Cohort Study. Br J Nutr. 2011 Sep; 106(5):752-61.doi:10.1017/S0007114511001024. Epub 2011 Apr 11.

Nurk E, Refsum H, Drevon CA, Tell GS, Nygaard HA, Engedal K, Smith AD. Cognitive performance among the elderly in relation to the intake of plant foods. The Hordaland Health Study. Br J Nutr. 2010 Oct;104(8):1190-201. doi: 10.1017/S0007114510001807. Epub 2010 Jun 16.

O'Brien J, Okereke O, Devore E, Rosner B, Breteler M, Grodstein F. Long-term intake of nuts in relation to cognitive function in older women. J Nutr Health Aging. 2014;18(5):496-502. doi: 10.1007/s12603-014-0014-6.

Panza F, Frisardi V, Seripa D, Logroscino G, Santamato A, Imbimbo BP, Scafato E, Pilotto A, Solfrizzi V. Alcohol consumption in mild cognitive impairment and dementia: harmful or neuroprotective? Int J Geriatr Psychiatry. 2012 Dec;27(12):1218-38. doi: 10.1002/gps.3772. Epub 2012 Mar 7.

Pepper MR, Black MM. B12 in fetal development. Semin Cell Dev Biol. 2011 Aug;22(6):619-23 doi: 10.1016/j.semcdb.2011.05.005. Epub 2011 Jun 6.

Rafnsson SB, Dilis V, Trichopoulou A. Antioxidant nutrients and age-related cognitive decline: a systematic review of population-based cohort studies. Eur J Nutr. 2013 Sep;52(6):1553-67. doi: 10.1007/s00394-013-0541-7. Epub 2013 Jun 7.

Schindler K. Was ist die Henne, was ist das (Frühstücks-)Ei? Nutrition-News 2014;11;1-4.

Sherzai A, Heim LT, Boothby C, Sherzai AD. Stroke, food groups, and dietary patterns: a systematic review. Nutr Rev. 2012 Aug;70(8):423-35. doi: 10.1111/j.1753-4887.2012.00490.x.

Stonehouse W, Conlon CA, Podd J, Hill SR, Minihane AM, Haskell C, Kennedy D. DHA supplementation improved both memory and reaction time in healthy young adults: a randomized controlled trial. Am J Clin Nutr. 2013 May;97(5):1134-43. doi: 10.3945/ajcn.112.053371. Epub 2013 Mar 20.

Sugimoto Y, Taga C, Nishiga M, Fujiwara M, Konishi F, Tanaka K, Kamei C. Effect of docosahexaenoic acid-fortified Chlorella vulgaris strain CK22 on the radial maze performance in aged mice. Biol Pharm Bull. 2002;25(8):1090-1092. doi: 10.1248/bpb.25.1090.

van der Zwaluw NL, van de Rest O, Tieland M, Adam JJ, Hiddink GJ, van Loon LJ, de Groot LC. The impact of protein supplementation on cognitive performance in frail elderly. Eur J Nutr. 2014 Apr;53(3):803-12. doi: 10.1007/s00394-013-0584-9. Epub 2013 Sep 18.

von Schenck U, Bender-Götze C, Koletzko B. Persistence of neurological damage induced by dietary vitamin B-12 deficiency in infancy. Arch Dis Child. 1997 Aug;77(2):137-9.

Wagner G. Schulverpflegung und geistige Leistungsfähigkeit. E&M – Ernährung und Medizin 2009; 24:197-199.

Witte AV, Lohmann H, Wersching H, Ringelstein EB, Berger K, Knecht S, Flöel A. Kann eine gesunde Lebensweise Lernen und Gedächtnis im Alter positiv beeinflussen? Akt Neurol 2007; 34 - M286 DOI: 10.1055/s-2007-987591.

Zilberter T, Zilberter EY. Breakfast and cognition: sixteen effects in nine populations, no single recipe. Front Hum Neurosci. 2013 Oct 1;7:631. doi: 10.3389/fnhum.2013.00631. eCollection 2013.

II Körperliche Leistungsfähigkeit

Physiologische Grundlagen der körperlichen Leistungsfähigkeit

Ainsworth BE et al.: Compendium of physical activities: classification of energy costs of human physical activities. Med Sci Sports Exerc, 1993;25(1):71-80.

Boutellier U, Ulmer HV: Sport- und Arbeitsphysiologie. In: Schmidt RF, Lang F (eds). Physiologie des Menschen, 30. Auflage. Wien-New York, Springer, 2007.

Genton L et al.: Energy and macronutrient requirements for physical fitness in exercising subjects. Clin Nutr, 2010;29(4):413-423.

Hofmann P: Grundlage der Trainingslehre. In: Pokan R, Förster H, Hofmann P, Hörtnagl H, Ledl-Kurkowski E, Wonisch M (eds). Kompendium der Sportmedizin. Wien-New York: Springer, 2004.

Pokan R et al.: Kompendium der Sportmedizin. Wien-New York: Springer, 2004.

Schmidt RF, Lang F (eds): Physiologie des Menschen, 30. Auflage. Wien-New York: Springer, 2007.

Skinner JS, McLellan TM: The transition from aerobic to anaerobic metabolism. Res Q Exerc Sport, 1980;51(1):234-248.

Smekal G: Substratutilisation. In: Pokan R, Förster H, Hofmann P, Hörtnagl H, Ledl-Kurkowski E, Wonisch M (eds). Kompendium der Sportmedizin. Wien-New York: Springer, 2004.

Tomasits J, Haber P: Leistungsphysiologie. Wien-New York: Springer, 2003.

van Loon LJ et al.: The effects of increasing exercise intensity on muscle fuel utilisation in humans. J Physiol, 2001;536(Pt 1):295-304.

Viru A, Viru M: Biochemical monitoring of sport training. Champaign (IL): Human Kinetics, 2001.

Wasserhaushalt und Flüssigkeitsbedarf

Almond CS et al.: Hyponatremia among runners in the Boston Marathon. N Engl J Med, 2005;352(15):1550-1556.

Armstrong LE: Assessing hydration status: the elusive gold standard. J Am Coll Nutr, 2007;26(5 Suppl):575S-584S.

Armstrong LE et al.: Influence of diuretic-induced dehydration on competitive running performance. Med Sci Sports Exerc, 1985;17(4):456-461.

Bergeron MF et al.: A-Z of nutritional supplements: dietary supplements, sports nutrition foods and ergogenic aids for health and performance--Part 13. Br J Sports Med, 2010;44(13):985-986.

Cade R et al.: Effect of fluid, electrolyte, and glucose replacement during exercise on performance, body temperature, rate of sweat loss, and compositional changes of extracellular fluid. J Sports Med Phys Fitness, 1972;12(3):150-156.

Carter JM et al.: The effect of carbohydrate mouth rinse on 1-h cycle time trial performance. Med Sci Sports Exerc, 2004;36(12):2107-2111.

D-A-CH: Referenzwerte für die Nährstoffzufuhr. Neustadt a. d. Weinstraße: Neuer Umschau Buchverlag, 2008; 1. Auflage, 3. korrigierter Nachdruck.

Ekmekcioglu C: Wasserhaushalt und Flüssigkeitsbedarf des Menschen. In: Elmadfa I (ed). Referenzwerte für die tägliche Nährstoffzufuhr. Stuttgart: Wiss. Verlagsgesellschaft, 2013:84-91.

Elmadfa I (ed): Ernährungslehre. 2., überarb. Auflage. Stuttgart: UTB, 2009.

European Food Safety Authority: Scientific Opinion on Dietary Reference Values for water. EFSA journal, 2010;8:1459-1507.

Gigou P-Y et al.: Meta-Analysis Of The Effects Of Pre-Exercise Hypohydration On Endurance Performance, Lactate Threshold And Vo2max: 1679. Medicine & Science in Sports & Exercise, 2010;42(5):361-362.

Goulet ED: Dehydration and endurance performance in competitive athletes. Nutr Rev, 2012;70 Suppl 2:S132-136.

Grandjean AC et al.: Hydration: issues for the 21st century. Nutr Rev, 2003;61(8):261-271.

Hadgraft R: Tea with Mr Newton: 100, 000 Miles-the Longest protest March in History. Essex: Desert Island Books, 2009.

Kechijan D: Optimizing nutrition for performance at altitude: a literature review. J Spec Oper Med, 2011;11(1):12-17.

Kenney WL, Chiu P: Influence of age on thirst and fluid intake. Med Sci Sports Exerc, 2001;33(9):1524-1532.

Lee DT, Haymes EM: Exercise duration and thermoregulatory responses after whole body precooling. J Appl Physiol (1985), 1995;79(6):1971-1976.

Manz F, Wentz A: The importance of good hydration for the prevention of chronic diseases. Nutr Rev, 2005;63(6 Pt 2):S2-5.

Maughan RJ, Murray R: Sports drinks: basic science and practical aspects: CRC Press, 2002.

Murray B: Hydration and physical performance. J Am Coll Nutr, 2007;26(5 Suppl):542S-548S.

Noakes TD: Is drinking to thirst optimum? Ann Nutr Metab, 2010;57 Suppl 2:9-17.

Ritz P, Berrut G: The importance of good hydration for day-to-day health. Nutr Rev, 2005;63(6 Pt 2):S6-13.

Rodriguez NR et al.: American College of Sports Medicine position stand. Nutrition and athletic performance. Med Sci Sports Exerc, 2009;41(3):709-731.

Rollo I, Williams C: Effect of mouth-rinsing carbohydrate solutions on endurance performance. Sports Med, 2011;41(6):449-461.

Ross M et al.: Precooling methods and their effects on athletic performance: a systematic review and practical applications. Sports Med, 2013;43(3):207-225.

Sawka MN et al.: American College of Sports Medicine position stand. Exercise and fluid replacement. Med Sci Sports Exerc, 2007;39(2):377-390.

Schmidt RF, Lang F (eds): Physiologie des Menschen, 30. Auflage.Wien-New York: Springer, 2007.

Sharwood KA et al.: Weight changes, medical complications, and performance during an Ironman triathlon. Br J Sports Med, 2004;38(6): 718-724.

Shirreffs SM: Conference on „Multidisciplinary approaches to nutritional problems". Symposium on „Performance, exercise and health". Hydration, fluids and performance. Proc Nutr Soc, 2009;68(1):17-22.

Shirreffs SM et al.: Fluid and electrolyte needs for preparation and recovery from training and competition. J Sports Sci, 2004;22(1):57-63.

Stahl A, Heseker H: Wasser. Ernährungs-Umschau, 2006;9:353-357.

Vandenbogaerde TJ, Hopkins WG: Effects of acute carbohydrate supplementation on endurance performance: a meta-analysis. Sports Med, 2011;41(9):773-792.

Kohlenhydrate

Barclay AW et al.: Glycemic index, glycemic load, and chronic disease risk--a meta-analysis of observational studies. Am J Clin Nutr, 2008; 87(3):627-637.

Bergström J et al.: Diet, muscle glycogen and physical performance. Acta Physiol Scand, 1967; 71(2):140-150.

Blaak EE et al.: Impact of postprandial glycaemia on health and prevention of disease. Obes Rev, 2012;13(10):923-984.

Brand-Miller JC et al.: Glycemic index and obesity. Am J Clin Nutr, 2002;76(1):281S-285S.

Burd NA et al.: A-Z of nutritional supplements: dietary supplements, sports nutrition foods and ergogenic aids for health and performance--part 26. Br J Sports Med, 2011;45(14):1163-1164.

Burke LM et al.: Muscle glycogen storage after prolonged exercise: effect of the glycemic index of carbohydrate feedings. J Appl Physiol (1985), 1993;75(2):1019-1023.

Burke LM et al.: Carbohydrates for training and competition. J Sports Sci, 2011;29 Suppl 1:S17-27.

Castell LM et al.: BJSM reviews: A-Z of nutritional supplements: dietary supplements, sports nutrition foods and ergogenic aids for health and performance part 8. Br J Sports Med, 2010;44(6):468-470.

Cermak NM van Loon LJ: The use of carbohydrates during exercise as an ergogenic aid. Sports Med, 2013;43(11):1139-1155.

Colombani PC, Ballmer PE: Die Bedeutung der Kohlenhydrate im Sport. Schweiz Z Ernährmed, 2009;3:39-42.

Coyle EF: Carbohydrate feedings: effects on metabolism, performance and recovery. In: Brouns F, Saris WHM, Newsholme EA, (eds). Advances in Nutrition and Top Sport, 32. Basel: Karger, 1991:1-14.

Davis JM, Bailey SP: Possible mechanisms of central nervous system fatigue during exercise. Med Sci Sports Exerc, 1997;29(1):45-57.

Douard V, Ferraris RP: The role of fructose transporters in diseases linked to excessive fructose intake. J Physiol, 2013;591(Pt 2):401-414.

Hulston CJ et al.: Exogenous CHO oxidation with glucose plus fructose intake during exercise. Med Sci Sports Exerc, 2009;41(2):357-363.

Ivy J, Portman R: The Performance Zone: Your Nutrition Action Plan for Greater Endurance & Sports Performance: Basic Health Publications, Inc.; 2004.

Ivy JL et al.: Early postexercise muscle glycogen recovery is enhanced with a carbohydrate-protein supplement. J Appl Physiol (1985), 2002; 93(4):1337-1344.

Jenkins DJ et al.: Glycemic index of foods: a physiological basis for carbohydrate exchange. Am J Clin Nutr, 1981;34(3):362-366.

Jentjens RL, Jeukendrup AE: High rates of exogenous carbohydrate oxidation from a mixture of glucose and fructose ingested during prolonged cycling exercise. Br J Nutr, 2005;93(4):485-492.

Jeukendrup AE: Carbohydrate and exercise performance: the role of multiple transportable carbohydrates. Curr Opin Clin Nutr Metab Care, 2010;13(4):452-457.

Jeukendrup AE et al.: Nutritional considerations in triathlon. Sports Med, 2005;35(2):163-181.

Jeukendrup AE, Killer SC: The myths surrounding pre-exercise carbohydrate feeding. Ann Nutr Metab, 2010;57 Suppl 2:18-25.

Jeukendrup AE, Moseley L: Multiple transportable carbohydrates enhance gastric emptying and fluid delivery. Scand J Med Sci Sports, 2010;20(1):112-121.

Karamanolis IA et al.: The effects of pre-exercise glycemic index food on running capacity. Int J Sports Med, 2011;32(9):666-671.

Karelis AD et al.: Carbohydrate administration and exercise performance: what are the potential mechanisms involved? Sports Med, 2010;40(9):747-763.

Kerksick C et al.: International Society of Sports Nutrition position stand: nutrient timing. J Int Soc Sports Nutr, 2008;5:17.

Konopka P: Sporternährung. 8. Aufl. ed. München: BLV Verlagsgesellschaft, 2001.

Lamprecht M, Smekal G: Sport und Ernährung. In: Pokan R, Förster H, Hofmann P, Hörtnagl H, Ledl-Kurkowski E, Wonisch M (eds). Kompendium der Sportmedizin. Wien-New York: Springer, 2004.

Larsen TM et al.: Diets with high or low protein content and glycemic index for weight-loss maintenance. N Engl J Med, 2010;363(22):2102-2113.

Millard-Stafford M et al.: Recovery nutrition: timing and composition after endurance exercise. Curr Sports Med Rep, 2008;7(4):193-201.

Mondazzi L, Arcelli E: Glycemic index in sport nutrition. J Am Coll Nutr, 2009;28 Suppl:455S-463S.

O'Reilly J et al.: Glycaemic index, glycaemic load and exercise performance. Sports Med, 2010;40(1):27-39.

Ormsbee MJ et al.: Pre-exercise nutrition: the role of macronutrients, modified starches and supplements on metabolism and endurance performance. Nutrients, 2014;6(5):1782-1808.

Rodriguez NR et al.: American College of Sports Medicine position stand. Nutrition and athletic performance. Med Sci Sports Exerc, 2009;41(3):709-731.

Spaccarotella KJ, Andzel WD: Building a beverage for recovery from endurance activity: a review. J Strength Cond Res, 2011;25(11):3198-3204.

Stevenson E et al.: The metabolic responses to high carbohydrate meals with different glycemic indices consumed during recovery from prolonged strenuous exercise. Int J Sport Nutr Exerc Metab, 2005;15(3):291-307.

Temesi J et al.: Carbohydrate ingestion during endurance exercise improves performance in adults. J Nutr, 2011;141(5):890-897.

Proteine

Athenaios: Das Gelehrtenmal – Buch VII – X. Stuttgart: Hiersemann, 1999.

Beelen M et al.: Protein coingestion stimulates muscle protein synthesis during resistance-type exercise. Am J Physiol Endocrinol Metab, 2008;295(1):E70-77.

Biesalski HK et al. (eds): Ernährungsmedizin. Stuttgart-New York: Thieme, 1999.

Brenner BM et al.: Dietary protein intake and the progressive nature of kidney disease: the role of hemodynamically mediated glomerular injury in the pathogenesis of progressive glomerular sclerosis in aging, renal ablation, and intrinsic renal disease. N Engl J Med, 1982;307(11):652-659.

Buclin T et al.: Diet acids and alkalis influence calcium retention in bone. Osteoporos Int, 2001;12(6):493-499.

Burke LM et al.: BJSM reviews: A-Z of nutritional supplements: dietary supplements, sports nutrition foods and ergogenic aids for health and performance Part 4. Br J Sports Med, 2009;43(14):1088-1090.

Bushinsky DA: Acid-base imbalance and the skeleton. Eur J Nutr, 2001;40(5):238-244.

Choi HK et al.: Purine-rich foods, dairy and protein intake, and the risk of gout in men. N Engl J Med, 2004;350(11):1093-1103.

Colombani PC, Mettler S: Role of dietary proteins in sports. Int J Vitam Nutr Res, 2011;81(2-3):120-124.

Drummond MJ, Rasmussen BB: Leucine-enriched nutrients and the regulation of mammalian target of rapamycin signalling and human skeletal muscle protein synthesis. Curr Opin Clin Nutr Metab Care, 2008;11(3):222-226.

Durnin JV et al.: Report of the IDECG Working Group on lower limits of energy and protein and upper limits of protein intakes. International Dietary Energy Consultative Group. Eur J Clin Nutr, 1999;53 Suppl 1:S174-176.

Ekmekcioglu C: 50 einfache Dinge, die Sie über Ernährung wissen sollten. Frankfurt a.M.: Westend, 2006.

Frank H et al.: Effect of short-term high-protein compared with normal-protein diets on renal hemodynamics and associated variables in healthy young men. Am J Clin Nutr, 2009;90(6):1509-1516.

Guigoz Y: Dietary proteins in humans: basic aspects and consumption in Switzerland. Int J Vitam Nutr Res, 2011;81(2-3):87-100.

Hartman JW et al.: Consumption of fat-free fluid milk after resistance exercise promotes greater lean mass accretion than does consumption of soy or carbohydrate in young, novice, male weightlifters. Am J Clin Nutr, 2007;86(2):373-381.

Jesudason D, Clifton P: The interaction between dietary protein and bone health. J Bone Miner Metab, 2011;29(1):1-14.

Knight EL et al.: The impact of protein intake on renal function decline in women with normal renal function or mild renal insufficiency. Ann Intern Med, 2003;138(6):460-467.

Kreider RB et al.: ISSN exercise & sport nutrition review: research & recommendations. J Int Soc Sports Nutr, 2010;7:7.

Löffler G, Petrides PE (eds): Biochemie und Pathobiochemie. Berlin-Heidelberg-New York: Springer, 2002.

Marckmann P et al.: High-Protein Diets and Renal Health. J Ren Nutr, 2014.

Marktl W et al. (eds): Säuren - Basen - Schlacken: Pro und Contra - Eine wissenschaftliche Diskussion. Wien-New York: Springer, 2007.

Martin WF et al.: Dietary protein intake and renal function. Nutr Metab (Lond), 2005;2:25.

Maughan RJ, Murray R: Sports drinks: basic science and practical aspects: CRC Press; 2001.

McClellan WS, Du Bois EF: Clinical calorimetry, XLV. Prolonged meat diets with a study of kidney function and ketosis. J Biol Chem, 1930;87:651-668.

Moore DR et al.: Ingested protein dose response of muscle and albumin protein synthesis after resistance exercise in young men. Am J Clin Nutr, 2009;89(1):161-168.

Newsholme EA, Blomstrand E: Branched-chain amino acids and central fatigue. J Nutr, 2006;136(1 Suppl):274S-276S.

Organisationskomitee für die XI. Olympiade Berlin 1936 e.V.: The XI TH Olympic Games Berlin, 1936 Official Report. Volume I:1-640. Berlin: Wilhelm Limpert, 1937.

Paleologos K: Legends of Olympia II - Milon the wrestler. Olymp Rev, 1973;660-67.

Phillips SM: Dietary protein requirements and adaptive advantages in athletes. Br J Nutr, 2012;108 Suppl 2:S158-167.

Phillips SM, van Loon LJ: Dietary protein for athletes: from requirements to optimum adaptation. J Sports Sci, 2011;29 Suppl 1:S29-38.

Rand WM et al.: Meta-analysis of nitrogen balance studies for estimating protein requirements in healthy adults. Am J Clin Nutr, 2003;77(1): 109-127.

Rodriguez NR et al.: American College of Sports Medicine position stand. Nutrition and athletic performance. Med Sci Sports Exerc, 2009;41(3):709-731.

Rudman D et al.: Maximal rates of excretion and synthesis of urea in normal and cirrhotic subjects. J Clin Invest, 1973;52(9):2241-2249.

Schutz Y: Protein turnover, ureagenesis and gluconeogenesis. Int J Vitam Nutr Res, 2011;81(2-3):101-107.

Sebastian A, et al.: Dietary ratio of animal to vegetable protein and rate of bone loss and risk of fracture in postmenopausal women. Am J Clin Nutr, 2001;74(3):411-412.

Souci-Fachmann-Kraut. Lebensmitteltabelle für die Praxis. Stuttgart: Wiss. Verlagsgesellschaft mbH, 3. Aufl., 2004.

Stearns RL et al.: Effects of ingesting protein in combination with carbohydrate during exercise on endurance performance: a systematic review with meta-analysis. J Strength Cond Res, 2010;24(8):2192-2202.

Tipton KD: Efficacy and consequences of very-high-protein diets for athletes and exercisers. Proc Nutr Soc, 2011;70(2):205-214.

Tipton KD, Witard OC: Protein requirements and recommendations for athletes: relevance of ivory tower arguments for practical recommendations. Clin Sports Med, 2007;26(1):17-36.

Wilkinson SB et al.: Consumption of fluid skim milk promotes greater muscle protein accretion after resistance exercise than does consumption of an isonitrogenous and isoenergetic soy-protein beverage. Am J Clin Nutr, 2007;85(4):1031-1040.

Fette

Johnson NA et al.: Muscle triglyceride and glycogen in endurance exercise: implications for performance. Sports Med, 2004;34(3):151-164.

Kromhout D et al.: Fish oil and omega-3 fatty acids in cardiovascular disease: do they really work? Eur Heart J, 2012;33(4):436-443.

Macaluso F et al.: Do fat supplements increase physical performance? Nutrients, 2013;5(2): 509-524.

Ormsbee MJ et al.: Pre-exercise nutrition: the role of macronutrients, modified starches and supplements on metabolism and endurance performance. Nutrients, 2014;6(5):1782-1808.

Antioxidantien, Mineralstoffe und Vitamin D

Albrecht S, Biedert RM: Stressfrakturen. Schweiz Z Sportmed Sporttraumatol, 2004;52(1):27-30.

Allen RM, Cureton TK: Effect of ultraviolet radiation on physical fitness. Arch Phys Med Rehabil, 1945;26:641-644.

Annweiler C et al.: Vitamin D-related changes in physical performance: a systematic review. J Nutr Health Aging, 2009;13(10):893-898.

Ardestani A et al.: Relation of vitamin D level to maximal oxygen uptake in adults. Am J Cardiol, 2011;107(8):1246-1249.

Ascherio A et al.: Vitamin D as an early predictor of multiple sclerosis activity and progression. JAMA Neurol, 2014;71(3):306-314.

Baron DK, Berg A: Optimale Ernährung des Sportlers. Stuttgart: S. Hirzel, 2005.

Basuli D et al.: Epidemiological associations between iron and cardiovascular disease and diabetes. Front Pharmacol, 2014;5:117.

Bergeron MF et al.: A-Z of nutritional supplements: dietary supplements, sports nutrition foods and ergogenic aids for health and performance--Part 13. Br J Sports Med, 2010;44(13):985-986.

Bischoff-Ferrari HA et al.: Fall prevention with supplemental and active forms of vitamin D: a meta-analysis of randomised controlled trials. BMJ, 2009;339:b3692.

Bischoff-Ferrari HA et al.: Fracture prevention with vitamin D supplementation: a meta-analysis of randomized controlled trials. JAMA, 2005;293(18):2257-2264.

Bjelakovic G et al.: Mortality in randomized trials of antioxidant supplements for primary and secondary prevention: systematic review and meta-analysis. JAMA, 2007;297(8):842-857.

Bolland MJ et al.: Effect of calcium supplements on risk of myocardial infarction and cardiovascular events: meta-analysis. BMJ, 2010;341:c3691.

Bolland MJ et al.: Calcium supplements with or without vitamin D and risk of cardiovascular events: reanalysis of the Women's Health Initiative limited access dataset and meta-analysis. BMJ, 2011;342:d2040.

Burgi AA et al.: High serum 25-hydroxyvitamin D is associated with a low incidence of stress fractures. J Bone Miner Res, 2011;26(10):2371-2377.

Calbet JA et al.: A-Z of nutritional supplements: dietary supplements, sports nutrition foods and ergogenic aids for health and performance: part 24. Br J Sports Med, 2011;45(12):1005-1007.

Cannell JJ et al.: Athletic performance and vitamin D. Med Sci Sports Exerc, 2009;41(5):1102-1110.

Ceglia L et al.: A randomized study on the effect of vitamin D(3) supplementation on skeletal muscle morphology and vitamin D receptor concentration in older women. J Clin Endocrinol Metab, 2013;98(12):E1927-1935.

Deutsche Gesellschaft für Ernährung (DGE): Stellungnahme - Vitamin D und Prävention ausgewählter chronischer Krankheiten. http://www.dge.de/pdf/ws/DGE-Stellungnahme-VitD-111220.pdf.

Dorner TE et al.: [Hypertension and nutrition: Position paper of the Austrian Nutrition Society.]. Herz, 2012.

Ekmekcioglu C: 50 einfache Dinge, die Sie über Ernährung wissen sollten. Frankfurt a.M.: Westend; 2006.

Ekmekcioglu C: 50 einfache Dinge, die Sie über das Altern wissen sollten. Frankfurt a.M.: Westend; 2009.

Ekmekcioglu C et al.: Too much salt and how we can get rid of it. Forsch Komplementmed, 2013;20(6):454-460.

Ekmekcioglu C, Marktl W: Essentielle Spurenelemente: Klinik und Ernährungsmedizin. Wien-New York: Springer, 2006.

Fortmann SP et al.: Vitamin and mineral supplements in the primary prevention of cardiovascular disease and cancer: An updated systematic evidence review for the U.S. Preventive Services Task Force. Ann Intern Med, 2013;159(12):824-834.

Gallagher JC et al.: The effect of vitamin D supplementation on serum 25(OH)D in thin and obese women. J Steroid Biochem Mol Biol, 2013;136:195-200.

Garrison SR et al.: Magnesium for skeletal muscle cramps. Cochrane Database Syst Rev, 2012;9:CD009402.

Ginde AA et al.: Association between serum 25-hydroxyvitamin D level and upper respiratory tract infection in the Third National Health and Nutrition Examination Survey. Arch Intern Med, 2009;169(4):384-390.

Guerrera MP et al.: Therapeutic uses of magnesium. Am Fam Physician, 2009;80(2):157-162.

Haas JD, Brownlie T: Iron deficiency and reduced work capacity: a critical review of the research to determine a causal relationship. J Nutr, 2001;131(2S-2):676S-688S; discussion 688S-690S.

Hemila H, Chalker E: Vitamin C for preventing and treating the common cold. Cochrane Database Syst Rev, 2013;1:CD000980.

Holick MF: Vitamin D deficiency. N Engl J Med, 2007;357(3):266-281.

Hypponen E, Power C: Hypovitaminosis D in British adults at age 45 y: nationwide cohort study of dietary and lifestyle predictors. Am J Clin Nutr, 2007;85(3):860-868.

Karppanen H, Mervaala E: Sodium intake and hypertension. Prog Cardiovasc Dis, 2006;49(2): 59-75.

Kimlin MG: Geographic location and vitamin D synthesis. Mol Aspects Med, 2008;29(6):453-461.

Konig D et al.: Exercise and oxidative stress: significance of antioxidants with reference to inflammatory, muscular, and systemic stress. Exerc Immunol Rev, 2001;7:108-133.

Lamberg-Allardt C et al.: Vitamin D - a systematic literature review for the 5th edition of the Nordic Nutrition Recommendations. Food Nutr Res, 2013;57.

Latunde-Dada GO: Iron metabolism in athletes--achieving a gold standard. Eur J Haematol, 2013;90(1):10-15.

Levine M et al.: Vitamin C pharmacokinetics in healthy volunteers: evidence for a recommended dietary allowance. Proc Natl Acad Sci U S A, 1996;93(8):3704-3709.

Li R et al.: Functional consequences of iron supplementation in iron-deficient female cotton mill workers in Beijing, China. Am J Clin Nutr, 1994;59(4):908-913.

Lukaski HC: Vitamin and mineral status: effects on physical performance. Nutrition, 2004;20(7-8):632-644.

Lukaski HC, Nielsen FH: Dietary magnesium depletion affects metabolic responses during submaximal exercise in postmenopausal women. J Nutr, 2002;132(5):930-935.

Ma Y et al.: Association between vitamin D and risk of colorectal cancer: a systematic review of prospective studies. J Clin Oncol, 2011;29(28): 3775-3782.

Maggio M et al.: The Interplay between Magnesium and Testosterone in Modulating Physical Function in Men. Int J Endocrinol, 2014;2014:525249.

McClung JP, Murray-Kolb LE: Iron nutrition and premenopausal women: effects of poor iron status on physical and neuropsychological performance. Annu Rev Nutr, 2013;33:271-288.

McGinley C et al.: Does antioxidant vitamin supplementation protect against muscle damage? Sports Med, 2009;39(12):1011-1032.

Milaneschi Y et al.: Nutritional determinants of mobility. Curr Opin Clin Nutr Metab Care, 2010;13(6):625-629.

Moran DS et al.: Vitamin d and physical performance. Sports Med, 2013;43(7):601-611.

Mowry DA et al.: Association among cardiorespiratory fitness, body fat, and bone marker measurements in healthy young females. J Am Osteopath Assoc, 2009;109(10):534-539.

Myung SK et al.: Efficacy of vitamin and antioxidant supplements in prevention of cardiovascular disease: systematic review and meta-analysis of randomised controlled trials. BMJ, 2013;346:f10.

Newhouse IJ, Finstad EW: The effects of magnesium supplementation on exercise performance. Clin J Sport Med, 2000;10(3):195-200.

Nielsen FH, Lukaski HC: Update on the relationship between magnesium and exercise. Magnes Res, 2006;19(3):180-189.

Nielsen P, Nachtigall D: Iron supplementation in athletes. Current recommendations. Sports Med, 1998;26(4):207-216.

Nieman DC et al.: A-Z of nutritional supplements: dietary supplements, sports nutrition foods and ergogenic aids for health and performance: part 15. Br J Sports Med, 2010;44(16):1202-1205.

Papanikolaou G, Pantopoulos K: Iron metabolism and toxicity. Toxicol Appl Pharmacol, 2005;202(2):199-211.

Pasricha SR et al.: Iron supplementation benefits physical performance in women of reproductive age: a systematic review and meta-analysis. J Nutr, 2014;144(6):906-914.

Peeling P et al.: Athletic induced iron deficiency: new insights into the role of inflammation, cytokines and hormones. Eur J Appl Physiol, 2008;103(4):381-391.

Pfeifer M et al.: Vitamin D and muscle function. Osteoporos Int, 2002;13(3):187-194.

Pham PC et al.: Hypomagnesemia: a clinical perspective. Int J Nephrol Renovasc Dis, 2014;7:219-230.

Powers SK, Jackson MJ: Exercise-induced oxidative stress: cellular mechanisms and impact on muscle force production. Physiol Rev, 2008;88(4):1243-1276.

Reid IR et al.: Cardiovascular effects of calcium supplementation. Osteoporos Int, 2011;22(6):1649-1658.

Ristow M et al.: Antioxidants prevent health-promoting effects of physical exercise in humans. Proc Natl Acad Sci U S A, 2009;106(21):8665-8670.

Rodriguez NR et al.: American College of Sports Medicine position stand. Nutrition and athletic

performance. Med Sci Sports Exerc, 2009;41(3):709-731.
Scholz BD et al.: Anaemia is associated with reduced productivity of women workers even in less-physically-strenuous tasks. Br J Nutr, 1997;77(1):47-57.
Shardell M et al.: Association of low vitamin D levels with the frailty syndrome in men and women. J Gerontol A Biol Sci Med Sci, 2009;64(1): 69-75.
Shaskey DJ, Green GA: Sports haematology. Sports Med, 2000;29(1):27-38.
Shuler FD et al.: Sports health benefits of vitamin d. Sports Health, 2012;4(6):496-501.
Song Y et al.: Blood 25-hydroxy vitamin D levels and incident type 2 diabetes: a meta-analysis of prospective studies. Diabetes Care, 2013;36(5): 1422-1428.
Stear SJ et al.: BJSM reviews: A-Z of nutritional supplements: dietary supplements, sports nutrition foods and Ergogenic aids for health and performance Part 3. Br J Sports Med, 2009; 43(12):890-892.
Thomas LD et al.: Ascorbic acid supplements and kidney stone incidence among men: a prospective study. JAMA Intern Med, 2013;173(5):386-388.
Touyz RM: Magnesium in clinical medicine. Front Biosci, 2004;9:1278-1293.
Tsiaras WG, Weinstock MA: Factors influencing vitamin D status. Acta Derm Venereol, 2011;91(2):115-124.
U.S. Department of Health and Human Services: Bone Health and Osteoporosis: A report of the Surgeon General. Rockville, MD: Public Health Service, Office of the Surgeon General, 2004.
Veronese N et al.: Effect of oral magnesium supplementation on physical performance in healthy elderly women involved in a weekly exercise program: a randomized controlled trial. Am J Clin Nutr, 2014;100(3):974-981.
Weaver CM, Rajaram S: Exercise and iron status. J Nutr, 1992;122(3 Suppl):782-787.
WHO: Diet, Nutrition, and the Prevention of Chronic Diseases: Report of a Joint WHO/FAO Expert Consultation. WHO Technical Report Series. Geneva: World Health Organization; 2003:53-54.
Wicherts IS et al.: Vitamin D status predicts physical performance and its decline in older persons. J Clin Endocrinol Metab, 2007;92(6):2058-2065.
Wood RJ: The iron-heart disease connection: is it dead or just hiding? Ageing Res Rev, 2004;3(3):355-367.
Wortsman J et al.: Decreased bioavailability of vitamin D in obesity. Am J Clin Nutr, 2000;72(3):690-693.
Yfanti C et al.: Effect of antioxidant supplementation on insulin sensitivity in response to endurance exercise training. Am J Physiol Endocrinol Metab, 2011;300(5):E761-770.
Zittermann A et al.: Vitamin D deficiency and mortality risk in the general population: a meta-analysis of prospective cohort studies. Am J Clin Nutr, 2012;95(1):91-100.

Ergogen wirksame Substanzen für SportlerInnen

Antonio J, Stout JR: Supplements for endurance athletes. Champaign, IL: Human Kinetics; 2002.
Bemben MG, Lamont HS: Creatine supplementation and exercise performance: recent findings. Sports Med, 2005;35(2):107-125.
Buford TW et al.: International Society of Sports Nutrition position stand: creatine supplementation and exercise. J Int Soc Sports Nutr, 2007;4:6.
Carr AJ et al.: Effects of acute alkalosis and acidosis on performance: a meta-analysis. Sports Med, 2011;41(10):801-814.
Carr AJ et al.: Effect of sodium bicarbonate on [HCO3-], pH, and gastrointestinal symptoms. Int J Sport Nutr Exerc Metab, 2011;21(3):189-194.
Chernack EP: Ergogenic dietary aids for the elderly. Nutrition, 2012;28(3):225-229.
Costill DL et al.: Effects of caffeine ingestion on metabolism and exercise performance. Med Sci Sports, 1978;10(3):155-158.
Cox GR et al.: Effect of different protocols of caffeine intake on metabolism and endurance performance. J Appl Physiol (1985), 2002;93(3): 990-999.
Davis JK, Green JM: Caffeine and anaerobic performance: ergogenic value and mechanisms of action. Sports Med, 2009;39(10):813-832.

Goldstein ER et al.: International society of sports nutrition position stand: caffeine and performance. J Int Soc Sports Nutr, 2010;7(1):5.

McNaughton LR et al.: Ergogenic effects of sodium bicarbonate. Curr Sports Med Rep, 2008;7(4):230-236.

Motl RW et al.: Effect of caffeine on perceptions of leg muscle pain during moderate intensity cycling exercise. J Pain, 2003;4(6):316-321.

Nissen S et al.: Effect of leucine metabolite beta-hydroxy-beta-methylbutyrate on muscle metabolism during resistance-exercise training. J Appl Physiol (1985), 1996;81(5):2095-2104.

Palisin T, Stacy JJ: Beta-hydroxy-beta-Methylbutyrate and its use in athletics. Curr Sports Med Rep, 2005;4(4):220-223.

Rousseau E et al.: Activation of the Ca2+ release channel of skeletal muscle sarcoplasmic reticulum by caffeine and related compounds. Arch Biochem Biophys, 1988;267(1):75-86.

Rowlands DS, Thomson JS: Effects of beta-hydroxy-beta-methylbutyrate supplementation during resistance training on strength, body composition, and muscle damage in trained and untrained young men: a meta-analysis. J Strength Cond Res, 2009;23(3):836-846.

Schubert MM, Astorino TA: A systematic review of the efficacy of ergogenic aids for improving running performance. J Strength Cond Res, 2013;27(6):1699-1707.

Smith HJ et al.: Attenuation of proteasome-induced proteolysis in skeletal muscle by {beta}-hydroxy-{beta}-methylbutyrate in cancer-induced muscle loss. Cancer Res, 2005;65(1):277-283.

Sohn MK et al.: Inhibition of motor unit firing during experimental muscle pain in humans. Muscle Nerve, 2000;23(8):1219-1226.

Stear SJ et al.: BJSM reviews: A-Z of nutritional supplements: dietary supplements, sports nutrition foods and ergogenic aids for health and performance Part 6. Br J Sports Med, 2010;44(4):297-298.

Tarnopolsky MA: Caffeine and creatine use in sport. Ann Nutr Metab, 2010;57 Suppl 2:1-8.

van Dam RM: Coffee consumption and risk of type 2 diabetes, cardiovascular diseases, and cancer. Appl Physiol Nutr Metab, 2008;33(6):1269-1283.

Wilson GJ et al.: Effects of beta-hydroxy-beta-methylbutyrate (HMB) on exercise performance and body composition across varying levels of age, sex, and training experience: A review. Nutr Metab (Lond), 2008;5:1.

Wilson JM et al.: International Society of Sports Nutrition Position Stand: beta-hydroxy-beta-methylbutyrate (HMB). J Int Soc Sports Nutr, 2013;10(1):6.

Spezielle Ernährungsformen und körperliche Fitness

American Dietetic Association: Position of the American Dietetic Association and Dietitians of Canada: vegetarian diets. J Am Diet Assoc, 2003;103(2):748-765.

Arena R, Cahalin LP: Evaluation of cardiorespiratory fitness and respiratory muscle function in the obese population. Prog Cardiovasc Dis, 2014;56(4):457-464.

Astrand O et al.: Weight gain by hyperalimentation elevates C-reactive protein levels but does not affect circulating levels of adiponectin or resistin in healthy subjects. Eur J Endocrinol, 2010;163(6):879-885.

Boeing H et al.: Critical review: vegetables and fruit in the prevention of chronic diseases. Eur J Nutr, 2012;51(6):637-663.

Brinkworth GD et al.: Effects of a low carbohydrate weight loss diet on exercise capacity and tolerance in obese subjects. Obesity (Silver Spring), 2009;17(10):1916-1923.

Carbone JW et al.: Skeletal muscle responses to negative energy balance: effects of dietary protein. Adv Nutr, 2012;3(2):119-126.

Chan DS et al.: Red and processed meat and colorectal cancer incidence: meta-analysis of prospective studies. PLoS One, 2011;6(6):e20456.

Consolazio CF et al.: The relationship of diet to the performance of the combat soldier. Minimal calorie intake during combat patrols in a hot humid environment (Panama). Letterman Army Institute of Research, Presidio of San Francisco, CA: LAIR Report 76; 1979.

Corder K et al.: Breakfast consumption and physical activity in adolescents: daily associations and hourly patterns. Am J Clin Nutr, 2014;99(2):361-368.

Crowdy JP et al.: The effects of a restricted food intake on the performance of hard and prolonged physical work. 2/71. Alexandria, VA: Army Personnel Research Establishment; 1971.

Dipla K et al.: An isoenergetic high-protein, moderate-fat diet does not compromise strength and fatigue during resistance exercise in women. Br J Nutr, 2008;100(2):283-286.

Dreher M, Kabitz HJ: Impact of obesity on exercise performance and pulmonary rehabilitation. Respirology, 2012;17(6):899-907.

Ekmekcioglu C: 50 einfache Dinge, die Sie über das Altern wissen sollten. Frankfurt a.M.: Westend, 2009.

Fontana L, Klein S: Aging, adiposity, and calorie restriction. JAMA, 2007;297(9):986-994.

Genton L et al.: Energy and macronutrient requirements for physical fitness in exercising subjects. Clin Nutr, 2010;29(4):413-423.

Hehir P: Effects of Chronic Starvation during the Siege of Kut. Br Med J, 1922;1(3205):865-868.

Heilbronn LK et al.: Effect of 6-month calorie restriction on biomarkers of longevity, metabolic adaptation, and oxidative stress in overweight individuals: a randomized controlled trial. JAMA, 2006;295(13):1539-1548.

Henschel A et al.: Performance capacity in acute starvation with hard work. J Appl Physiol, 1954;6(10):624-633.

Huang C et al.: Breakfast consumption frequency is associated with grip strength in a population of healthy Japanese adults. Nutr Metab Cardiovasc Dis, 2014;24(6):648-655.

Kechagias S et al.: Fast-food-based hyper-alimentation can induce rapid and profound elevation of serum alanine aminotransferase in healthy subjects. Gut, 2008;57(5):649-654.

Keys A et al.: The biology of human starvation. Oxford, England: Univ. of Minnesota Press; 1950:1385 pp.

Kraut HA, Muller EA: Calorie Intake and Industrial Output. Science, 1946;104(2709):495-497.

Lim SS et al.: A comparative risk assessment of burden of disease and injury attributable to 67 risk factors and risk factor clusters in 21 regions, 1990-2010: a systematic analysis for the Global Burden of Disease Study 2010. Lancet, 2012;380(9859):2224-2260.

Martin B et al.: Caloric restriction and intermittent fasting: two potential diets for successful brain aging. Ageing Res Rev, 2006;5(3):332-353.

Maughan RJ: Creatine supplementation and exercise performance. Int J Sport Nutr, 1995;5(2):94-101.

McCay CM et al.: The effect of retarded growth upon length of lifespan and upon ultimate body size. J Nutr, 1935;10:63-79.

Micha R et al.: Red and processed meat consumption and risk of incident coronary heart disease, stroke, and diabetes mellitus: a systematic review and meta-analysis. Circulation, 2010;121(21):2271-2283.

Montain SJ, Young AJ: Diet and physical performance. Appetite, 2003;40(3):255-267.

Nair KS et al.: Leucine, glucose, and energy metabolism after 3 days of fasting in healthy human subjects. Am J Clin Nutr, 1987;46(4):557-562.

Nieman DC: Physical fitness and vegetarian diets: is there a relation? Am J Clin Nutr, 1999;70(3 Suppl):570S-575S.

Pan A et al.: Red meat consumption and risk of type 2 diabetes: 3 cohorts of US adults and an updated meta-analysis. Am J Clin Nutr, 2011;94(4):1088-1096.

Parameswaran K et al.: Altered respiratory physiology in obesity. Can Respir J, 2006;13(4):203-210.

Rodriguez NR et al.: American College of Sports Medicine position stand. Nutrition and athletic performance. Med Sci Sports Exerc, 2009;41(3):709-731.

Shephard RJ: Ramadan and sport: minimizing effects upon the observant athlete. Sports Med, 2013;43(12):1217-1241.

Stein TP et al.: Effect of reduced dietary intake on energy expenditure, protein turnover, and glucose cycling in man. Metabolism, 1991;40(5):478-483.

Venderley AM, Campbell WW: Vegetarian diets: nutritional considerations for athletes. Sports Med, 2006;36(4):293-305.

Verdery RB, Walford RL: Changes in plasma lipids and lipoproteins in humans during a 2-year period of dietary restriction in Biosphere 2. Arch Intern Med, 1998;158(8):900-906.

Walberg JL et al.: Exercise capacity and nitrogen loss during a high or low carbohydrate diet. Med Sci Sports Exerc, 1988;20(1):34-43.

World Health Organization: Obesity and overweight. Fact Sheet No 311, updated August 2014. http://www.who.int/mediacentre/factsheets/fs311/en/index.html.

Wycherley TP et al.: Comparison of the effects of weight loss from a high-protein versus standard-protein energy-restricted diet on strength and aerobic capacity in overweight and obese men. Eur J Nutr, 2013;52(1):317-325.

Körperliche Leistungsfähigkeit im Alter

American College of Sports Medicine, et al.: American College of Sports Medicine position stand. Exercise and physical activity for older adults. Med Sci Sports Exerc, 2009;41(7):1510-1530.

Campbell WW, Leidy HJ: Dietary protein and resistance training effects on muscle and body composition in older persons. J Am Coll Nutr, 2007;26(6):696S-703S.

Ekmekcioglu C: 50 einfache Dinge, die Sie über das Altern wissen sollten. Frankfurt a.M.: Westend, 2009.

Gaffney-Stomberg E et al.: Increasing dietary protein requirements in elderly people for optimal muscle and bone health. J Am Geriatr Soc, 2009;57(6):1073-1079.

Katsanos CS et al.: A high proportion of leucine is required for optimal stimulation of the rate of muscle protein synthesis by essential amino acids in the elderly. Am J Physiol Endocrinol Metab, 2006;291(2):E381-387.

Mithal A et al.: Impact of nutrition on muscle mass, strength, and performance in older adults. Osteoporos Int, 2013;24(5):1555-1566.

Morley JE et al.: Nutritional recommendations for the management of sarcopenia. J Am Med Dir Assoc, 2010;11(6):391-396.

Narici MV, Maffulli N: Sarcopenia: characteristics, mechanisms and functional significance. Br Med Bull, 2010;95:139-159.

Nelson ME et al.: Physical activity and public health in older adults: recommendation from the American College of Sports Medicine and the American Heart Association. Med Sci Sports Exerc, 2007;39(8):1435-1445.

Oster P et al.: [Physical exercise in old age]. Z Gerontol Geriatr, 2005;38 Suppl 1:I10-13.

Timmerman KL, Volpi E: Amino acid metabolism and regulatory effects in aging. Curr Opin Clin Nutr Metab Care, 2008;11(1):45-49.

World Health Organization: Active Ageing. A policy framework. 2002; http://whqlibdoc.who.int/hq/2002/WHO_NMH_NPH_02.8.pdf.